YIXUE JIANYAN YU ZHILIANG GUANLI YANJIU

医学检验与质量管理研究

张玉莉　姚桂侠 ⊙ 著

天津出版传媒集团

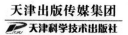

天津科学技术出版社

图书在版编目（CIP）数据

医学检验与质量管理研究 / 张玉莉 , 姚桂侠著 . --
天津 : 天津科学技术出版社 , 2018.4

ISBN 978-7-5576-4993-7

Ⅰ . ①医… Ⅱ . ①张…①姚… Ⅲ . ①医学检验－医药
卫生管理－研究Ⅳ . ① R446

中国版本图书馆 CIP 数据核字 (2018) 第 076677 号

责任编辑：王朝闻
责任印制：张军利

天 津 出 版 传 媒 集 团
天津科学技术出版社 出版
出版人：蔡　颖
天津市西康路 35 号　邮编 300051
电话：（022）23332674
网址：www.tjkjcbs.com.cn
新华书店经销
廊坊市金虹宇印务有限公司印刷

开本 170×240　1/16　印张 19.75　字数 360 千
2019 年 6 月第 1 版第 1 次印刷
定价：76.00 元

前　言

　　临床检验是公共卫生检验的专业课，教学对象为公共卫生检验专业的学生，其职业方向多不唯一，如疾病控制、检验检疫等，这就要求教学内容和教材内容既不同于医疗专业的实验诊断学，也有别于检验专业的检验技术，学生应通过有限学时的学习，对我国目前现行检验方法技术与行业标准规范、检验过程操作与全流程质量控制、检验质量安全与生物安全、检验项目名录及检验目的意义有所掌握和了解。为适应医学卫生检验专业的教学需求，在各大学教学改革与教材建设论证立项的基础上编写本书。

　　本书在各章节中分别融入我国临床实验室发展现状，作为二级学科的临床检验其下属亚专业设置，各亚专业开展的检验项目能力，介绍了各专业领域开展检验项目的自动化程度及方法学主要技术，介绍了检验前、检验中、检验后全过程质量管理及保证措施，介绍了以单一或联合检验项目对临床疾病诊断、治疗、疗效观察及预后的意义。为便于学生对知识点的学习，本书各章内容编写中强调重点内容及问题思考，并增加了 2012 年由国家卫生部颁布 2013 年应用的医学检验参考区间。在教材的编写中，中国国家合格评定委员会发布 2012 年版《医学实验室质量与能力认可准则》，因此，在本教材编写中融入了上述应用说明中对不同专业的质量与技术管理要素的要求。

　　检验医学从临床医学的一部分到学科独立，经历了一段漫长的时光，社会的进步，让检验医学焕发了新的生机，走出了阴霾。检验医学系作为一门独立的学科在医学院校纷纷成立，检验医学本科、硕士、博士等不同学历层次的教育也蓬勃发展。这些科班出身的学子们带着丰富的理论知识进入临床实践活动，他们对临床检验水平的提高起到了强有力的推动作用。无论是具备多年实践检验经验的老技术员还是生力军，工作得心应手，签发的检验报告准确可靠都是最重要的，因而对实用型技术书籍的需求成为临床实验室检验人员继续医学教育的核心。为此，我们编写了这书，对检验前、检验中、检验后质量管理等进行了系统性阐述。在本书编写过程中，编者参考了新近国内外大量有关临床检验质量控制方面的文献资料，尤其强调先进性、实用性和可读性，期望读者能从中获益。

　　本书共分十章，第一章——检验前质量管理，检验前质量控制，系统介绍检验前质量保证的基本内容、生物变异和患者状态对检验结果的影响、检验申请、标本采集和建立检验前质量保证措施等；第二章——检验中质量控制，系统介绍检验中质量保证的基本内容、医学检验仪器的特点和维护要求等；第三章——检验后阶段的质量保证，系统介绍了检验结果的审核和发放、检验后标本的储存、检验结果的查询及咨询服务；第四章——临床体液学检验与质量管理，针对尿液、脑髓液、浆膜腔积液、粪便、精液、前列腺液、阴道分泌物、支气管肺泡灌洗液等详细介绍；第五章——临床免疫学检验机质量管理，对临床免疫学检测常见的方法，具体针对感染性疾病自身抗体检测等的介绍；第六章——临床细胞病理学检验与质量管理，系统介绍了细胞病理学标本取材，制片技术以及妇科病理检测等；第七章——临床生物化学检验及质量管理，系统介绍对蛋白质、胆红素代谢检测，血清酶、脂的检测，糖类代谢检测，肾功能及内分泌激素的检测；第八章——临床细菌检验的质量控制，系统介绍菌株的培养、取得、保存和全面的质量控制；第九章——临床基因扩增检验及质量管理，针对聚合酶链反应及相关技术，荧光定量的PCR技术，以及对肿瘤分子的检验和基因扩增实验室的质量控制；第十章——临床遗传性疾病的染色体检查与质量管理，针对染色体检查的技术以及常见的疾病进行系统性介绍。

　　该书可作为各级各类医疗机构临床检验人员进行质量控制培训的选用教材和工具用书，还可作为医学院校临床检验专业教师的参考用书。相信该书的出版会对确保医疗机构临床检验质量，提升医疗诊断水平发挥积极的作用。

　　检验医学涉及生物、化学、统计等诸多领域，内容和要求也不断变化，需要在实际工作中不断完善和发展。由于编者水平所限，在本书编写过程中对一些知识难免有遗漏或不足，敬请读者批评指正。

目 录

第一章 检验前质量管理

第一节 检验前质量管理的基本内容及重要性

一、分析前阶段的质量控制主要内容

分析前阶段又称检验前过程（pre-examination process）。分析前阶段的质量控制是保证检测结果准确、可靠的先决条件，但也是临床最容易忽略、最易出现问题或偏差的过程。该阶段始于临床医师的申请，包括检验要求、患者准备、原始样本采集、运送到实验室并在实验室内部的传递，至检验分析过程开始时结束。

分析前阶段质量保证的主要内容为：保证检验项目申请的科学、合理性；根据临床医师的检验要求，患者的病情正确准备；原始样本的正确采集及运送、交接。这一阶段质量保证的重要性在于保证所提供的检验信息对临床医师用于患者诊断、治疗时的有效性、可靠性。所以分析前阶段质量保证是临床实验室质量保证体系中最重要、最关键的环节之一，是保证检验信息正确、有效的先决条件，而检验信息的有效是检验工作的目的，也是检验质量的重要内涵之一。

（一）检测项目的正确选择

检测项目的选择是临床工作与检验工作结合的起点，临床检验只有与临床实践结合才有生命力。一个患者的诊断或疗效观察需做什么检验项目，一般由负责接诊的临床医师根据患者病情来选择。随着科技的发展和专业的细化，检验医师岗位逐渐被接受，检验人员特别是检验医师在选择检测项目时所提供的建议和意见，起着重要和不可忽视的作用。

医学检验近来发展很快，新的检测项目不断出现，原有的项目不断被更新，在临床医师还不善于应用这些项目前，检验人员特别是检验医师应予以介绍、推荐。例如外科手术前为什么要采用活化部分凝血活酶时间（ATPP）、

凝血酶原时间（PT）和血小板计数替代出凝血时间（BT/CT）作为判定是否有出血倾向的检测指标，检验人员有责任予以宣传、解释。

当在标本分析过程中，发现一些阳性指标，检验人员有责任提请临床医师关注。例如患者无黄疸表现，但血清黄色过深，就应建议做有关胆红素的检查，如对于长期应用广谱抗生素的患者，不应忽视做有关菌群失调的可能，可定期做深部真菌的检查。

若对检测项目临床应用评价指标不熟悉，必然影响到检测项目的正确选择，也影响到对检测结果的解释。尤其是临床医生往往对方法的局限性和影响因素认识不足。如某些肿瘤标志物应用于早期诊断，灵敏度并不高，若将其（如CEA）用于早期筛查，就不易得到理想结果。

临床医师往往不完全了解检验科有多少种检查项目可能对某病有诊断或鉴别诊断价值，这就需要向检验人员咨询。

医学的进步也对检验医师提出了较高的要求：有一定的临床医学知识和临床经验，和临床医师有良好的关系，能定期或不定期并有目的地参加临床查房，并参加一些疑难病患者及危重病患者的会诊，通过医院信息管理系统或实验室信息管理系统了解住院患者大致情况，并主动下病房查阅病历，以了解临床医师选用检测项目的情况，同时也了解检测结果与病情吻合的情况及被应用的情况，要用循证检验医学的知识来理解和掌握各检测项目的临床应用价值及应用范围；通过全院性业务学习与沟通，向全院医护人员介绍有关检测项目临床应用价值。

（二）项目选择的原则

1. 高效性

首先应考虑诊断价值，主要应考虑该项检测对疾病诊断的敏感度（sensitivity，SEN）及特异度（specificity，SPE）。当然我们希望某个试验的敏感度和特异度都非常高，但实际情况是每个试验方法的敏感度和特异度都有一定的限度，因此，在不同情况下，项目选择的侧重点就要有所不同。

一般而言，人群筛查时，应考虑敏感度较高的检测项目以防止假阴性。筛查出的可疑患者做进一步检查。同样在临床诊断时为排除某些疾病，亦可选择敏感度较高的检测项目，当结果阴性（或正常）时可缩小诊断范围。为了确诊，应选用特异度较高的试验，或阳性似然比及验后概率比较高的试验，这对确诊有较高的价值。例如，感染伴有发热的患者，白细胞计数及分类仍是判断有无细菌感染的一个灵敏指标，但确诊何种细菌感染，仍需依靠细菌培养。

观察或监测疗效时，应选用对疗效无直接影响且比较灵敏的试验，如观察缺铁性贫血疗效时，红细胞分布宽度（RDW）就不如网织红细胞、红细胞计数及血红蛋白测定。但在鉴别缺铁性贫血时，RDW 优于红细胞计数及血红蛋白测定；荧光定量 PCR 检测血清 HBV—DNA 或 HCV—RNA 水平在抗病毒性治疗的疗效观察方面非常有意义，但要先诊断是否感染了乙肝或丙肝病毒，则只需乙肝五项或丙肝抗体即可。

2. 时效性

尽早确诊疾病是临床医师和患者共同的愿望。检测工作就是要尽量满足这一要求，但在某些情况下，时间特性妨碍了这一愿望。我们知道标本采集针对不同的检测目的会有不同的要求。标本的采集时机非常重要。同时有一些检查需要一定的时间才能得出结果，如亚急性细菌性心内膜炎、伤寒的诊断实验、细菌培养等；某些实验室不可能天天检测某些项目，只在规定时间内进行。这时就需要采用相应的补救办法。最常用的就是使用一些快速方法或筛查方法，如怀疑泌尿系有革兰阴性杆菌感染时，可先进行尿亚硝酸盐试验。但必须指出，这些快速的方法和筛查方法不能完全代替经典的检验方法。

近年来在生化、免疫等不同领域又形成了许多"组合"。可以向临床提供更多有用的信息及帮助临床医师尽早确诊为目的。不同医院情况不同，组合不可能完全一致，但必须考虑其合理性。其原则应是有效、实用。如为临床医师选用合理的治疗药物而形成的组合，如微生物药敏试验等。

3. 经济性

在保证及早确诊及向临床医师提供有效信息的前提下，应考虑选用费用较低的检测项目，以减轻患者经济负担。但"经济性"应从成本 / 效益上来分析，不能简单从某一检测项目收费来考虑。如某一检测项目，收费即使略高，但能迅速确诊，就减少了今后的医疗费用。

（三）患者准备

标本来自患者，患者的准备显然是分析前阶段质量管理首先应注意的问题。患者的年龄、性别、民族不同，都可能影响检测结果，而且这是难以控制的，我们将这些因素称之为非控制因素。下面一些情况同样影响到检测结果，但在一定程度上是可以控制的，我们将它们归入可控因素范围内予以讨论。

1. 患者状态

原则上患者应在平静、休息状态下采集标本，特别是血液标本。但由于患者的恐惧、紧张、激动、兴奋，有时造成某些检验结果的升高或降低。运动后，由于能量消耗、体液丢失，可造成许多检测结果的变化，如丙氨酸氨基转移酶（ALT）、门冬氨酸氨基转移酶（AST）、乳酸脱氢酶（HDL）、肌酸激酶（CK）等一时性升高，还可引起血液中钠、钙、白蛋白、血糖等成分的变化。又如有些门诊患者，由于劳累或受冷、热空气刺激，往往可见白细胞的增高，干扰了医生的判断。

2. 患者饮食

进食后一定时间内可使血液中许多化学成分发生变化。有人研究指出，一顿标准餐后，可使血中甘油三酯（TG）增高 50%、血糖（GLU）增高 15%；进食高糖食物，可引起 GLU 增高；进食高蛋白或高核酸食物，可引起血液中尿素氮（BUN）及尿酸（uA）的增高；进食高脂肪食物，可引起 TG 的大幅度增高。饱餐后采集的血液标本，其血清常出现乳糜状，影响到许多项目测定的正确性。甚至一些饮料如咖啡，也可使淀粉酶（AMY）、AST、ALT、碱性磷酸酶（ALP）、促甲状腺素（TSH）等升高。

由于人们饮食的多样性，生理功能又不完全相同，控制这一因素的较好办法是早晨空腹采血（空腹 8 ～ 12h）。许多正常参考范围是以空腹血液测定值为基础的。急诊及一些特殊要求的试验（如餐后 2h 血糖测定）及不受饮食影响的一些检测项目例外。空腹采血可防止饮食的影响，但并非空腹时间越长越好，空腹时间过长，患者处于饥饿状态过久，会使血糖、蛋白质降低，胆红素可能升高。

尿、便检查也需注意饮食影响，最简单的例子如进食富含葡萄糖的食物，可引起一时性尿糖阳性；进食动物血、肉、内脏及富含铁质的蔬菜时，可出现便隐血的假阳性结果（化学法检测）。

3. 药物影响

国内外学者进行研究和总结发现常用抗生素、镇静剂均可对检测结果有不同的影响。由于药物品种众多，患者对药物耐受性的不同，因此有关药物对检测结果影响的了解还很有限，尤其是中药，应当引起注意，其主要影响途径如下。

（1）药理作用：首先是对生理病理过程产生影响，如某些甲状腺素类制剂是治疗黏液性水肿等甲状腺功能减退症的药物，但它们也能促进糖的吸收，增加糖原分解及糖异生作用，还可加速胆固醇转变为胆酸由粪便排出，因而造成血糖增高和胆固醇降低。在有些情况下检测结果的变化对临床医师具有重要价值，为观察治疗效果，使用某种药物造成检测结果的变动，恰恰是临床需要的信息，如服用降血脂药物观察血脂变化来观察疗效。有时还用某些特定指标作为疗效监测之用，如血糖测定对降糖药物剂量的调整具有重要作用。

其次是药物的毒副作用，有些药物对造血功能，肝、肾功能造成损害，引起有关指标的变化，通过观察某些指标来调整用药剂量甚至停药。如肿瘤化疗时经常要检查白细胞计数、血小板计数及肝、肾功能等。

（2）对测定方法产生影响：有些影响是物理性的，如有的药物有颜色，影响比色；有的药物参与化学反应，如抗坏血酸具还原性，对利用氧化还原法的测定项目就带来一定影响；还有的药物可抑制酶的活性，造成酶活性测定结果的降低。

为减少药物对检测结果产生干扰，在做某种检测时应暂时停用对结果可能产生影响的药物，如不能停用，则解释结果时要考虑可能产生的影响。

（四）标本的采集

标本采集是分析前阶段质量保证关键的一步。

1. 采样时间的控制

选择最佳采样时间的原则有以下几条。

（1）最具"代表性"的时间：原则上晨起空腹时采集标本，复检时标本采集条件尽可能与初次采集标本条件相近。其主要原因有：①尽可能减少昼夜节律带来的影响。许多血液成分昼夜间变化很大，如血钾在峰值期比低值期增加 5% ～ 10%，血红蛋白增加 8% ～ 15%，促甲状腺素增加 5% ～ 15%，血管紧张素可增加 120% ～ 140%。为减少昼夜节律带来的影响，使不同患者间，或同一患者不同时期之间检测结果具有可比性，除特殊情况外，一般早晨空腹时采集标本。②患者处于平静状态，减少患者由于运动带来的影响，并减少饮食的影响。③易于与正常参考范围作比较。④便于组织日常工作。

（2）检出阳性率最高的时间：如细菌培养应尽可能在抗生素使用前、发热前寒战期采集标本；尿常规检查应采集早晨第一次尿；早孕试验应在孕后 35 天后送检，此时阳性率达高峰。

（3）对诊断最有价值的时间：如急性心肌梗死时，肌钙蛋白 T（cTnT）的测定在发病后 4 ～ 6h 采样较好；病毒性感染抗体检查，在急性期及恢复期，采取双份血清检查对诊断意义较大；药物监测应根据药物峰值效应，在药物分布期结束后监测（通常在药物输液结束后 2 ～ 4h 进行，而地高辛、洋地黄毒苷在输液后 6 ～ 8h 进行）。

2. 采取具代表性的标本

如大便检查应取脓性或血性部分；骨髓穿刺、脑脊液穿刺应防止外伤性血液的进入；留取痰标本应防止唾液的混入。

3. 采取最合乎要求的血液标本

（1）抗凝剂的正确应用：血标本如需抗凝，选择用何种抗凝剂（EDTA、草酸钠、枸橼酸钠、肝素等），必须根据检测要求而选定。抗凝剂的用量与血标本的比例必须合适。

（2）防溶血、防污染：要防止由于容器不洁或化学物质引起的污染；细菌培养时，非病原菌（正常菌群）的污染。有时还需防止标本接触空气（如血气分析、厌氧菌培养等）。在生化测定中，溶血、乳糜及黄疸是影响检测准确性三个常见的主要因素。其中尤以溶血影响最为常见，许多物质在红细胞内和血浆中的含量不一样，某些物质，如钾、ALT、AST、LDH，红细胞内含量比血浆中高出数倍乃至数百倍，一旦溶血，造成血浆（清）中这些物质测定值的假性增高。而另一些物质，如血钠、氯、钙等，又比血浆中含量低，一旦溶血，特别是严重溶血，由于稀释作用而使血浆（清）中测定值降低。此外溶血还干扰比色测定，特别是影响蓝色光谱部分的吸光度。血红蛋白还可能与化学试剂起反应，干扰测定结果，其影响可能使测定结果增高，也可能使测定结果降低，甚至出现负值。

（3）防止过失性采样：如边输液边抽血（尤其是输液部位）做 K、Na、GLU 等测定。

（五）标本的暂存及运送交接

原则上，标本采集后应立即送检，如不能立即送检，最好暂放冰箱保存（特殊情况除外）。血清标本要防止张冠李戴，贴错标签。标本容器的标签上至少应注明下列内容：

（1）送检科室及病床号。

（2）患者姓名及病历号。

（3）送检标本名称。

（4）检查项目。

（5）采集标本的时间。

标本采集后切忌室温中放置过久，放置过久会造成某些血液成分的变化（如血糖及酶活性的降低），还可促使溶血，水分蒸发又可造成血液浓缩，因此要尽快分离血清（浆）与血细胞，一般处理后的标本可冷冻保存，但须防止反复冻融。细菌培养的标本必须立即送检，最好用运送培养基，否则容易引起病原菌的死亡，污染细菌或并存于标本中的正常细菌大量繁殖造成假性结果。

标本应有专人运送至实验室，运送过程中主要防止标本容器的破碎和标本的丢失。必须注意的是，送检标本中可能含有病原微生物，因此标本的采集、运送、保存以及检测过程中必须采取预防措施以确保不污染环境和保护工作人员的安全。

二、检验前质量控制的重要性

（一）保证标本质量的基本措施

实验室对各类标本采集的要求应有明确规定即"采集标本须知"或"标

本采集规范"，其基本内容至少应包括：检测项目名称；采集何种标本；采集最佳时间与方法；标本采集量；是否抗凝，用何种抗凝剂，抗凝剂的用量；保存方法及运送时间；其他注意事项，制定成册发放相关部门。

对保证采集标本质量的有关人员（医师、护士、检验人员）要落实责任制，并在最大限度内争取患者的协助和配合。

检验科应有专人（最好检验医师）经常向全院医、护人员讲解标本采集的重要性及要求，普及和提高这方面的知识，定期下病房了解和检查标本采集和留取情况，发现问题及时纠正。

检验材料供应部门统一供给采集标本的用具、容器及试剂（抗凝剂、防腐剂等），并保证在保质期内使用。

建立严格的标本验收制度和不合格标本的拒收制度，检验科有专人接收标本，并按要求验收，其程序和内容是：

1. 查对检测申请单所填项目和标本是否相符。

2. 检查标本的量和外观质量。外观质量包括有无溶血、血清有无乳糜状、抗凝剂与血液比例是否正确，血中有无凝块、容器有无破裂，表示是否无损坏或缺失等。

3. 核实标本采集及送检的间隔，必要时了解标本采集后保存方法。

4. 对符合要求的标本，接收后立即送检或预处理；不符合要求的标本有权拒收，但应说明原因做好记录。

（二）分析前阶段质量控制体系建立的基本问题

1. 分析前阶段质量控制的三个特点

（1）影响要素的不易控性：以送检标本质量保证来说，需要医师、护士甚至患者的参与和相互配合，影响质量的要素并非单方面能够完全控制。

（2）质量缺陷的隐蔽性：并非所有有质量缺陷的标本在分析前都可以及时发现。有的潜在缺陷只有当检测结果异常，重新采集标本复查并核查原先采集标本的具体情况时方才被发现，即使这样也并不能发现所有有潜在缺陷的标本。

（3）责任的难确定性：从患者准备、标本采集直至分析前标本处理每一个环节，如发生问题都可能影响标本的质量，甚至标本容器质量也会影响检测结果，但追查原因及责任时，往往存在困难。

2. 建立分析前阶段质量控制体系

分析前阶段的质量控制工作不仅是检测工作质量控制体系的重要组成部分，也是医院医疗质量控制体系的重要组成部分。因此这方面需要全院各有关科室人员共同参与和配合。分析前阶段的质量控制工作不仅是一个技术问题，更多的还是管理问题，因此应该纳入医院医疗质量管理体系内来解决。

（1）分析前阶段质量管理的结果取决于下列条件：①有关科室及人员对这项工作的理解、重视和责任感。②医院职能部门如医务处、护理部、门诊部要对此加以重视、参与及协调。③要制定每一个环节的质量保证措施，有相应的检查、评比和考核制度及办法。

（2）检测人员在这一阶段应起的作用：①宣传和指导作用：这对提高全院整体素质十分重要。②把关作用：严格执行标本的验收原则，对不合格标本严把拒收关。③反馈作用：将送检标本缺陷记录，及时反馈给各相关科室，以便改进。

（3）对检验人员的要求：①加强业务学习，做好继续教育，对影响分析前阶段质量的诸要素要烂熟于心，例如饮食、常用药物、溶血等的影响及各种标本采集的要求，应作为应知应会的内容来学习。②主动走出实验室，深入临床科室了解标本采集情况，进行帮助和指导。③坚持原则与标准，严格把关。

（三）分析前阶段质量评估

1.评审内容情况

（1）原始样品采集手册的使用情况，是否需要重新修订。

（2）检验申请单的书写格式是否需要改进。

（3）新增检验项目所需样品的采集方式是否合适。

（4）样品运送中存在的隐患。

（5）样品运送的安全性如何。

（6）样品交接中存在的问题。

（7）样品拒收过程中存在的问题。

2.分析前阶段质量评估法

（1）根据送检标本接收时发现质量不合格及质量有缺陷的标本，计算其不合格率或缺陷率。一般而言，应控制不合格率及缺陷率在1%以下。计算方法如下：不合格率（或缺陷率）=[不合格（或有缺陷）标本数 / 送检标本数]×100%。

（2）利用患者标本的检测结果与临床符合程度，从总体上回顾性评估分析前标本的质量，也可作为分析中室内质控（IQC）的一种补充方法。

第二节 检验前质量管理相关影响因素

一、生物学影响因素

（一）年龄

年代年龄也叫历法年龄或者说时序年龄为出生后按日历计算的年龄，也叫实足年龄，是最常用的计算年龄的方法，简单，易掌握，也是不以人们意志为转移的客观记载。传统上除了历法年龄外还有另一种年龄计算方式：生物年龄（寿命）即生理学年龄：这是根据正常人体生理学上和解剖学上发育状态所推算出来的年龄，表示个体组织结构和生理功能的实际衰老程度，可用来预计某一个体未来的健康状况，估计其寿命。如一位实际年龄 60 岁的人，生物年龄可能是 60 岁，也可能是 50 岁，也可能是 70 岁。因年龄不同，某些检验结果也不尽相同，如新生儿的血红蛋白含量和红细胞的数量比正常人高出很多，刚出生的新生儿，由于血氧的升高刺激红细胞降解，从而可造成血液中胆红素升高，新生儿肝功能不健全，不能将升高的胆红素全部代谢，故新生儿的胆红素水平较高。新生儿尿酸水平和成人接近，但出生的前几天，其尿酸水平会突然降低，以后随年龄的增长，胆固醇和低密度脂蛋白含量逐渐增长。所以，不能把成人的检验参考值完全和新生儿相比较，也说明检查单上写清年龄的意义所在。

很多检验结果在不同年龄存在差异，解释这些结果时要注意与患者实际年龄的考区间进行比较，以下列举一些例子说明。

1. 新生儿

新生儿的白细胞总数可高于成人的 3～4 倍，2 岁后渐近成人水平；全血细胞分类可见，中性粒细胞在 1～2 天内达到最高值，单核细胞持续升高可达 2 周，嗜酸性粒细胞升高持续 1 周左右，淋巴细胞明显升高。新生儿的红细胞计数和血红蛋白含量高于成人，由于血氧浓度的升高造成大量红细胞破坏，间接胆红素生成增加，而新生儿肝中缺乏葡萄糖醛酸转移酶，非结合胆红素转变成水溶性的结合胆红素能力下降，使血清中总胆红素和非结合胆红素水平增加，出现新生儿黄疸。

2. 儿童及成人

由于正常生长期儿童的骨骼生长和发育，成骨细胞活跃，大量分泌骨型碱性磷酸酶。因此，儿童、青少年的碱性磷酸酶活性较健康成人约高 3 倍，18 岁后降至成人水平。

3. 老年人

胆固醇和低密度脂蛋白—胆固醇含量与年龄的增长呈正相关。50 岁以上的人肾功能下降，表现为肌酐清除率逐渐减低，血清白细胞介素 -6（IL-6）水平随着年龄的增长逐渐增高，老年人的促肾上腺皮质激素及肾上腺皮质留体激素水平下降。50 岁以上健康人抗利尿激素（ADH）的水平比 50 岁以下的健康人明显增高，血清促甲状腺素（TSH）水平在老年人群（平均年龄 79.6 岁）比青年人群（平均年龄 39.4 岁）高 38%，而老年组血清三碘甲腺原氨酸（T3）水平比青年组低 11%。

（二）性别

性别的差异表现在多种血液学和生化指标上，可能与肌肉质量、内分泌、器官特异性差异有关。对于存在性别差异的检验指标，应对男女不同性别分别制定参考区间。

男性比女性高的常见指标有：甘油三酯、胆红素、转氨酶、肌酐、肌红蛋白、尿酸、尿素、氨、天门冬氨酸氨基转移酶、血红蛋白、酸性磷酸酶、红细胞、氨基酸、碱性磷酸酶、胆碱酯酶、铁、葡萄糖、低密度脂蛋白—胆固醇、白蛋白、IgG、胆固醇和总蛋白等。

女性比男性高的常见指标有：高密度脂蛋白—胆固醇、铜和网织红细胞等。

女性妊娠期由于胎儿生长发育的需要，在孕期产生的激素参与下，母体各系统常发生一系列适应性生理变化。

随怀孕而升高的指标：人绒毛膜促性腺激素（HCG）、AMY、甲状腺素、ALP、胆固醇、甘油二酯、铜、血浆铜蓝蛋白、运铁蛋白、甲胎蛋白、白细胞计数、黄体酮、雌二醇、雌三醇和催乳素，血沉加快。

怀孕造成偏低的指标：铁、镁、钙、总蛋白、白蛋白、胆碱酯酶、血红蛋白、红细胞压积和红细胞计数。

（三）种族

就酶的参考值来说，种族不会导致明显的差异。在血型的频率分布上，种族差异起着很重要的作用，同样，种族差异在一些血浆蛋白表型和它们蛋白质浓度之间的关系中也起一定的作用，如结合珠蛋白和 al- 抗胰蛋白酶。

（四）生物节律

1. 昼夜节律

某些检验指标存在昼夜节律变化（表 1-1），即在一天内有所波动。如皮质醇（ACTH）的分泌高峰在清晨 6 时左右，随后下降，午夜 12 时至最低值；

入睡后生长激素短时间内达到高峰；血清铁和胆红素在清晨最高；血钙中午最低；白细胞计数早晨较低而下午较高；血液促甲状腺素在深夜达峰值，在正午时分为最低值；时间节律变化影响最大的检验项目是激素类。因此，对这些项目，特别是需反复检测激素类项目者，需要规定统一采集标本的时间。

表1-1 部分检验指标的昼夜变化

分析物	峰值时间	低谷时间	日均值%	分析物	峰值时间	低谷时间	日均值%
ACTH	6~10	0~4	160~200	血管紧张素	0~6	10~15	
肾上腺皮质激素	5~8	21~3	180~200	肾上腺素	9~12	2~5	
睾酮	2~4	20~4	30~50	去甲肾上腺素	9~12	2~5	
TSH	20~2	7~3	5~15	血红蛋白	6~18	22~24	
T4	8~12	23~3		嗜酸细胞	4~6	18~20	30~40
催乳素	5~7	10~12		铁	14~18	2~4	
醛固酮	2~4	12~14		钾	14~16	23~1	

2.月节律

月经周期呈典型的月节律特征，成熟女性的正常生理过程，实质上是下丘脑—垂体—卵巢轴的周期性功能变化的一种外在表现。在月经周期的三个不同时期，多种激素发生不同的变化，因此，雌二醇、促卵泡激素、黄体生成素等的参考区间随月经周期的各阶段（即月经期、卵泡期、黄体期）而不同。

（1）月经期历时4—5天，血液中孕激素和雌激素降到最低水平。

（2）增殖期（卵泡期）历时约10天，即月经周期第5～14天，此期因卵泡生长，分泌的雌激素愈来愈多，使血液中雌激素水平逐渐升高。

（3）分泌期（黄体期）历时14天左右，成熟的卵泡排卵后生成黄体，黄体所分泌的孕激素作用于子宫内膜。在排卵期间，血清胆固醇水平降低；在中期或黄体期，醛固酮的浓度大约是卵泡期的2倍；肾素活性在黄体期增加。

（五）季节变化和海拔高度

夏季由于人们所受光照时间延长，故羟化维生素D_3浓度比冬天高；冬季血清总胆固醇浓度稍高于夏季（2.5%）；血清甘油三酯水平最低；甲状腺激素水平在夏季比冬季低约20%。

海拔1400米时可使血细胞比容、血红蛋白浓度升高约8%；海拔3600米时，C 反应蛋白水平升高达 65%；而血浆肾素、血清转铁蛋白、尿肌酐、雌三醇及肌酐清除率则随着海拔的升高而降低。

二、体检者生活影响因素

体检者在标本采集时的状态，如饮食、生活习惯、运动、采血的时间、体位的改变、压力和药物等可能影响某些检验项目的测定结果。

（一）饮食及生活习惯

1. 饮食

某些检验项目的测定结果受膳食影响。如餐后与空腹状态相比：甘油三酯增加 50%，天门冬氨酸氨基转移酶增加 20%，胆红素、无机磷和糖增加 15%，丙氨酸转氨酶和钾增加 10%，尿酸、总蛋白、白蛋白、尿素、钙、钠和胆固醇增加 5% 左右。并且高脂肪饮食会使甘油三酯大幅度升高，血清出现浑浊，从方法学上影响生物化学、免疫学、分子学、凝血功能等多项检验结果，高蛋白饮食会使氨和尿素值升高。

因此采血前应告知患者以空腹 8 ～ 12h 期间（其间只允许喝白开水），清晨为佳，且前一餐需清淡饮食。但空腹时间过长（超过 16h），同样也会影响血液成分，如人血白蛋白、补体、转铁蛋白及葡萄糖等含量下降。空腹超过 48h 可能会造成胆红素（BIL）两倍以上的增加，而 Glu、白蛋白（ALB）、补体（C_3）及转铁蛋白下降，三酰甘油、甘油、非酯化脂肪酸反有增加，而胆固醇无明显改变。故空腹时间并非越长越好。

一些特殊检验如：内生肌酐清除率要前 3 天禁食肉类，以避免外源性肌酐的干扰。多次复查采血时间最好一致。

2. 生活习惯

（1）咖啡：可引起淀粉酶、天门冬氨酸氨基转移酶（AST）、丙氨酸氨基转移酶（ALT）、碱性磷酸酶（ALP）等酶类升高；可使游离脂肪酸浓度增加 3 倍，而游离脂肪酸竞争白蛋白分子结合位点，取代结合在白蛋白上的药物或激素，从而导致血中某些药物或激素游离部分增加；咖啡也可使肾上腺和脑组织释放儿茶酸胺增加。

（2）饮酒：饮酒后可使血浆乳酸、尿酸盐、乙醛、乙酸等增加，饮酒后几分钟，AST 会轻度升高，3h 后达到最大，一段时间后，谷氨酰转移酶（GGT）轻度增高，2 ～ 4h 血糖水平降低。少量的饮酒后，在一些个体中甚至可以检测到甘油三酯大量增高持续达几个小时或几天。嗜酒者高密度脂蛋白偏高、平均血细胞体积增加、血清酶如 AST、ALT，谷氨酰转移酶（GGT）等活性增加，成瘾者可显示持续性的 GGT 水平升高。

（3）吸烟：一氧化碳与血红蛋白（Hb）的亲和力高于氧与Hb的亲和力，长期大量吸烟，烟雾中大量的一氧化碳与血红蛋白结合，血中一氧化碳结合血红蛋白水平升高，RBC及Hb则因缺氧呈代偿性升高，血红蛋白（Hb）、白细胞（WBC）、红细胞（RBC）、平均红细胞容积（MCV）升高。吸烟后1h内，血浆肾上腺素、皮质醇、游离脂肪酸、游离甘油浓度会升高。

（二）运动

由于出汗和呼吸剧烈，人体代谢状态与静息时完全不同。剧烈运动可加快机体有氧和无氧代谢，可使血浆葡萄糖、肌酸激酶（CK）、天冬氨酸氨基转移酶（AST）、乳酸脱氢酶（LDH）等升高。长时间的体力活动还可使白细胞（WBC）、尿素、肌酐及乳酸增高，碳酸氢根减少。肌肉活动的影响可分短暂性和持续性两类，短暂性影响为血浆脂肪酸含量因运动先暂时性减少，而后逐渐增加恢复正常。丙氨酸可因运动暂时增加达180%，而乳酸则可增至300%。受到持续性影响的主要是一些与肌肉有关的酶，如CK、LDH等，据称一场60min的手球训练赛后11h，CK活性仍比赛前增加达125%。长期坚持体育锻炼还会提高性激素的水平。

轻度活动可引起血糖升高，继之皮质醇及胰岛素上升，与肌肉有关的酶如肌酸激酶（CK）、乳酸脱氢酶（LDH）、天冬氨酸氨基转移酶（AST）都有不同程度的增加，以CK最为明显。运动时肾上腺素、去甲肾上腺素、胰高血糖素、皮质醇、促肾上腺皮质激素、生长激素水平升高，胰岛素水平下降，糖异生增加，故血糖水平升高。

由于无氧糖酵解，血乳酸升高，尿酸排泄减少，故血尿酸水平也升高。运动也可使血LDH-C、Apo-B、甘油三酯水平减低，Apo-A_1、HDL～C水平升高。

因此，必须嘱咐患者在平静状态或正常活动状态下收集标本，最好在患者休息30min后进行采血。

（三）压力

患者处于高度紧张的状态，可使血红蛋白、白细胞增高；儿茶酚胺和17-羟皮质类留醇的产生增加。皮质醇、肾素、醛固酮和生长激素的血浆水平升高。促甲状腺激素和催乳素的血浆水平也可能增加。劳累或受冷等刺激也可使白细胞增高。

（四）体位

血液和组织间液因体位不同而改变了内环境的平衡，使体液成分发生变化。

细胞成分和大分子物质的改变较为明显。直立位或坐立位血浆总量比卧位减少 12% 左右，导致血浆白蛋白、总蛋白、酶、钙、胆红素、胆固醇、甘油三酯、肾上腺素、血管紧张素和去甲肾上腺素等浓度增高；卧位到直立位血细胞各项参数逐渐升高，平均升高 8.9%，其中红细胞计数、白细胞、白细胞中小细胞的绝对值、血红蛋白、血小板计数、红细胞比容 6 项指标变化尤为显著，平均升高 11.63%，最高可上升 22.7%。所以，同一患者在门诊和住院测定的结果可能存在差异，其原因是门诊患者一般采用坐位采血，而住院患者一般采用卧位采血。

小分子物质，如血糖，由于能在血循环及间质自由扩散，采血时的体位对其影响不大。血中某些代谢产物、药物、激素的游离部分不受体位变化的影响，但其与蛋白结合后，如与白蛋白结合的胆红素、与白蛋白结合的钙的浓度则受体位变化的影响。

对于心血管功能异常患者和肝硬化患者，由于有水肿趋势，从仰卧变为直立时，血浆容量进一步减少可导致醛固酮、肾上腺素、肾素分泌增加；血压下降则可引起心房利钠肽（ANP）增加。

对于有些检验指标来说，卧位采血与坐、立位采血结果是有区别的。坐、立位与卧位相比，静脉渗透压增加，使其血浆量升高 5% ～ 15%。静脉压的改变又进一步导致血管活性物质的释放，直立位时，醛固酮、肾上腺素、血管紧张素和去甲肾上腺素都有 7% ～ 70% 多少不等的升高。例如，英国 Whitehead 进行过测定人血白蛋白的实验。他随机选择了 15 名工作人员，先卧床 7 ～ 9h 后取血测白蛋白；起床活动后下午再取血测白蛋白，结果发现下午采集的血中白蛋白浓度都升高，说明患者体位的变化在相当大的程度上影响血中蛋白质的含量。他认为，姿势变化所引起的血液成分变化，显著大于分析过程中产生的误差。

体位改变可影响脂类含量。41 例 50 岁健康受试者，分别在平卧 30min 和直立 30min 后静脉取血，测定血清总胆固醇、高密度脂蛋白（HDL）和甘油三酯（TG）。结果发现，当体位由平卧改为直立后，总胆固醇增高 9.6%（P ＜ 0.001），HDL 增高 8.3%（P ＜ 0.001），TG 增高 11.3%（P ＜ 0.001），低密度脂蛋白（LDL）与极低密度脂蛋白（VLDL）之和增高 9.9%（P ＜ 0.001），但 HDU/（LDL+VLDL）比值无明显变化。

（五）药物

药物对检验结果的影响是多方面的，包括：生物学、物理学、化学、药理学和酶学等方面的影响。某些甲状腺素类制剂是治疗黏液性水肿等甲状腺功能减退症的药物，但它们也能促进糖的吸收，增加糖原分解及糖异生作用，还可加速胆固醇转变为胆酸由粪便排出，因而造成血糖增高和胆固醇降低；

有些药物对造血功能，肝、肾功能造成损害，引起有关指标的变化。又如大剂量服用维生素 C，可导致应用 Trinder 反应的测定项目，如血糖、胆固醇、甘油三酯、尿酸严重降低，使尿潜血、尿糖、尿酮体、尿亚硝酸盐出现假阴性反应。先锋霉素类药物可影响肌酐的测定结果。青霉素治疗患者，由于注入的青霉素 90% 以上通过尿液排泄，导致尿蛋白的检查为假阴性。

关于药物对检验结果的影响，必须强调说明下列几点：

（1）为观察治疗效果，某种药物造成检验结果的变动，恰恰是临床需要的信息，如服用降血脂药物观察血脂变化来观察疗效，有时还用某些特定指标作为治疗监测之用，如血糖测定对降糖药物剂量的调整具有重要作用。

（2）某些药物具有毒副作用，观察某些指标来调整用药剂量或是否停药，如肿瘤化疗时，经常要检查白细胞计数、血小板计数及肝、肾功能等等。

上述两种情况，检验结果的变化对临床医师都有重要价值，除上述两种情况外，药物引起检验结果的变化，对临床医师常起误导作用，本节说的药物影响指的就是这种情况。为减少这种干扰，在做某种检验时应暂时停用对结果可能产生影响的药物，如不能停用，则解释结果时要将可能存在影响考虑在内。

还必须强调一点，当作正常参考范围统计及做检验方法学临床应用评价时选择正常人群作对照组要选择未服用任何药物者。

目前已知有 4000 余种药物对多项生化检验结果有影响，如咖啡因可使血葡萄糖和胆固醇增高，氯贝丁酯可使 TG 和 LDH 减低，维生素 C 可使 ACTH 升高等。这说明很多药物进入身体后可使某些试验项目的结果增高或减低，出现假阳性或假阴性结果。有些药物的治疗浓度与中毒浓度很接近，使用这些药物时要实行治疗药物监测（TDM）。由于血药浓度根据一定曲线规律衰减，在进行药物监测采血时，应遵循以下两条原则：

（1）要了解药物的长期效应，应在药物的稳定期采血，各种药物的稳定期不同，但通常都在药物 5 个半衰期左右。

（2）要了解药物的峰值效应，应在药物分布期结束以后监测，通常在药物输液结束 1 ~ 2h 后采血（除地高辛和洋地黄毒苷 6 ~ 8h 后）。

（六）内源性干扰因素

某些患者体内可能存在某些抗体（异嗜性抗体、自身免疫抗体和其他抗体）而干扰检验结果。如使用抗凝药会影响血凝块的形成，所以孕妇和透析患者的血浆凝血酶原时间（PT）通常延长。

白细胞和血小板计数会受冷球蛋白的影响。当血液温度从体温降至室温，血细胞计数仪会将聚集的冷球蛋白误认为白细胞或血小板，血涂片可以看见聚集的红细胞，导致红细胞计数假性减少和表现为假性大红细胞症。

三、标本采集因素的影响及其控制

（一）采血时间

时间对人的影响可以大致分为线性和周期性两种。最主要的线性时间影响是年龄，主要的周期性时间影响有季节循环、月经周期和昼夜节律。

季节循环对人的影响在实验室检验中通常是可以忽略的。但是有报道，T3 夏天比冬天低 20%；而 25- 轻基维生素 D_3 夏天比冬天高。月经周期对有些指标也有一定影响，醛固酮在排卵期比卵泡期高 2 倍，血管紧张素在排卵前也有升高；而胆固醇、无机磷和铁含量在行经期下降。标本采集时间在不同日间应选在同一时刻，如上一次采集时间是上午 9 时，则下次也应选在上午 9 时采集标本，这样便于克服生物节律的影响使检测结果对比有效。非必须进行的体格检查应避开月经期。

（二）止血带使用对血标本采集的影响

止血带的使用也会改变静脉压力，从而引起与体位改变类似的检验指标改变。使用止血带 1min 以内，血样中各检验指标（包括凝血因子）没有明显改变。当患者浅表静脉不明显时，医护人员往往鼓励患者反复攥拳以运动上臂，使静脉暴露更明显。在检验血钾值时，这种习惯是应该禁止的。比起静态采血，这种运动会使血钾值上升 0.8mmol/L。如果运动强度很大从深静脉采血时，上升幅度会更大。实验证实，止血带压力过大或止血时间过长，可使血管内皮细胞释放组织型纤溶酶（t-PA），使纤溶活性增强或加速血小板的激活。

采血时，应尽量统一采血姿势；比较检验结果时，要考虑到姿势的影响。应尽量在使用止血带 1min 内采血；采血时，禁止让患者做反复攥拳运动；看见回血，马上解开止血带。当需要重复使用止血带时，应使用另一上臂。

（三）采血与进餐及诊治手段的时间安排

饮食对检验指标有很大影响，而一些检验项目和治疗方法也对检验指标有影响，如手术、输液、输血、穿刺、活检、透析、放疗等。建议采血尽可能在上午 7 ～ 9 时进行。如果不得不在其他时间急查一些项目，评价检验结果时应注意上述昼夜节律影响。采血前患者应禁食 8 ～ 12h。采血尽量安排在其他检查和治疗之前进行。药物检测时，要根据药物浓度峰值期和稳定期采血。一定要在化验单上注明采血时间。

（四）避免溶血

溶血通常被定义为"血细胞膜完整性被破坏，内容物释放到血浆或血清中"。血样离心后，出现或深或浅的红颜色而被发现，这种红色是由红细胞中的血红蛋白释放出来造成的，这种溶血称显性溶血。通常血红蛋白只有等于或大于 300mg/L 时才能被肉眼看见，而血小板和白细胞溶解时并没有血红素释放，这些肉眼不可见的溶血称非显性溶血。

溶血最常见的原因是注射器不干或不清洁，在采血过程中一些不良习惯和传统的采血器具也容易造成溶血（如未经处理的塑料管），如采血时定位或进针不准，针尖在静脉中擦来擦去，造成血肿和血样溶血；将血从注射器中用力推至试管中；混匀血标本时用力过猛；输送过程中动作过大，致使血标本振荡。此外，采血量不足（低渗抗凝剂），静脉穿刺处消毒乙醇未干；注射器与针头连接不紧，致采血时空气进入而产生气泡；进针时对皮肤的挤压；试管内壁粗糙，采血针过细等，都可以造成溶血。20 世纪 40 年代初，真空采血技术发明，它省略了抽拉针管和推血入试管等不必要的步骤，利用真空管中预先制造的真空自动吸血入管，很大程度减少了溶血的可能。20 世纪 40 年代美国 BD 率先推出商品型真空采血系统，其他医疗器械公司也先后推出自己的真空采血产品。至 20 世纪 80 年代，由于真空采血系统干净、安全、简单、可靠的特点，已被世界范围内广泛接受，并被 NCCI-S 推荐成为采血的标准器械。

血液由血浆和细胞成分组成，很多指标在血细胞中的浓度比血浆中高许多，从而使检验结果与真值出现明显误差，溶血对于检验结果的影响很复杂，可以大致分为三类。

1. 很多指标在血细胞中的浓度比血浆（血清）中高许多，从而使检测结果远离真值

如血谷草转氨酶（AST）、乳酸脱氢酶（LDH）、碱性磷酸酶（ALP）及血钾等，因红细胞中这些成分的含量高于血浆 10 ~ 100 倍，故溶血可使这些项目测定结果增高。

2. 血红蛋白的颜色造成的影响

生化检验原理多数是通过可见光和紫外光比色完成的。影响的方面和程度与溶血的严重程度、使用的光波波长、标准品及试验方法有关。

3. 细胞释放出的某些物质对检验方法的影响

血细胞成分可能对检验过程产生化学、生化及免疫方面的各种影响。如从血细胞中释放出来的腺苷酸酶，几乎影响所有 ALP、肌酸磷酸激酶标准检验方法。溶血对醋酸酐—硫酸法测胆固醇也有明显影响。

在配血试验中，血样溶血严重干扰对结果的判定，无法肯定溶血是抗体—抗原反应还是血样本身造成的。

为了得到可靠的检验结果，必须尽量避免发生溶血。实验发生显性溶血

标本后，应与临床医师联系，并结合临床，首先排除体内溶血的可能性，若非体内溶血应重新采血。如不能重新采血，应在检验报告单上注明"标本溶血"以提醒临床注意。肉眼虽未见溶血但一些检验项目，如血钾异常增高时，也应想到是否发生了非显性溶血。

（五）脂血标本

脂血是由于血清中甘油三酯浓度增高，而形成乳糜样血。脂血干扰有以下几个方面：①比色测定时基质效应，使比色读数偏高，如同时作自身空白，可减少干扰程度。②血清呈乳白色，表明甘油三酯已超过4.6mmd/L，此时，会抑制淀粉酶活力，也会抑制尿酸或尿素酶试剂中尿酸氧化酶和脲酶的活力，使测定结果偏高，对肌酸激酶、胆红素、总蛋白测定发生同样结果。③脂血对凝血检查有严重干扰。

（六）采血量

多数情况下，静脉血样的质量取决于血液和抗凝剂的比例。血液和抗凝剂的比例过高或过低都会影响血样的质量。使用针头—注射器—试管采血，抗凝剂的配置、添加、采血的多少都很难严格控制，所以血液和抗凝剂的比例也很难准确。

血液比例过高时，由于抗凝剂相对不足，血中出现微凝血块的可能性增加。微凝血块可能阻塞检验仪器管路，影响一些检验指标。传统采血，试管通常不配管盖，系统开放，采血多的试管几乎无法保证混匀血液和抗凝剂，必然影响很多检验指标。而充分混匀血样，使之达到均匀一致是得到准确血液学检验结果的前提。

血液比例过低，抗凝剂相对过剩，对很多检验会造成严重影响。对于血液凝固试验来说，当血液和109mmol/L枸橼酸钠的比例由9∶1降至7∶1时，APTT试验的结果就会有显著的延长；降至4.5∶1时，试验结果就会有显著改变。

用含有EDTA的管子采血后，白细胞的形态会发生改变，这种改变和时间与EDTA的浓度有关。EDTA的最佳浓度是1.5mg/mL，如果血少，EDTA的浓度达到2.5mg/mL，中性粒细胞肿胀、核分叶消失，血小板肿胀、崩解、产生正常血小板大小的碎片，这些改变都会使血细胞检验和计数得出错误结果。这一点在用自动血细胞分析仪时尤为重要。对于血培养而言，采血量过少可降低培养的阳性率。

（七）采血部位

就采血部位而言可以从静脉、动脉、毛细血管和静脉导管等不同部位进行采血。

静脉采血：通常人们习惯在双侧前臂肘窝附近的静脉中选择一根比较明显的静脉来穿刺。如果这几根静脉都不明显，在手背静脉采血。但有些情况下问题没有这么简单，比如重症监护病房中垂危患者的采血，重症监护病房中的患者通常胳膊上有一个或多个静脉输液装置。应首先考虑的是在静脉输液装置的一侧采血，这样，血样受静脉输液稀释的影响最小。如果双臂都有静脉输液装置或静脉输液装置的对侧静脉不适合穿刺（血管太细或有血肿），可以从静脉输液装置的远端采血，这样可以减少血样被稀释的可能，而且应注意避免采血部位距离静脉装置太近。如采血部位与静脉输液装置同在一条胳膊并且靠近它，那么血样会被稀释，检测指标将受影响。绑止血带的位置与静脉输液装置离得太近，造成静脉压过大，可能会形成血肿。但是，对于某些患者找到一个适合静脉穿刺位置常常是很困难的。一些人认为，应提倡从下肢采血，因为静脉输液装置通常不会在下肢。但是危重患者常常四肢血供不足，造成脚端循环不良。且采取的血液样本并不能够充分反应机体内部的实际情况。

动脉和导管采血：有些情况（如做血气分析时）需要从动脉采血。常用于采血的动脉有股动脉、肱动脉和桡动脉。婴儿可以从头皮动脉采血，出生24～28h的新生儿，可以从胳动脉采血。血样也可以通过留置在体内的静脉或动脉导管采取。应保证导管腔内无凝血块，多次采样中间用肝素冲管。有文献表明，从导管采血，发生溶血的可能比从静脉采血高4倍左右。从导管采血时，相当于导管1.2倍体积的最初几毫升血液应弃之不用。

毛细血管采血：对于儿童、严重烧伤患者、极度肥胖患者、出血倾向严重的患者和癌症晚期患者等，静脉资源宝贵，在符合实验标本要求的前提下，可以考虑从手指和足部经动脉化的毛细管采血，进行血生化和血气分析。采血部位通常取手指第一指骨的掌面或足跟内外两侧。毛细血管采血得到的血样实际上是由多种成分组成的：动脉血、静脉血、毛细血管血、组织间液和细胞内液。但是很多文献表明，除TSH值等少数指标外，使用毛细血管采血的血样进行血生化和血气分析，所得结果与使用静脉血样没有显著性差异。血常规检验时特别是应用血细胞分析仪时，应使用静脉血取代手指血标本。有研究表明，手指血和静脉血的血常规检验结果有显著性差异，手指末梢血样的准确性和可重复性差，白细胞计数明显高（+8%）而血小板计数明显低（-9%）。白细胞的增高可能与刺破小动脉导致的血液流变学因素有关，血小板的降低可能与吸附于皮肤穿刺处形成微血块有关。另外，使用静脉血做血常规还可以在很大程度上避免交叉传染、医源感染，减轻患者的痛苦，标本质量有保障，大大减少由于微血块阻塞机器引发的血细胞分析仪故障。

（八）其他影响因素及控制方法

1. 标本核对

无论采血或收集标本，均需严格查对姓名、床号、待测物检验项目避免标本张冠李戴、错检或漏检。

2. 标本运送

特别是远距离运送更要注意，在运送过程中常可引起被测成分的变化，如剧烈震动、长时间暴露于空气及过大的温度变化等，都可引起标本质量的变化。

3. 采血时止血带在上臂束缚时间过久

会造成血液中某些成分的变化，甚至可发生溶血。

4. 容器不洁等造成的标本污染

可影响微量元素（如钙、铁等）及氨等的含量测定。进行酶法分析时，尤应防止污染。

5. 室温的影响

由于我国幅员辽阔，各地区温差较大，各实验室的防寒、降温设备不同因而应注意室温对检验标本的影响。特别是夏季室温达 30 ＜ C 以上时，对一些试验项目有显著影响，据报道，测定总蛋白的标本在 30℃ 以上室温放置 8h，对结果就有影响，24h 后更显著。AST 及 ALT 在低温（4℃）下存放 48h，分别减低 87% 与 83%。4℃放置 8h 以内对钠的测定无明显影响，48h 后则减至 97%，室温（23℃）及高温（30℃）时存放均有增高倾向，室温下放置 6h 增高显著（P ＜ 0.05）。室温、低温及高温放置均可使血糖减低，低温下每小时减低 0.63mg/dl，室温时减低 1.87mg/dl，高温时减低 3.37mg/dl。磷在低温时无变化，在室温（23℃）下 8h 显示减低倾向，24h 轻度增高，48h 增高到 190%，高温（30℃）8h 增高到 126%，24h 及 48h 分别为 237% 和 328%，显示了显著性增高（P ＜ 0.001）。

6. 气体逸散

离体血液中的二氧化碳可迅速逸出，空气中的氧可进入使血液 pH 改变，引起细胞内外一系列成分的改变，影响一些无机离子和二氧化碳等成分的定量测定。

7. 抗凝剂的使用

制备血浆时应注意抗凝剂的种类和质量，例如，含钾盐的抗凝剂不能用于血钾测定，含草酸钠的抗凝剂不能用于血钠测定。此外，氟化物与草酸盐不能用于酶分析和钙测定，因为草酸盐能抑制淀粉酶、ALP 和 LDH 活性，氟化物能激活淀粉酶及抑制脲酶。

8.蒸发的影响

分离血清后，试管如不加塞，会使水分蒸发，尤其天气炎热而标本又置于通风处时，蒸发更快。随着水分蒸发，标本浓缩，测定结果明显升高。长时间的离心会使离心机产热，造成红细胞内钾释人血清，同时加速水分蒸发，从而影响测定结果。

9.曝光的影响

标本应防止日光直接照射，照射后的标本中某些成分在分析前即可发生变化，如胆红素、尿酸对紫外线敏感，曝光后含量降低。

第三节 检验项目申请

一、实验项目选择遵循循症医学原则

循症医学：遵循科研证据制定临床最佳治疗方案以提高生存质量的临床医学。循症检验医学是利用经济学要求对常见病选择诊断指标，剔除不好的手段，修改实验诊断标准，重新对实验结果进行评价。实验项目选择遵循就是要遵循上述原则合理使用检验资源，实现低耗高效。

通常临床医生根据患者的主诉、病情、发病时间来选择检验项目。近年来，随着循证医学的开展，要求检验人员与临床医生一起，探讨和评估检测项目的实验方法和临床价值，找出最直接、最特异、最有效、最经济的项目或项目组合。同时检验人员应主动与临床沟通，接受临床的反馈，对结果进行确认、解释和提供咨询服务，为临床医生选择检验项目提出建议，即选择有最高临床应用效能的检验项目或组合项目。

二、检验项目应具备的特性

检验信息的有效是检验工作的目的也是检验质量重要内涵之一。检验信息的不正确、不可靠不仅会造成人力、物力的浪费，还可能对临床诊治产生误导，延误对患者及时诊治。检验项目选择是否正确，是检验信息是否有用的前提。临床实验室向临床提供的信息应包括：①诊断信息。②治疗信息。③患者病情转归的信息。④预防信息。⑤人体健康状况评估的信息。⑥其他。医疗机构临床医师要求临床实验室主要是前三方面的信息，所以诊断性试验的选择应考虑三个方面的临床应用效能，即真实性、可靠性、和实用性。

1. 真实性

诊断试验对某种疾病诊断的能力，正确反映患病实际情况的能力，亦称诊断的准确性。包括临床灵敏度和临床特异度两方面，前者是指诊断试验能将实际患病的个体正确地判断为患何病的能力，后者是指诊断试验能将实际未患某病的病例正确判断的能力。由于每个检验项目都有不同的临床灵敏度和临床特异度，所以要追求高的临床灵敏度则必然降低临床特异度，反之亦然。人群筛查时，应考虑敏感度较高的检验项目以防止假阴性，筛查出的可疑者做进一次检查；为了确诊，应选用临床特异度较高的试验，这对确诊有较高的价值。

2. 可靠性

即试验的重复性，是指一项诊断试验在完全相同的条件下，重复使用时获得相同结果的程度。所以无论检测仪器还是检测试剂均要选择重复性强的。

3. 实用性

指诊断试验是否能提高诊断、治疗和预防策略，得到最佳的健康服务的结果。检验工作中有许多常规检验（血常规、尿常规、便常规等），生化、免疫等不同领域又形成了许多"组合"，这些"许多"及"组合"应得到临床效应的验证，否则可能导致其实用性降低。在保证尽快诊断的情况下，还应考虑选择费用较少的检验项目。

三、检验项目的选择中临床实验室应做的工作

检验项目的选择主要由临床医师决定，为使检验项目的选择正确、合理，临床实验室应做的工作如下。向临床提供本实验室开展检验项目的清单或称"检验手册"。其内容至少应包括：①检验项目名称。②英文缩写。③采用的方法、试验方法的灵敏度和特异性、阳性预测值、阴性预测值、似然比等。④标本类型及采集方法。⑤参考区间（生物参考区间）。⑥主要临床意义。⑦结果回报时间。⑧其他。这个手册应根据情况不定期更新，同时必须保证所开展的检验项目皆为临床准入的项目，即卫生部规定的临床检验项目和临床检验方法开展检验工作。已停止临床应用的、已淘汰的项目、临床价值尚不明确的项目（如尚属于研究阶段）、技术尚不成熟的项目不应开展。限于条件，本实验室尚未开展需外送的项目，必须明确委托实验室，并将外送项目同样列出清单，内容同上。

四、检验项目选择中临床医师应做的工作

实验室人员日常工作中会遇到这样的问题，某个标本检测值极端异常，因为没有患者相关的临床信息可以参考，有的检验人员会反复检测，有的就会听之任之，一方面可能会掩盖患者病情误导治疗方向，另一方面会造成不

必要的实验资源的浪费。

为了得到高质量的检测结果，临床医生有必要结实验室提供患者简要的临床信息，这样检验医师可以更好地评估检验结果反馈有价值的诊断信息。简要的临床信息包括年龄、性别、初步诊断或临床症状和病程、治疗药物情况。

五、检验申请单与报告单

申请单与报告单的方式通常有医疗文书式和电子版，科技的进步计算机联网系统应用于临床，使得电子版申请单和报告单可在信息终端共享。无论哪一种申请单与报告单应包括以下基本要素。

（一）申请单应该包含足够的信息

至少包括：

（1）患者的唯一标志。如：姓名、科室、床号、住院号，如有条码标志更好，应该与标本容器的标识一致。

（2）依法授权提出检验申请者的姓名或唯一性标志。

（3）原始标本的类型。

（4）申请的检验项目。

（5）患者的相关临床资料，包括性别、年龄、临床初步诊断或典型症状描述，病程及服用主要药物。

（6）标本采集日期和时间及采样人。

（7）实验室收到标本的日期和时间等。

（8）交接人员签名。

（9）外送标本还必须注明本单位名称及联系方式。

（二）报告单是临床医生获得检测信息诊断和调整治疗方案的主要依据

应该包括的内容：

（1）患者的唯一标志。如：姓名、科室、床号、住院号。

（2）依法授权提供检验报告的检验者姓名或唯一性标志。

(3)标本的类型性状。

（4）申请的检验项目检测值和该项目参考区间。

（5）检测报告审核人员姓名或唯一性标志。

（6）标本检测日期和时间。

（7）实验室收到标本的日期和时间及报告发送时间。

（8）备注信息。

第四节 标本采集

一、血液标本采集与处理

（一）抗凝剂的种类和应用

临床血液学检验中常用的抗凝剂有以下 3 种。

1. 枸橼酸钠（柠檬酸钠）

枸橼酸能与血液中的钙离子结合形成螯合物，从而阻止血液凝固。市售枸橼酸钠多含 2 分子结晶水，相对分子质量为 294.12，常用浓度为 109mmol/L。枸橼酸钠与血液的比例多采用 1：9（v：v），常用于凝血和红细胞沉降率测定（魏氏法血沉测定时抗凝剂为 1：4，即抗凝剂 0.4mL 加血 1.6mL），是输血保养液的成分。

2. 乙二胺四乙酸二钾（EDTA·K_2·$2H_2O$）

乙二胺四乙酸二钾相对分子质量为 404.47，抗凝机制与枸橼酸钠相同。全血细胞分析用 EDTA·K_2 1.5 ～ 2.2mg 可阻止 1mL 血液凝固。适用于全血细胞分析，尤其适用于血小板计数。但由于其影响血小板聚集及凝血因子检测。故不适合做凝血和血小板功能检查。

3. 肝素

肝素广泛存在于肺、肝、脾等几乎所有组织和血管周围肥大细胞和嗜碱性粒细胞颗粒中，带有较多负电荷，是一种含有硫酸基团的黏多糖，相对分子质量为 15000，与抗凝血酶 m（AT-m）结合，加强抗凝血酶（AT）灭活丝氨酸蛋白酶作用，促进其对凝血因子XII、XI、IX、X 和凝血酶活性的抑制，抑制血小板聚集从而实现抗凝。通常用肝素钠盐或锂盐粉剂（125U=1mg）配成 1g/L 肝素水溶液，即每毫升含肝素 1mg。取 0.5mL 置小瓶中，37—50℃烘干后，能抗凝 5mL 血液。肝素具有抗凝血力强、不影响血细胞体积、不易溶血等优点，绝大多数检查都可用肝素作为抗凝剂，是红细胞渗透脆性试验的理想抗凝剂，适用于红细胞比容测定，因其可使白细胞聚集，并使血涂片染色后产生蓝色背景，不适合凝血和血液细胞学一般检查。

4. 草酸盐

常用有草酸钠、草酸钾、草酸铵，溶解后解离的草酸根离子能与样本中钙离子形成草酸钙沉淀，使 Ca^{2+} 失去凝血作用，阻止血液凝固。草酸盐优点是溶解度好、价廉。草酸盐对凝血因子 V 的保护作用差，影响凝血酶原时间测定，而且草酸盐与钙结合后形成的沉淀物，影响自动凝血仪检测结果，因此，草酸盐不适于凝血检查。

双草酸盐抗凝剂：草酸钾可使红细胞体积缩小，草酸铵则可使红细胞胀大，两者按适当比例混合，恰好不影响红细胞形态和体积，可用于血细胞比容、全血细胞计数（CBC）、网织红细胞计数等项目检查，若单用草酸钾或草酸钠作为抗凝剂，与肝素为抗凝剂测定的血细胞比容比较，测定结果可减低 8%～13%。双草酸盐抗凝剂可使血小板聚集、影响白细胞形态，不适于血小板计数、白细胞分类计数。

（二）真空采血管

目前临床采集血标本多选用真空采血管采集，它能有效保护血液有形成分，保证待验标本性状的完整性，使检验结果更可靠，同时，样本转运更方便，能有效避免医护人员和患者间交叉感染。各种真空定量采血容器，根据需要标有不同的色码，适于不同检验项目，见表1-2。

表1-2 不同真空采血管适于不同检验项目

盖子颜色	添加抗凝剂	注意事项	用途
红色	无	凝块形成约需 30min	生化、血清学、血库
紫色	EDTA	颠倒混匀6—8次	全血细胞计数
浅蓝色	枸橼酸钠	颠倒混匀；血液与抗凝剂比例为 9∶1	凝 A 检查（PT、PTT因子测定）
绿色	肝素、肝素锂、肝素铵	根据实验需要，选择不同类型的肝素	生化
灰色	氟化钠、草酸钠	不能用于其他化学检查	葡萄糖、糖耐量、乙醇浓度
黄色	多茴香脑磺酸钠（SPS）	须颠倒混匀8次	血培养
深蓝色	无抗凝剂或肝素、DTA		毒理学、微量金属
金黄色	分离胶/凝块激活	须颠倒混匀5次，使血液与抗凝剂充分剂接触。凝块完全形成后离心	生化、不适于血库
淡绿色	分离胶/肝素锂		钾测定
橘黄色	凝血酶	须颠倒混匀8次	生化

真空采血管使用前注意事项：

（1）如采血管内有异物或沉淀物存在，请不要使用。

（2）请不要使用超过失效期的采血管。

（3）本采血管为一次性使用，用后应放置在专用的处理容器内，待销毁。

（4）医护人员在进行血液采集、血液分析和进行血液传递过程中，应戴手套等保护用具，防止血液溅到或泄露到身上，避免血液感染。

（三）普通血液标本采集

1. 静脉采血法

（1）患者准备。①衣：抽血当天换掉紧身内衣，穿着宽松舒适的衣服，便于暴露前臂至肘窝上 2～3cm，不穿袖口紧小的衣服，利于穿刺部位止血。②食：通常采血前一天晚饭后至采血前禁食 8～12h，摄入白水量小于 200mL，非必须情况应在采血后服用治疗药物。③行：采血前不进行剧烈活动，取消当日晨练，步行就医者需休息 30min 后再采血。

（2）标本采集机构准备。皮肤消毒液（碘酊 +75% 乙醇，或者碘伏）；一次性注射器或双向采血针；一次性止血带；一次性抽血垫枕；标准化处理的试管或真空采血管；消毒棉签；申请单。

（3）操作方法。第一步：嘱受检者取坐位，语言安抚缓解紧张情绪，前臂水平伸直置于枕垫上，选择容易固定的肘正中静脉或贵要静脉或手背静脉，幼儿可用颈外静脉采血。第二步：用皮肤消毒液自所选静脉穿刺处从内向外、顺时针方向消毒受检者皮肤及操作者触摸静脉的左手食指，待干。第三步：在穿刺点上方 3～5cm 处系紧止血带，嘱受检者紧握拳头，使静脉充盈显露。第四步：取下针头无菌帽，以左手拇指固定静脉穿刺部位下端，右手拇指和中指持注射器针筒，食指固定针头下座，针头斜面和针筒刻度向上，在右手食指指导下沿静脉走行方向使针头与皮肤成 30°，快速刺人，有落空感，见回血后，顺势缓慢深入少许。穿刺成功后右手固定注射器，左手松止血带，再缓缓抽动注射器针栓至所需血量。受检者松拳，消毒干棉球压住穿刺孔，拔出针头。嘱受检者继续按压针孔 3～5rnin。第五步：取下注射器针头，根据检测项目选择相应的试管将血液沿试管壁缓缓注入试管中，盖紧试管塞及时送检。

（4）注意事项。①止血带捆扎时间不应超过 1min，切忌让受检者反复握拳松拳，否则会使血液成分浓度发生改变。②血液注入试管前应先取下注射器针头，然后将血液沿试管壁缓缓注入试管中，防止溶血。③抗凝血需立即 180° 颠倒缓慢混匀 3～5 次，切忌用力振荡试管。④如遇受检者发生晕针，应立即拔出针头，让其平卧。必要时可用拇指压掐或针刺人中、合谷等穴位，或嗅吸芳香酊等药物。⑤尽量选粗大的静脉进行穿刺。⑥使用真空采血器前应仔细阅读厂家说明书，严格按说明书要求操作，带乳胶套的刺塞端须从真空采血试管的胶塞中心垂直穿刺，刺塞针端的乳胶套能防止拔除采血试管后继续流血污染周围，达到封闭采血防止污染环境的作用，因此不可取下乳胶套。⑦采血完毕后，先拔下刺塞端的采血试管，后拔穿刺针端。⑧使用前勿松动一次性真空采血试管盖塞，以防采血量不准。⑨如果一次采血要求采取几个标本时。应按以下顺序采血：a. 血培养管；b. 无抗凝剂及添加剂管的红管；c. 测凝血因子的蓝色管；d. 有抗凝剂的紫、绿、黑色管；e. 最后采集添加了促凝剂的黄色试管。

2. 毛细血管采血法

（1）患者准备。采血部位选取，成人以左手无名指指腹为宜，婴儿取足跟、大趾或头皮，采血部位必须无水肿、发绀、炎症或其他循环不良现象。严重烧伤患者，可视具体情况，选择皮肤完整部位采血。局部应先用热毛巾敷或轻轻按摩使毛细血管血充分动脉化。

（2）标本采集机构准备。皮肤消毒液（75% 乙醇，或者碘伏）；经高压灭菌后的一次性三棱针；毛细玻璃管长 120mm 左右，容量 100 ～ 140μL。毛细玻管先彻底洗净，然后灌以肝素液（50U/mL）在 60 ～ 70℃干燥后备用。

（3）操作方法。①嘱受检者取坐位，语言安抚缓解紧张情绪。②消毒采血部位皮肤，待干，用经高压灭菌后的一次性三棱针迅速点刺采血部位。③先将第一滴血用消毒干棉球擦去，然后用自然流出的血液采样。④针刺深度以使血液自然流出为宜。⑤采血完毕后，针刺处应用消毒干棉球压迫止血。

（4）注意事项。①末梢血由于血循环较差，其生理物质易受气温、运动、外力挤压等物理因素影响而发生改变。白细胞、红细胞和血红蛋白检测的平均值均高于静脉血检测值，白细胞高 8%；血小板、血糖平均值低于静脉血，血小板低 9%。血糖低 10% ～ 15%。医务人员应了解手指采血和静脉采血参考范围的差异。②一人一针，以防交叉感染。

3. 动脉血采血法

（1）患者准备。穿着宽松舒适的衣服，便于暴露采血部位。

（2）标本采集机构准备。用 2mL 或 5mL 消毒注射器，按无菌术抽取肝素（用生理盐水 1mL∶1000U 配制）0.2mL，然后将肝素来回抽动，使针管全部湿润，将多余肝素全部排出。注射器无效死腔残留的肝素即可达到抗凝作用。市售血气分析专用注射器。

（3）操作方法。①采血部位选取股动脉、肱动脉或桡动脉搏动明显处。②皮肤消毒后，左手食指拇指固定穿刺部位动脉，右手持穿刺针垂直进针，有落空感，见针头搏动性回血后，缓慢抽取动脉血 2mL，不能有气泡。抽出后用小橡皮密封针头，隔绝空气。将注射器放在手中双手来回搓动，立即送检。

（4）注意事项。①动脉血多用于血气分析，隔绝空气极其重要。因空气中的氧分压高于动脉血，二氧化碳分压低于动脉血。根据气体规律，高分压向低分压弥散，血标本如与空气接触，则使血液 1mL：1000U，PO_2 及 PCO_2 都改变而无测定价值。②血液不得放置过久，要及时送检。因为离体后的血细胞的新陈代谢，使 pH 及 PO_2 下降 PCO_2 上升，影响数据的准确性。如不能及时送检，应放入冰水中保存，注意切勿用冰块，以避免红细胞破坏而溶血。③填写申请单，要求写出病史、诊断和用药情况、抽血时的体温、是否用氧及其流量和浓度等，为分析检测结果提供依据。

（四）微生物检验标本

1. 患者准备

同普通血液标本采集。菌血症患者多数为间歇性，病原菌呈周期性出现在血液中，因此要求临床多次采集血液标本进行培养，但 24h 内一般不超过 3 次。

2. 标本采集机构准备

同普通血液标本采集。血培养瓶（需氧瓶、厌氧瓶、需氧和 / 或厌氧中和抗生素瓶、儿童瓶）。

当使用抗生素超过 10 天，患者应同时用含去抑制药培养基，如含药用炭或树脂的血培养瓶。采血容量以每瓶 8 ～ 10mL 为宜。对儿童来说，所需的标本量可以相对减少，因为每毫升血液可能含有更多的微生物，但必须使用相应的儿童培养瓶为好。血液样本与培养基比例以 1：10 为宜，但对已接受抗生素治疗长达 10 ～ 15 天以上者，采血量与培养基的比例为 1：20 或大于 1：20。

3. 操作方法

同普通血液标本采集，严格做好患者抽血部位的无菌操作。

新生儿与婴幼儿 1 ～ 2mL；儿童 3 ～ 5mL；成人 10 ～ 20mL。血液样本与培养基比例以 1：10 为宜，但对已接受抗生素治疗长达 10 ～ 15 天以上者，采血量与培养基的比例为 1：20 或大于 1：20。送检血液培养至少做 2 种血培养瓶的培养，即需氧气和厌氧培养，当采血量不能达到 1 份时，应首先满足需氧培养的用血需要。儿童血培养不同于成人血培养。由于厌氧菌感染儿童患者极少发生，因此，建议只需采用需氧瓶。厌氧培养只考虑针对特殊的高危群体，包括母婴垂直传播的绒膜炎、慢性宫颈炎、破伤风等以及接受类固醇药物治疗的儿童。

4. 注意事项

（1）样本采集最好在治疗前，选择最佳的采集时间。多次采血时，应在不同的部位进行。

（2）所用培养瓶必须仔细检查有无变色或浑浊，变色和浑浊表示有污染可能，应立即与临床微生物室联系，更换后再作处理。

（3）血培养必须取自外周静脉而非取自留置的静脉装置。

（4）同时做厌氧菌和需氧菌培养时，应先将标本接种到厌氧瓶。

（5）接种前后的血培养瓶放在室温，均不得冷藏或冷冻。注入标本后的血培养瓶务必立即送至临床微生物室。

（6）采集标本用的针头、注射器及废弃培养瓶必须经高压灭菌后才能丢弃。

（五）基因检验标本

1. 患者准备

同普通血液标本采集。采集局部事先需清洁。

2. 标本采集机构准备

同普通血液标本采集。一次性无菌、密闭容器（真空采血管；EDTA 和枸橼酸盐抗凝真空采血管）；一次性口罩；一次性帽子；一次性手套。

3. 操作方法

同普通血液标本采集，严格执行无菌操作。

4. 注意事项

（1）采样所用的防腐剂、抗凝剂及相关试剂材料不应对核酸扩增及检测过程造成干扰。

（2）不能使用肝素抗凝，因为肝素是 Faq 酶的强抑制剂，而且在其后的核酸提取步骤中很难去除。

（3）临床用于 RNA（如 HCV-RNA）扩增检测的血标本最好用 EDTA 抗凝血并尽快（3h 内）分离血浆，以避免 RNA 的降解。如未做抗凝处理，则抽血后，必须在 1h 内分离血清。

（4）玻璃器皿在使用前应高压处理，因为玻璃器皿常含有不易失活的RNA 酶。最好是热灭菌，250℃烘烤 4h 以上可使 RNA 酶永久性失活。

二、尿液标本收集和处理

（一）防腐剂的种类和应用

化学物质和有形成分不稳定，排出后即开始发生物理和化学变化，临床检验中常用尿液防腐剂见表 1-3。

表1-3 临床检验中常用尿液防腐剂

类型	使用说明	用途
甲醛	每100毫升尿加入 400 克/升 甲酸0.5 毫升	用于管型，细胞形态检查。甲醛具有还原性不适用于尿糖等成分检验
硼酸	每升尿中约加 10 克。在 24h 内可抑制细菌生长，有尿酸盐沉淀	蛋白质，尿酸，5-羟吲哚乙酸，羟脯氨酸。皮质醇，雌激素，类固醇等检查干扰常规筛查的 pH 值。保护蛋白和有形成分
甲苯	每100mL 尿加入中苯 0.5mL	用于尿糖、尿蛋白检查
盐酸	不能用于常规筛查，它破坏有形成分，沉淀溶质，可起杀菌作用。每升尿加入 10mL 盐酸	钙、磷酸盐、一氨基乙酰丙酸，草酸盐，尿 17-经类固醇，尿 17-酮类固醇，儿茶酚胺等检查
氟化钠	不能用于常规筛查，可防止糖酵解	葡萄糖检测
硫酸钠	不能用于常规筛查，保护卟啉和尿胆原。在 24h 尿内加入 4g	尿卟啉和尿胆原检测
麝香草酚	每100mL 尿加入量 < 0.1g	有形成分检查；保护有形成分、干扰蛋白沉淀试验，抑制细菌和真菌

（二）尿液标本种类和收集

尿液标本种类的选择和收集取决于临床医师的送检目的、患者的状况和试验的要求。理想情况下，为了达到筛查、检出分析物和有形成分的目的，应收集浓缩尿液。临床常用尿液标本种类如下。

1. 晨尿

清晨起床后，在未进早餐和做其他运动之前排泄的尿液，又称为首次晨尿。此尿液最适合于尿液常规检查特别是亚硝酸盐、尿蛋白和细胞、管型等有形成分的显微镜检查。

2. 随机尿

随时排泄，无须患者做任何准备的尿液，称为随机尿，是尿常规检查最常用的方法，但受饮水、饮食和收集时间等多种因素影响，病理成分容易漏诊。仅适用于门诊、急诊患者的常规过筛检验。

3. 计时尿

收集一段时间内的尿液标本，如收集治疗前后、进餐前后、白天或卧床休息后的 3h、12h 或 24h 内全部尿液。准确的计时和规范的说明是确保计时尿结果可靠的重要前提。计时尿常用于定量测定、廓清率试验和细胞学研究。

（三）普通尿液标本采集

1. 患者准备

（1）应避免跑步、骑自行车、爬楼等剧烈的运动，要求患者休息 15min 后进行采集。

（2）应用肥皂洗手、清洁尿道口及其周围皮肤。

（3）应避免月经、阴道分泌物、前列腺液或精液、粪便、清洁剂等各种物质污染。

（4）使用合格容器，原则上使用标本采集机构提供的容器，自备容器须经洗涤待干再收集尿液标本。

（5）合理使用防腐剂，注意防腐剂使用的种类、使用的方式，并嘱咐患者注意防腐剂对自己的伤害。

（6）如需要采用特殊方式采集尿液标本时，遵医嘱做好操作前准备工作。

2. 标本采集机构准备

容器（一次性清洁有盖合格容器，可附着标签或识别码）；防腐剂及使用说明；申请单及书面收集说明。

3. 操作方法

（1）自然排尿法。中段尿最常用，最初的 5mL 尿弃去不要，收集之后的尿液 10 ～ 20mL。

①晨尿：收集早晨起床后未进早餐和做其他运动之前的第一次尿液标本。此尿液最适合于尿液常规检查特别是亚硝酸盐、尿蛋白和细胞、管型等有形成分的显微镜检查。②随机尿标本：随机留取任何一个时间的尿液标本，不受条件的限制，此类标本容易取得。③空腹尿标本：即进餐前的尿液标本。此标本对于糖尿病患者的尿糖测定更为敏感。④餐后 2h 尿标本：通常在餐后 2h 收集的尿液，对于病理性蛋白尿、尿糖检查更为敏感。午餐后尿对尿胆原检查特别有益。⑤ 3h 尿标本：即收集上午 3h 的尿液标本。具体做法是：留尿前一天多进食高蛋白饮食少饮水使得尿液浓缩呈偏酸性，不含晶形或非晶形盐类，留尿日早晨 5 时排空膀胱的尿液，然后卧床 3h，至 8 时收集所有尿液。⑥ 12h 尿标本：即患者正常进食，晚 8 时排空膀胱的尿液，再收集以后 12h 内所有尿液标本，常用于细胞、管型等有形成分的尿 Addis 计数等，也可用于生化检验如微量白蛋白排泄率的测定。⑦ 24h 计时尿标本：在开始收集标本的第 1 天（如早晨 8 时）患者排空膀胱中的尿液，弃去该部分尿液。将此后连续 24h 的尿液收集于盛尿容器内。在结束收集标本的第 2 天（如早晨 8 时）患者排空膀胱中的尿液，收集于盛尿容器内。

（2）膀胱导管或穿刺法。仅用于自然排尿困难的患者或为了避免女性患者的尿液被阴道分泌物污染，可采用膀胱导管。为了获得单次尿标本，在耻骨弓上穿刺膀胱取尿，有时被用来代替导管尿，用于婴幼儿尿标本的采集。皮肤严格消毒后用 19 号或 20 号针头的注射器在耻骨联合上 1/3 处穿刺，此方法整个过程由临床医护人员完成。

4. 注意事项

（1）留取尿应新鲜，以清晨第一次尿为宜，及时送验。此时的尿液较浓缩，条件恒定，便于对比。

（2）收集计时尿液标本时应告知患者时间段的起点和终点。

（3）容器上应贴上标记，不可贴在盖子上。标记内容必须包括：患者的全名，可识别患者的标本特异性编码和标本收集的时间。

（4）尿胆红素和尿胆原等化学物质可因光分解或氧化而减弱，送检时注意避光。

（四）微生物检验标本

1. 患者准备

（1）遵从医嘱。

（2）在使用抗生素前留取标本。如已经应用抗生素至少需停药三天以上，才能做细菌培养，否则会造成假阴性。

2. 标本采集机构准备

消毒液（2% 红汞或 1∶1000 新洁尔灭）；无菌尿杯（管）；申请单及书面收集说明。

3. 操作方法

（1）自然排尿法。女性留取标本前用肥皂清洗手，清洗时要分开阴唇，用清水冲洗尿道口周围留取中段尿至无菌容器，男性患者应反转包皮冲洗，用 2% 红汞或 1∶1000 新洁尔灭消毒尿道口；婴幼儿消毒外阴后用胶布粘于外阴待留尿后立即送检。晨尿中段尿最常用，让尿流不间断，采集中段尿，置于无菌管，不少于 1mL。

（2）膀胱穿刺法。为避免尿道正常菌群的污染，收集尿液最好的方法是膀胱穿刺。尤其做厌氧菌培养时必须采用膀胱穿刺法。

（3）肾盂尿采集法。一般请泌尿科医师协助进行，充分冲洗膀胱，以最后一次冲洗尿作为对照，尔后用导尿管插入输尿管，收集 3 次尿。左、右侧标本必须标明，避免混淆而误诊。

（4）直接插导管采集尿标本。一般插入导管后先流弃 15mL 尿液再留取培养标本。尽量不采用导管采集标本，因其极容易将尿道细菌带入膀胱，增加医源性感染的危险。

（5）留置导管集尿。用 70% 乙醇消毒导管口，用针筒抽取 5～10mL 尿，置于无菌管。置留导管会使膀胱带有细菌，尽可能不采用。

4. 注意事项

（1）最大的问题是污染杂菌。故应严格无菌操作。

（2）通常应取晨起第 1 次尿液送检。

（3）尿液标本采集后应尽快送检（一般不超过 1h），若标本不能立即送检，可将标本置于冰箱（4～8℃）贮存，但以 6h 为限，否则因放置时间过长，杂菌容易在尿液标本中生长繁殖，影响细菌检查的正确性。

（4）多数药物均通过尿液排泄，因此宜在用药之前进行或停药 5 天后留取标本。

（5）沙门氏菌（Salmonella）感染，一般在病后 2 周左右采集尿液培养。钩端螺旋体（Leptospira）感染，一般在感染后 2 周左右采集尿液培养。结核分枝杆菌感染患者应停药 1～2 天（避免抗结核药物影响）后采集尿液培养。

（五）基因检验标本

1. 患者准备

同微生物检验标本采集。

2. 标本采集机构准备

同微生物检验标本采集。一次性口罩；一次性帽子；一次性手套。

3. 操作方法

同微生物检验标本，严格执行无菌操作。

4. 注意事项

（1）采样所用相关试剂材料不应对核酸扩增及检测过程造成干扰。

（2）玻璃器皿在使用前应高压处理，因为玻璃器皿常含有不易失活的 RNA 酶。最好是热灭菌，250℃烘烤 4h 以上可使 RNA 酶永久性失活。

三、粪便标本收集

（一）普通标本的采集

1. 患者准备

遵医嘱，读取标本采集方法和注意事项。

2. 标本采集机构准备

合格的标本容器（干燥、清洁、无吸水性的有盖容器）。申请单及书面收集说明。

3. 操作方法

检测目的不同操作方法存在差异。

（1）隐血试验。应嘱患者于收集标本前3天起禁食动物源性食物，绿叶蔬菜及水果、某些药物如含铜、铁、铋、碘化钾等制剂。自然排便，连续检查3天，并选取新鲜粪便的黏液脓血等异常成分部位，挑取指头肚大小（约5g），稀便2mL。迅速进行检查，以免因长时间放置使隐血反应的敏感度降低。

（2）寄生虫检验。检查寄生虫体及虫卵计数，可用清洁、无尿污染的便盆收集24h粪便送验混匀取5g以上置于标本容器送检。血吸虫毛蚴孵化则留新鲜粪便不少于30g。检查蛲虫卵需要用软黏透明纸拭子，在清晨排便前由肛门四周拭取标本，也可用棉拭子拭取，但均须立即镜检。

4.注意事项

（1）粪便标本力求新鲜，一般检验不应采取尿壶或便盆中的粪便标本。若标本中混入尿液，可使柔弱的原虫致死。粪便标本中也不可混入植物、泥土、污水等，因腐生性原虫、真菌孢子、植物种子、花粉易混淆实验结果。

（2）原则上使用标本采集机构提供的标本容器，绝不能留在吸水性材质上（手纸、尿不湿）。

（二）微生物检验标本

1.患者准备

遵医嘱，读取标本采集方法和注意事项。

2.标本采集机构准备

无菌标本容器；柯波二氏转运培养基。申请单及书面收集说明。

3.操作方法

自然排便指头肚大小（约5g），稀便2mL，收集于无菌标本容器，迅速盖紧容器盖子，切勿混进消毒剂和化学药品。尽快送检。

4.注意事项

粪便标本力求新鲜，尽量杜绝污染。

四、痰液的采集

（一）普通标本的采集

1.患者准备

（1）应先刷牙，避免将食物残渣混入痰内。

（2）有吸烟习惯的患者，咳嗽前可吸1～2支烟，促进咳嗽。

（3）痰少且咳不出的患者，可先漱口，在室内外做深呼吸或适当的运动，诱发咳嗽。

（4）积极接受心理疏导，配合医生操作。

2. 标本采集机构准备

容器（一次性清洁有盖合格容器，可附着标签或识别码）；申请单及书面收集说明。

3. 操作方法

（1）自然咯痰法。采集时先将口内唾液吐出，并用力将咽喉分泌物咳出弃掉，尔后从肺部深处用力咳嗽，痰液从肺部咳出者，咳嗽声音深沉，所得痰液较黏稠，可牵拉成丝，若所咳为唾液，则稀薄如水且无黏性。以清晨深咯后第 1 ～ 2 口痰为宜。咯出的痰盛于干燥、清洁的容器内送检。对难于自然咯痰者可以用无菌吸痰管抽取气管深部分泌物。

（2）雾化吸入后咯痰法。对于咳痰困难者可用雾化吸入加温至 45℃ 的生理盐水溶液，使痰液容易咳出。

（3）诱导咯痰法。幼儿痰液收集较困难，可用消毒棉拭刺激喉部引起咳嗽反射，用棉拭刮取标本；也可轻压胸骨柄上方，诱导咯痰。

（4）体位引流取痰法。支气管扩张症或者与支气管有相通的巨大空洞的患者，采取侧卧，头低脚高位引流痰液。

（5）纤维支气管镜取痰法。与纤维支气管镜检查同时，可直接从病灶处采集标本，质量最佳。

4. 注意事项

标本力求新鲜，尽量杜绝污染。

有人认为，清晨第一口痰因在呼吸道内停留时间过长，不适宜做痰液细胞学检查，应收集上午 9 ～ 10 时的新鲜痰液，及时送检。

（二）微生物检验标本

1. 患者准备

（1）除去口腔内大部分杂菌。应先刷牙（不可用牙膏刷牙），用清水或用生理盐水漱口数次。有人应用 0.1% 的氯己啶或 0.1% 的新洁尔灭或 H_2O_2 漱口后留痰，结果能明显减低污染率。

（2）痰少且咳不出的患者，可先漱口，在室内外做深呼吸或适当的运动，诱发咳嗽。

（3）积极接受心理疏导，配合医生操作。

2. 标本采集机构准备

无菌标本容器；申请单及书面收集说明。

3. 操作方法

同普通标本的采集法，尽量减少污染。

4. 注意事项

标本力求新鲜，咳痰后置无菌容器内，标记及时送检，尽量杜绝污染。

（1）标本的采集尽可能在抗生素应用之前。时间以清晨为好，因为此时痰量多，含菌量大。

（2）做漂浮或浓集结核杆菌检查时，需留 12 ～ 24h 痰液。

（3）厌氧培养取材应选用气管穿刺法。

五、浆膜腔积液标本收集

1. 患者准备

尽量放松心情，积极与医生合作。

2. 标本采集机构准备

无菌小瓶（或试管），无菌穿刺包及相关材料。

3. 操作方法

（1）浆膜腔积液标本一般由临床医生行浆膜腔穿刺术获得，如胸腔穿刺术、腹腔穿刺术、心包腔穿刺术等，穿刺术必须严格无菌操作。

（2）采取积液量由检验目的而定。

（3）标本最好留取中段积液分别收集于 3 个无菌小瓶（或试管）中，第 1 瓶做细菌学检查，第 2 瓶做化学或免疫学检查，第 3 瓶做细胞计数，三管的顺序不宜颠倒。如需观察浆膜腔积液有无凝结现象发生，应将标本流入第 4 管内不加摇动，静置冰箱观察有无凝块。

（4）若已考虑到积液内蛋白质含量较高，为了避免凝固，应加入少量肝素抗凝。

（5）采集的积液应尽量避免凝固和混入血。

4. 注意事项

（1）因标本采集较难，全部检测过程应注意安全。

（2）观察标本颜色时，光线要合适，标本后衬以白纸色泽会更明显。

（3）未加肝素抗凝的、高度怀疑是渗出液的标本易于凝固，应及时进行比重测定。

（4）渗出液易于凝固，但如果标本久置未检，标本中的纤维蛋白已为细菌或细胞产生的酶所分解破坏，则标本不再凝固。

（5）漏出液一般在离体后短时间内不凝固，但如标本中含有多量血液时，因血液中含有纤维蛋白原，亦可使标本迅速凝固。

六、生殖系统体液标本收集

1. 精液

一种乳白色液体，是由睾丸、附睾、前列腺及精囊的分泌物所组成，并混有一部分尿道腺体的分泌物。精液由精子和精浆组成，精子是男性的生殖细胞，精浆是运送精子的载体，也是营养精子、激发精子活力的重要物质。

（1）患者准备。①采集精液前必须禁欲，包括无遗精或手淫，一般情况下，25岁以下禁欲3天，25～35岁以下禁欲5天，35～45岁以下禁欲7天。②采集精液前应排净尿液。③如要进行精液的细菌培养，应先消毒尿道口，将精液收集在无菌容器内。

（2）标本采集机构准备。合格的标本容器（灭菌干燥、无吸水性的有盖容器）；申请单及书面收集说明；申请单应该记录患者的详细信息，如姓名、采集时间、禁欲天数、既往病史等。

（3）操作方法。精液采集方法主要有手淫法和体外排精法。①手淫法：最为理想，采精者在一个安静的房间由本人手淫将精液射入灭菌干燥容器内。②体外排精法由于易漏掉精子密度最高的前段精液，故不主张采用，仅适用于手淫或电按摩采集法不能采精的患者。

（4）注意事项。①因精子生成数目变化范围较大，且精液分析受多种因素（环境、温度等）的影响，不能仅凭1次的精液检查结果作出判断，一般应间隔1～2周复查1次，复查2—3次方可做出诊断。②采集后应保持精液温度在25—35℃，不能将精液暴露于过冷或过热的环境中，若低于25℃或高于40℃，将影响精子活率（力）。在冬天最好将标本放在内衣口袋内贴身运送，应防止瓶子倒置。送检时间不应超过两个小时。③不能用避孕套收集精液，因避孕套内含有的滑石粉可影响精子活力甚至杀死精子。

2. 前列腺液

前列腺是一种外分泌腺，其所分泌的稍黏稠的乳白色液体是精液的主要成分，含磷脂、蛋白、葡萄糖、酸性磷酸酶、纤溶酶、少量白细胞和上皮。前列腺液成分较复杂，含有多种无机离子和有机化合物，此外，前列腺液中还含有淀粉样小体，少量上皮细胞和白细胞等有形成分。

（1）患者准备。①检查前3天应禁止性活动。②检查前患者应先排尿。③如做细菌培养，应先清洗尿道口，用无菌试管收集前列腺液。

（2）标本采集机构准备。合格的标本容器（灭菌干燥、无吸水性的玻片或玻璃管）；申请单及书面收集说明。

（3）操作方法。前列腺液是通过检查者按摩前列腺获得的，检查者右手食指涂润滑剂后置于肛门外慢慢插入；直至食指尽量插入直肠内。摸准前列腺，用力适中、均匀，先从上向下按摩前列腺左右叶各 2～3 次，然后由中线向肛门口按压 2～3 次，挤压会阴部尿道，白色前列腺液便从尿道口流出，取样时应弃去第一滴腺液，再用玻片或玻璃管进行收集。

（4）注意事项。①在已经确诊或高度怀疑前列腺存在急性炎症、结核或肿瘤时，不能做前列腺按摩，以免引起病变的全身播散，因而不能做前列腺液检查。②前列腺液检查前 72h 避免性活动，因排精或性兴奋前列腺液 A 细胞增多可超过 20/HP。禁欲 7 天以上白细胞也可增多，故以排精后 3～5 天检查为宜。③正常成年男性经前列腺按摩一次可采集数滴至 1mL 前列腺液。前列腺炎时多减少，甚至采不出。按摩时用力过重可导致正常前列腺液呈弱酸性，pH6.3～6.5。超过 50 岁时稍增高。混入精囊液较多时，pH 也增高。老年人的前列腺液中可见前列腺颗粒细胞、淀粉样小体增多，无临床意义。④一次按摩失败或检查结果阴性，而明确有临床指征者，可隔 3～5 天后重新复查。⑤若按摩不出前列腺液，可检查按摩后的尿液沉渣。⑥按摩时挤压精囊，故前列腺液中有时可出现精子。

3. 阴道分泌物

正常情况下，阴道黏膜均保持湿润，阴道内有少量乳白色、微带腥味的分泌物，为阴道分泌物，俗称白带。白带是从女性生殖器各部分分泌出的黏液和渗出物混合而成，起着润滑生殖器内孔的作用，这种黏液由子宫口流至阴道，与阴道黏膜脱落的上皮细胞、细菌、白细胞等混合而成白带。正常成人每日可有少量阴道分泌物，一般情况下阴道分泌物为白色，当机体有由各种原因引起的阴道炎、宫颈糜烂及生殖系统恶性肿瘤等时，阴道分泌物会发生异常，对阴道分泌物的检验有利于这些疾病的诊治。

（1）患者准备。阴道标本采集前 24h 应禁止房事、盆浴、阴道检查、阴道灌洗及局部用药等。

（2）标本采集机构准备。无菌棉拭子；生理盐水；申请单及书面收集说明；取材所用器械需要清洁，不粘有任何化学药品或润滑剂。

（3）操作方法。阴道分泌物：用窥器扩张阴道，一般用盐水浸湿无菌棉拭子或吸管自阴道后穹窿、子宫颈或阴道壁上多部位取材。

宫颈分泌物：用窥器扩张阴道，先用无菌棉球擦取宫颈口分泌物，丢掉拭子。用新的无菌棉拭子插入宫颈管 2cm 采取分泌物，转动并停留 10～20s，让拭子充分吸附分泌物，或用去针头的注射器吸取分泌物，将所采集分泌物置入无菌试管内送检。阴道内有大量正常菌群存在，采取宫颈标本应避免触及阴道壁。

（4）注意事项。①标本力求新鲜，正常阴道分泌物的量和性状，随着月经周期中雌激素水平的多少而改变，在排卵期较多，月经开始之前与月经终止2～3天，分泌物可能有些颜色，这是普遍现象。②阴道分泌物的量随个人体质以及年龄的不同而不同，更年期以后阴道分泌物会减少甚至趋向干燥。③妊娠期、服用避孕药或体质虚弱时，阴道分泌物常增多，但性状近似正常。④服用一些影响体内激素变化的药物时，可能会引起阴道分泌物的改变。⑤经期的女性患者不宜进行阴道分泌物等检查。生殖器是开放性器官，标本采集过程中，应严格遵循无菌操作以减少杂菌污染。⑥沙眼衣原体在宿主细胞内繁殖，取材时拭子应在病变部位停留十几秒钟，并采集尽可能多的上皮细胞。⑦将分泌物置于保温密闭的 0.9% 的生理盐水的小试管内。⑧阴道清洁度检查，标本采集时必须防止污染，应用新鲜标本涂片，如果怀疑有滴虫感染时要特别注意保温。

第五节 标本的预处理

一、标本运送

为保障检验结果的准确可靠。标本离体后的保存有特殊要求，如温度、湿度、光照、时间等。因此标本运送应该遵循一定的原则。

（一）标本送检一般原则

1. 人员

医疗机构工作人员应作为标本运送人员承担标本送检任务，不能让家属代为运送；护士护工需经过相应的基础知识培训，具备良好的职业操守，遵循相应的规章制度。

2. 容器

选用统一供给采集标本的用具、抗凝剂、防腐剂等，并保证在保质期内使用。使用中遵照生物安全条例执行；密闭，防止因泄漏成为院内感染源；避免剧烈震荡，以免有形成分破碎，影响检测，或形成气溶胶污染环境；外包装应有有毒有害物标志，容器应能使标本垂直放置，密封、避光。

3. 温度

许多检测物质在不同的温度条件下其稳定性会发生相应的改变，因此为了最大程度上保证检测结果的质量，运送温度的调控非常重要，通常温度条件有 4℃、室温 18～25℃、37℃、20℃冰冻、-70～-80℃冰冻。

4. 时间

通常标本采集后应即刻送检，若不能在室温规定的标本稳定性保障下送达的，应参考标本暂存的条件给予预处理并送检。

5.要视所有标本为传染品，因此标本的采集、运送、保存以及检测过程中必须采取预防措施以确保工作人员安全，急症或危重患者标本要特别注明。

6.记录

标本申请单、接收回执，文字性记录保存并备案至少一年以上。

（二）血液标本送检原则

由于采集的血液标本受各种因素的影响：微生物降解、渗透作用、光学作用、气体扩散等，因此标本温度变化过大或久置均会造成检测结果偏离。血液样本运送的注意事项如下：

（1）采血完成后标明采血时间，标本采集后应尽快送往实验室，时间耽搁越少，检验结果可靠性就越高。

（2）同一患者同时有数管血标本送检，最好标明采血先后顺序，以便结果不一致可以进行溯源。

（3）已收集的血液标本放置适当，要防止标本管振荡所造成的溶血。产生的泡沫可使蛋白质变性、血小板激活。

（4）血液标本采集后血管必须加塞、管口向上垂直放置以减少试管中内容物振荡，防止标本污染和外溅。

（5）试管置于专用试管架和有合适温度的容器转运。

（6）应避免对光线敏感的分析物暴露在人造光或太阳光（紫外线）照射下，如卟啉原、胆红素。

（7）一切血液标本均应视为生物危险品，对"高危"标本，如乙肝患者的标本、艾滋病患者的标本等，要注明标识，急症或危重患者标本要特别注明。

（三）血栓与止血因子相关检测项目标本送检原则

（1）血栓与止血因子的检测广泛应用于临床出血与血栓性疾病的诊断与治疗监测和预后。

主要涉及血管壁功能、血小板的数量及功能，凝血因子的数量及质量的检测，由于止凝血因子极易受损伤失活，止凝血项目检测标本最好在室温下立即运送到相关实验室进行检测，因为低温会损伤血小板、活化因子Ⅶ和因子Ⅺ，使 APTT 和 PT 结果缩短了。

（2）有些止凝血检验，如 β-血小板球蛋白、血小板第 4 因子和部分凝血因子检测标本，要求在 4℃以下运送防止 Ⅴ 因子和 Ⅱ 因子降解。

有些检测如测定 tPA 活性和抗原、PAI-1 抗原时要求稳定血中的血小板，标本采集后避免体外活化纤溶酶原。

（四）临床生物化学相关检测项目标本送检原则

（1）同标本送检一般原则和血液标本送检原则。

（2）标本由临床运送至实验室要尽可能快，必要时可分离出血清（浆）后运送；标本运送要注意防止标本外溢、蒸发和污染（标本管要盖盖子）；标本采集后应尽快送实验室分析。

（3）有特殊要求的标本要按特殊要求运送（如血气分析标本应严格密封，与外界空气隔绝）；测定 VA、VB6、β-胡萝卜素、胆红素等标本，应注意避免暴露于光线下，用黑纸或铝箔保护标本。

（4）标本管道传递系统可加快标本的传递速度减少标本的错误传递，送检过程中注意不要剧烈震荡，或长时间暴露于空气中及过大的温度变化等。这些均可以引起血液质和量的变化（保证红细胞膜完整性）。红细胞膜完整性被破坏会严重影响实验结果的项目主要有：LDH、K、Hb、ACP；有值得注意的影响的项目主要有：Fe、ALT、T4；有轻微影响或不太受影响的项目主要有：TP、ALB、ALP、AST、TBIL、APTT、TT、Cr、Urea、UA、P、Mg、Ca。

（五）临床免疫相关检测项目标本送检原则

（1）免疫学检验分为两部分：一部分是利用免疫学检验原理检测免疫活性细胞、抗原、抗体、补体、细胞因子、细胞黏附分子等免疫相关物质，另一部分是利用免疫检测原理，检测体液中微量物质如激素、血浆微量蛋白、血药浓度、微量元素等，免疫检验已经遍及检验医学的各个领域。

（2）免疫学检验相关检测项目标本采集后应尽快送实验室分析，肿瘤标志物检测标本 1～2h 送检；HIV 病毒检测需外送的标本应分离血清后，56℃ 30min 灭活后，4～10℃条件送检。

（3）同标本送检一般原则和血液标本送检原则。

（六）临床病原学相关检测项目标本送检原则

（1）常规行细菌学检验的标本，应 1h 内送达实验室，延迟运送将影响病原菌的检出。

（2）包括厌氧菌培养的临床细菌检验标本，运送时间与原始标本的量有关，标本量少应加快运送，可在 15～30min 内送达。不能及时运送组织标本，必须保存在厌氧环境条件下，25℃，可以保存 20～24h。

（3）脑脊液细菌培养：标本不冷冻，室温下放置≤ 15min。病毒检测放置冰块，4℃下放置≤ 15min。

（4）尿液细菌、真菌培养：不加防腐剂，室温下放置≤ 2h；结核菌培养加防腐剂，室温下放置≤ 24h。

（5）便常规培养：不加防腐剂，室温下放置≤1h；直肠拭子：室温下放置≤2h；拭子转运系统：室温或4℃下放置≤24h。

（6）眼结膜、鼻咽标本：直接接种培养平板，室温下放置在≤15min；拭子：室温下放置≤2h；眼角膜标本：室温下放置≤15min；眼液体或抽吸物标本：室温下放置≤15min。

（7）如疑似对温度敏感的淋病奈瑟菌、脑膜炎奈瑟菌、流感嗜血杆菌感染的标本，应立即处理。脑脊液、生殖道、眼睛、内耳标本绝不可以冷藏。

（8）标本的运送，不论距离远近，应严格执行有关病原微生物标本运送规定，应该将标本标记清楚、包装完整，在运输中装保护装置、指定运送信使、提供运输工具。任何临床标本，包括拭子、皮屑、体液或组织块，已知或可能含有被分离的致病菌，都是潜在性生物材料。

（9）进行病原学检测的标本在送往微生物室的过程中，如天气寒冷应采取一定的保暖措施，应在化验单上标明准确采样时间。如在送检途中标本不慎泄露，应封锁现场，做妥善消毒处理后再离开。

（七）分子生物学检验相关检测项目标本送检原则

标本采集后必须加塞、管口向上垂直放置以减少试管中内容物振荡，防止标本污染和外溅。置于专用试管架和有合适温度的容器转运。运输容器，应使用一次性无菌、密闭容器，避免对光线敏感的分析物暴露在人造光或太阳光（紫外线）照射下。

（八）体液分泌物排泄物送检原则

1.尿液标本的运送

门诊患者的尿液标本由患者或患者家属运送，住院患者由临床医护人员运送。常规尿液标本留尿后应立即送检，不能立即送检的标本应放4～8℃冰箱环境中或室温条件下保存。尿液标本的运送必须保证运送过程中的安全，防止溢出。溢出后应立即对环境进行消毒处理。运送有传染性的尿液标本时，以确保不污染环境和保护人员的安全为原则。

2.阴道分泌物标本运送

标本采集后应及时送检。送检过程中应防止污染，怀疑有滴虫感染时应保温运送。

3.前列腺液

取样后应立即快速送检以免标本干涸。

4.精液标本运送

精液采集后应立即送检。在运送过程中，应保持精液温度在25～35℃，不能将精液暴露于过冷或过热的环境中，若低于25℃，或高于40℃，将影响精子活率（力）。在冬天最好将标本放在内衣袋内贴身运送，应防止瓶子倒置。运送时间不应超过 2h。

5. 浆膜腔积液标本运送

标本采集复杂并且会给患者带来痛苦，标本运送一定要格外小心，注意安全。

标本采集后应立即送检。

二、标本交接

标本是实验检测的物质源，某些标本具有唯一性、不可再生性，一旦丢失后果不堪设想，必须注意的是，送检标本中可能含有病原微生物，这类检验标本多为生物危险性物质，一旦流失轻者污染环境重者会造成疾病的灾难性传播流行。因此标本的安全性极为重要，就需要对标本交接环节进行标准化并加强防范。所以交接环节应注意以下几个方面：

（1）标本容器应密闭，无泄漏及隐患，标本数量应与送检记录项目一致。

（2）标本容器上的信息标识要清晰完整。标本采集时间、采集人员、标本所属人姓名和唯一性编号应与申请单应完全一致。不得有涂改。

（3）标本的运送过程中运送人员和标本接收人员必须采取预防措施以确保不污染环境和保护自身安全。

（4）建立严格的标本验收制度和不合格标本的拒收制度。实验室要有专人接收标本，并按要求验收，其程序和内容如下：①查对检验申请单所填项目和标本是否相符。②检查标本的量和外观质量，其中外观质量包括有无溶血、血清有无乳糜状、抗凝血中有无凝块、容器有无破裂等。③核实标本采集及送检之间时间的间隔，必要时了解标本采集后保存方法。

（5）运送人员和标本接收人员熟悉检验前质量控制相关知识，具备良好的职业操守，严格遵循相应的规章制度。

（6）标本接收人员核对无误后接受标本，记录送检标本数量及检测项目对标本的完整性给予简单评价（如合格、严重溶血拒收），签名备查。送检人员领取回执。

（7）文字性记录保存并备案至少一年以上。

三、拒收原则

对符合要求的标本，接收后立即送往相关实验室进行检测，不符合要求的标本有权拒收并说明原因。

（一）一般拒收原则

（1）检验申请单填写内容与血液标本容器标识不一致或容器标识脱落不清或丢失。

（2）标本量不足，未使用合适的抗凝剂或样本类型不当未抗凝等。

（3）离子检测项目（钾、钠、氯、钙、镁、磷）、乳酸脱氢酶（LDH）、肌酸激酶（CK）、血糖、C—肽、胰岛素等送检时间过长，超过 4h 者。

（4）未冰浴运送的下列项目：骨钙素（BPG）、促肾上腺皮质激素（ACTH）、甲状旁腺素 EDTA 抗凝样本（PTH）、肾素活性（PRA）、血管紧张素Ⅱ（AOE-Ⅱ）。

（5）送检样本容器破损、有渗漏或选择不当。如检测肾素活性（PRA）样本未使用专用采样管。

（6）样本采集后保存不当，未按要求防腐等超过规定的保存期限的标本；反复冻融的标本。如淋球菌培养、脑脊液培养未室温保存；酸性磷酸酶、肾素活性、血管紧张素Ⅱ、甲状旁腺素（血清）未冰冻保存。

（7）抗凝血标本发生凝集有血凝块。严重溶血、黄疸、脂血标本。

（8）发生下列情况，原则上拒收样本。①中度以上溶血。②抗凝血中有凝块。③标本量不足。但由于情况特殊或取材困难等，检验中心会应医生的要求进行检测，并在报告单上注明。

（二）血栓与止血因子相关检测项目标本拒收原则

（1）检验申请单填写内容与血液标本容器标识不一致或容器标识脱落不清或丢失。

（2）标本量不足，未使用合适的抗凝剂或样本类型不当未抗凝等。

（3）检测项目要求的运送温度设置不当的；未在规定时间内及时送达实验室。

（4）抗凝血标本发生凝集有血凝块。严重溶血、黄疸、脂血标本反复冻融的标本。

（三）临床生物化学相关检测项目标本拒收原则

（1）标本属性不清（标记错误或无标记，标本标记与申请单标记不符等）；采血量不足（或血量与抗凝剂等比例错误）。

（2）标本收集管使用错误。如：PT、APTT、FIB、TT、DD 应使用枸橼酸钠抗凝管，CK、电解质、血气、氨基糖甙应使用肝素锂抗凝管，否则是错误的；K^+、Na^+、Ca^{2+} 可用非抗凝血，使用草酸钾、草酸钠抗凝是错误的；血 NH_3 和含氮物质测定用草酸铵抗凝是错误的；血细胞分析仪测定必须用 EDTA-Na、EDTA-K 抗凝。

（3）非疾病原因所致的标本溶血；严重脂血。

（4）标本运输不当（该冷藏而未冷藏的标本）。

（四）临床免疫相关检测项目标本拒收原则

（1）检验申请单填写内容与血液标本容器标识不一致或容器标识脱落不清或丢失。

（2）标本量不足，未使用合适的抗凝剂或样本类型不当未抗凝等。

（3）检测项目要求的运送温度设置不当的；未在规定时间内及时送达实验室。

（4）抗凝血标本发生凝集有血凝块。严重溶血、黄疸、脂血标本反复冻融的标本。

（五）临床病原学相关检测项目标本拒收原则

（1）申请检验单与标本上患者姓名不符，未注明标本来源及培养项目。

（2）下列标本请求厌氧菌培养时，如痰，中段尿，疮分泌物，导尿液，咽喉、阴道、鼻、前列腺分泌物，皮肤，粪便，环境标本，回肠手术标本，胃灌洗液，结肠手术标本，支气管灌洗液，脓液。

（3）拭子标本请求厌氧菌培养（除非拭子置于厌氧转运系统）。痰液采取不当（如唾液）。

（4）标本误置固定液（如甲醛）。

（5）肛门或直肠标本，请求做革兰染色以检查淋病奈瑟菌。

（6）24h 尿或痰供结核杆菌或真菌培养。

（7）中段尿置室温超过 2h。

（8）一支拭子做细菌、结核杆菌及真菌培养。

（9）同一天内同一个检测条件的重复标本（尿、粪便、痰、咽喉拭子），血、脑脊液、无菌体液和导管标本除外。

（六）分子生物学检验相关检测项目标本拒收原则

（1）标本属性不清（标记错误或无标记，标本标记与申请单标记不符等）；采血量不足（或血量与抗凝剂等比例错误）。

（2）标本容器使用不当，添加物使用错误。

（3）运送温度不正确。超过规定的保存期限的标本。

（4）抗凝血标本发生凝集有血凝块。严重溶血、黄疸、脂血标本反复冻融的标本。

（七）体液、分泌物、排泄物拒收原则

（1）尿液标本拒收的标准：①检验申请单应清楚填写内容不齐全，尿液标本容器标识与检验申请单的内容不一致。②尿液标本种类、常规尿液检查的标本最少量为 10mL；尿液标本量少于 5mL 拒收。不符合所申请实验项目的要求。③尿液标本放在 4 ～ 8℃冰箱环境中或室温条件下保存，但要超过4h。④送检的申请单和容器应清洁卫生，不能溅有标本，否则拒收。

（2）阴道分泌物标本拒收：①标本采集后未能及时送检的，放置时间过长，细胞会溶解破坏，影响检验结果。②要求查找滴虫的标本在送检过程中未采取保温措施的。

（3）前列腺液标本拒收：已干涸的送检标本不能进行显微镜检查，应拒收。

（4）精液标本拒收：①标本采集过程中遗漏精液的，或运送过程中有洒落情况的，这样的标本不能反映整体状态，应拒收。②用避孕套采集的标本精子活动率和活动力受影响，应拒收。③拒收运送时间过长超过 2 小时的标本。

（5）浆膜腔积液标本拒收：①已经凝固的标本。②标本采集后较长时间才送检的，酶活力及糖值将有所改变，应拒收。

四、标本预处理及暂存

标本采集后应该及时检测，放置时间对结果的影响因检测项目不同而异，也与保存条件有关。常见检验项目血样送检时间要求：

（1）采样后必须立即送检的常规项目。血氨、血沉、血气分析、酸性磷酸酶、乳酸以及各种细菌培养，特别是厌氧菌培养。此外，还有凝血因子的测定，用红斑狼疮细胞、白带常规、脑脊液常规等。

（2）采样后 0.5h 内送检的常规项目。血糖、电解质、血液细胞学、体液细胞学、精液分析、涂片找细菌、真菌等。

（3）采样后 1 ～ 2h 内送检的常规项目。各种蛋白质类、色素类、激素类、脂类、酶类、抗原、抗体测定、尿液及粪便常规检查等。

（4）采样后 2h 以上才能送达检验部门者应对标本采取必要的保存手段。对血糖或乳酸可直接分离血清后冷冻保存，或用 NaF 作稳定剂 2 ～ 8℃密封保存；K+ 必须分离血清后密封 2 ～ 8℃存放；ACP 须加稳定剂后分离血清冷冻保存；对其他一般项目，可加盖密封后直接 2 ～ 8℃存放，但血沉和细胞学检查不能采用此方法。

（5）标本保存 1 个月，一般应对检测物分离后，-20℃存放。

（6）标本需长期保存者（3 个月以上），对检测物分离后（包括菌种）-70℃保存还应该避免反复冻融，标本融化时应在 37℃水浴状态轻轻摇动促其尽快融化。

（一）血液标本暂存原则

许多检验是测定血清或血浆的成分，都要求及时分离，以免细胞内物质渗入血清（浆）而改变待检测物质的浓度。国际血液学标准化委员会建议，在室温（18～25℃）下，分离血浆和血清并在 4h 内完检测，血细胞与血清或血浆接触＞2h，血浆或血清将浓缩、分析物被破坏。

实验室应该在收到标本后，及时进行处理，并采取合适的方式进行保存；在血液标本采集及分离过程中应尽可能避免溶血。血涂片应在 2h 内完成检验，骨髓细胞学涂片应及时固定染色待检。

（二）血栓与止血因子相关检测项目标本预处理和暂存

血液要求采集于塑料或硅化试管中，并采用塑料移液管分离血浆。血浆最好贮存于塑料或硅化、带塞子的试管中。因为玻璃可以激活凝血过程，影响实验结果。未加塞子的试管放置室温会使血液中的 CO_2 丢失，pH 值升高，使凝血酶原时间或活化部分凝血酶原时间的结果延长。全血贮存在 4～10℃ 不超过 2h，最好在 1h 内分离血浆。富血小板血浆（PRP）要求在室温以 200～400g 离心 10min，我国采用 800rpm，离心 5min。在室温富血小板血浆可存放 3h，大多数凝血实验采用乏血小板血浆，应以 1000g 以上离心 20min。我国采用 2000～2500rpm，离心 30min，除去血中的血小板第三因子（PF3）和第四因子（PF4）和某些凝血因子。在室温乏血小板血浆可存放 2h。不同存放时间和温度会对凝血因子活性的检测有不同程度影响，尤其是对因子Ⅷ、因子Ⅸ、因子Ⅺ活性会有较明显的影响，总的看来冷冻血浆中的凝血因子在越低的温度下越稳定。

全部实验如不能在 4h 内全部完成应将血浆分装在小试管中快速冷冻，储存于 -20℃ 或 -70℃。冷冻血浆融化时不能在室温将其融化，这样会使纤维蛋白原析出和凝血因子消耗，应该在 37℃ 水浴中并轻轻摇动使其迅速融化。

用于 DNA 分析标本，可以用枸橼酸钠或 EDTA 抗凝，然后取血小板白细胞和红细胞层混合液 500μL 移至冷冻管中 -70℃ 或 -80℃ 保存。蛋白 -20℃ 稳定 6 个月。

血管壁血小板检测项目应在 1h 内完成否则结果偏低。

血液流变学检测项目标本应静置 20min 再进行试验，标本不能在 0℃ 下冰冻保存，室温条件下应 0.5～1h 内完成，4℃ 条件下在 12h 内完成。

有些止凝血检验，如 β- 血小板球蛋白、血小板第 4 因子和部分凝血因子检测标本，要求在 4℃ 低温冰箱分离血浆，纤溶活性试验项目包括纤溶酶原活性测定，纤溶酶原抗原测定，抗纤溶酶测定，纤维蛋白降解产物测定等。同时需在低温冰箱分离血浆，2～8℃ 24h 完成检测，或存放标本 -20℃ 1 个月。纤维蛋白单体（MF）测定标本须立即测定，1h 内完成。

（三）临床生物化学相关检测项目标本预处理和暂存

实验室接受标本后应及时正确地予以处理，否则会影响检测结果的准确性。如：血糖标本不及时处理，会因糖酵解作用引起测定结果降低（室温下每小时降低 7%，即使在真空采血管中在较低温下也每小时降低 1.9%）；酸性磷酸酶测定血标本应尽快分离血清并立即测定，否则测定结果会很快降低（室温放置 1～2h 测定结果降低 50%）；电解质测定血标本应及时分离血清和血浆（尤其血钾测定时），否则血钾测定结果可能增高；血氨和血气分析不仅标本要按规范化要求采集，而且标本送检后一定要及时检测。氟化钠抑制多种酶活性可作为添加剂。

实验室接受标本后的处理应注意以下事项。

1. 时间

实验室接受标本后应尽快予以分类和离心。①促凝标本采血后 5～15min 尽早处理。②抗凝标本可采血后立即离心。③非抗凝（无促凝）标本采血 30～60min 后离心；抗凝全血标本（可以不离心）。

2. 温度

一般标本为室温（最好是 22～25℃）放置；冷藏标本（对温度依赖性分析物）应保持 2～8℃直到温度控制离心。

3. 采血管放置

应管口（盖管塞）向上，保持垂直立位放置。

4. 采血管必须封口

管塞移去后会使血 pH 改变，影响结果，如可使 pH、Ca^{2+} 增高，使 ACP 减低；封口可以减少污染、蒸发、喷溅和溢出等。

（四）临床病原相关检测项目标本预处理和暂存

（1）常规细菌培养的标本，保存在 4℃也不能超过 24h。

（2）包括厌氧菌培养的临床细菌检验标本必须保存在厌氧环境条件下，25℃，可以保存 20～24h。

（3）如疑似对温度敏感的淋病奈瑟菌、脑膜炎奈瑟菌、流感嗜血杆菌感染的标本，应立即处理。脑脊液、生殖道、眼睛、内耳标本绝不可以冷藏。

（4）脑脊液细菌培养标本不冷冻，室温下放置在 15min。病毒检测放置冰块，4℃下放置≤15min。

（5）尿液细菌、真菌培养：不加防腐剂，室温下放置与 2h；结核菌培养：加防腐剂，室温下放置≤24h。

（6）便常规培养：不加防腐剂，室温下放置≤1h；直肠拭子：室温下放置≤2h；拭子转运系统：室温或 4℃下放置≤24h。

（7）眼结膜、鼻咽标本：直接接种培养平板，室温下放置≤15min；拭子：室温下放置≤2h；眼角膜标本：室温下放置≤15min；眼液体或抽吸物标本：室温下放置≤15min。

（8）尿道分泌物、阴道分泌物、宫颈分泌物、后穹隆、宫腔内膜、前列腺液等标本室温下放量2h；精液，室温下≤1h；女性羊膜，室温下≤15min。

（五）分子生物学检验相关检测项目标本预处理和暂存

全血和骨髓标本必须进行抗凝处理。采样所用的防腐剂、抗凝剂及相关试剂材料不应对核酸扩增及检测过程造成干扰。EDTA和枸橼酸盐是首选的抗凝剂。不能使用肝素抗凝，因为肝素Faq酶的强抑制剂，而且在其后的核酸提取步骤中很难去除。临床用于RNA（如HCV RNA）扩增检测的血标本最好不要使用血清标本，建议进行抗凝处理，应使用EDTA抗凝并尽快（3h内）分离血浆，以避免RNA的降解。如未做抗凝处理，则抽血后，必须在1h内分离血清。玻璃器皿在使用前应高压处理，因为玻璃器皿常含有不易失活的RNA。最好是热灭菌，250℃烘烤4h以上可使RNA酶永久性失活。

（六）体液分泌物排泄物的预处理和暂存

1. 尿液标本的处理与暂存

（1）临床检验科收到标本后，应及时分析；不能及时分析的标本需放在4～8℃冰箱环境中或室温条件下保存，但不要超过4h。

（2）常规尿液检查过的标本不保存。

（3）尿液标本检验完毕，加入过氧乙酸（浓度约为10g/l）或漂白粉消毒处理后，再向下水道内排放。

2. 阴道分泌物标本处理

（1）制备成生理盐水涂片以观察阴道分泌物。

（2）若要求查找滴虫，收到标本后应迅速滴片镜检，玻片最好也是温暖的；如不能立即检验，应将标本继续保温。

（3）涂制成薄片以95%乙醇固定，经过巴氏染色、吉姆萨染色或革兰染色，进行肿瘤细胞筛查或病原微生物检查。

3. 前列腺液标本处理

收到样本后应立即进行显微镜检查以防标本干涸。

4. 精液标本处理

（1）肉眼观察精液的外观，并立即将精液标本置于37℃环境中，并开始观察精液液化时间，1h仍不液化或仍含有未液化的黏液条索的精液视为异常。

（2）用刻度离心管测定精液量。正常精液量为2～6mL，一次射精量与射精频度呈负相关。

（3）精液酸碱度的检测，应在射精后 1h 之内完成。

（4）为避免抽样误差影响实验结果，在对精液进行显微镜镜检前，应用吸管反复吸打充分混匀精液标本。取一滴精液滴于载片上，通常先在低倍镜下粗略观察有无精子，是活动精子还是不活动精子，若无精子，应将精液标本离心后重复滴片镜检。

5. 浆膜腔积液标本预处理和暂存

（1）收到标本后应及时检验，对可疑蛋内质含量较高的积液，更应及早检验以防凝固。

（2）做蛋白定性试验时，最好选取黑色背景下观察白色混浊或沉淀，若初见白色混浊中途扩散消失，结果应判为蛋白阴性。

（3）上清液进行检测，否则不利于结果的观察。

（4）最好在穿刺后 30min 内完成检测，防止细胞变性，细菌破坏和溶解。

（5）未加肝素抗凝的、高度怀疑是渗出液的标本易于凝固，应尽早进行细胞计数及分类。

（6）必须将浆膜腔积液轻轻摇匀后方可滴入计数池计数细胞总数，如细胞很多则用生理盐水稀释，按白细胞计数法计数。若白细胞数量不多，可直接计数，如混有大量红细胞，则按血液白细胞计数法计数。

（7）有核细胞分类可直接分类，但精确性差，最好将标本离心沉淀，取沉渣制成涂片，瑞氏染色，一般可见中性粒细胞、淋巴细胞、嗜酸细胞、间皮细胞，如积液由肿瘤引起，则多数病例可见肿瘤细胞。为了更好地识别肿瘤细胞，除沉渣用瑞氏染色外，可根据需要做巴氏染色或苏木素伊红染色。

（8）如需做细菌直接涂片检验，将无菌标本离心沉淀后，取沉渣涂片，做革兰染色或抗酸性染色检查。必要时做细菌培养，药物敏感试验。

（9）未加肝素抗凝的、高度怀疑是渗出液的标本易于凝固，应及时进行比重测定。

（10）渗出液易于凝固，但如果标本久置未检，标本中的纤维蛋白已为细菌或细胞产生的酶所分解破坏，则标本不再凝固。

（11）漏出液一般在离体后短时间内不凝固，但如标本中含有多量血液时，因血液中含有纤维蛋白原，亦可使标本迅速凝固。

第二章 检验中质量管理

第一节 检验中质量保证的基本内容

检验中质量保证即分析过程中的质量控制是指实验室从收到标本并进行处理开始到检验结果报告发出结束。该阶段的质量控制是实验室保证检验质量最重要的阶段。所涉及的方面和内容有人员、设施、设备、试剂、检验项目的设置，检验方法的筛选与评价，室内室间质量控制的实施。

检验的最终目的就是要将获得的精准检测的结果服务于临床，质量是检验的核心任务和生命，良好的检验人员素质是保证质量的关键。无论检验设备自动化程度如何变化，人仍是实验室质量保证体系中最积极、最活跃的因素，一定程度上起主导作用。然而我们绝不能盲目乐观，过去"行帮师傅"式的传承与"熟练工"式的人员形象，终将逐渐被具备高素质的人员所取代，他们应具备适应新环境的能力和现代科技发展方向相适应的专业知识结构；必须接受过专业教育并达到国家规定的相应资格要求，检验人员对所使用的仪器设备，检测方法原理了如指掌，同时不断创新；具备科学分析能力，判断能力，计算能力，并贯穿从标本留取到检验报告发出前的每一个细致环节，是整个质量控制体系的核心。

随着科学技术的发展，一些新的自动化仪器、特殊仪器不断进入临床实验室。20世纪90年代以来，临床实验室的仪器设备已经发生了根本性的变化。这些现代化仪器的特点是精密度高，自动化程度高，价格昂贵，使用维修复杂，更新快，仪器安装和工作环境要求高。所以做好仪器设备的管理更显得重要。检验工作就是检验人员依靠这些检验设备准确安全迅速及时地提供检验数据服务于临床，因此这些仪器设备以及它所承载的检测系统是否得到良好的使用维护保养，是否能够保持良好的工作状态，对检验中质量保证能否顺利实现起着举足轻重的作用。

设备管理的主要内容有：仪器设备的分类、计划管理和使用管理（包括管理制度、技术管理、经济管理），通过良好的管理，充分发挥仪器设备的作用获得良好的效益。

一、设备的分类

临床实验室的设备一般分为三类。

1. 基本设备

天平、显微镜、离心机、电冰箱、各种恒温箱、烤箱、生物安全柜等。

2. 手动、光电分析设备

各种型号的光电比色计、分光光度计、紫外分光光度计、双光束分光光度计、荧光分析仪、火焰光度计、原子吸收分光光度计和层析法分析设备等。

3. 自动化设备

包括连续流动式自动分析仪、分立式自动分析仪、离心式自动分析仪。临床上常见的有：流式细胞仪、血气分析仪、尿液自动生化分析仪、血液培养细菌自动鉴定仪、自动生化分析仪、免疫化学分析仪、全自动凝血检测仪、血液流变仪，自动清洗机等。

根据设备的价格还可分为一般设备（价值万元以下）和大型设备（价值万元以上）。

二、设备的计划管理

绝大多数医院均设有设备管理组织（处、科、室），负责实验室仪器设备的统一采购使用和维修管理。设备的计划管理是医院设备管理部门与临床实验室共同完成的。主要包括以下步骤及原则。

1. 购置计划

首先实验室仪器设备的购置要根据所在机构的学科发展规划、医疗和教学实际，科研的需要和财力的可能，制定年度购置计划，上报医院设备管理部门。要避免不切实际盲目攀比，造成重复和资源浪费。

2. 计划论证

通常精密贵重仪器和大型仪器设备的购置计划必须经过专家论证，提出可行性报告。内容包括：购置理由、投资回报率、实验室是否具备安装和使用条件，目标仪器的质量、价格、实用性和市场应用反馈信息及售后服务。遵循原则是：名牌首选；质量优；价格低；功能实用；售后畅通。

3. 统计管理

实验室每年应对现有仪器设备的数量、品种、现价值、科室中分布及实际使用情况，目前工作性能，都要进行统计汇总上报，专人负责核对登记，做到账、物、卡完全相符。有条件的单位要进行计算机管理。

三、仪器设备的使用管理

仪器设备的使用管理包括管理制度、技术管理和经济管理。

1. 仪器设备的使用管理制度

（1）验收。仪器设备要建立严格验收制度。到货后要及时开箱清点、检验和安装调试。有关部门要监督检查验收过程。实验室仪器管理统计人员负责建档登记，档案中应包括一起的合格证明、使用手册或说明书、过账维修记录本、使用登记本、接受仪器使用培训的人员名单及简要内容。销售商负责首次操作人员培训和预实验的演示，达到应用满意，科室负责人签字接受。进口仪器设备，应在索赔期内完成验收工作的各项事宜。对质量不合格的仪器设备要及对按程序提出索赔，以免不必要的经济损失。

（2）使用与维护。仪器设备的使用与维护都要实行岗位责任制。通常仪器实行专管共用，即由专人负责保管，全科相关技术人员共用。所谓专管是指以下工作的执行者。①由仪器保管人负责该仪器的清洁和质量控制监控，定期进行（日、周、月、季、年）保养、校正，并有记录备案。②一些自动化程度较高的专用仪器，仪器保管人根据与经销商签订的维修合同，负责联络由厂家（或厂商）进行定期的保养、校正，对维修结论和结果登记上报。③仪器保管人负责制定简明操作规程及注意事项，并在显要位置警示操作者，避免事故发生。

2. 仪器设备的技术管理

（1）精密贵重仪器及大型设备使用前，对上机操作人员必须进行技术培训，考核合格后方可使用。培训方式有多种，如由厂家或代理商或科室自办培训班，参加培训人员及培训结果登记存档备查。

（2）每台仪器均应配有使用操作规程，sop 文件和简明操作流程各一份。

（3）一般仪器设备均应备有详细的技术档案。包括仪器设备名称、型号、生产厂家、仪器编号、购置日期、使用保修期、放置地点、电源要求、操作手册、产品说明书、使用记录、故障出现及维修记录等。

（4）定期进行校正，参加相应的室内和室间质量控制活动。

3. 仪器设备的经济管理

尽可能为临床提供多样实用的检验项目以高质量的检验结果回馈临床指导疾病的预防和治疗，这也是检验科工作的核心任务。然而检测项目商品化，使得原材料和成本核算成为各实验室不可回避的现实问题。降低试剂仪器消耗，加强收费管理，做到月余结算，避免浪费，减少漏费，从而提高科室经济效益。

第二节　医学检验基础仪器及外部供应品质量保证

一、实验室常见基础仪器设备的控制

（一）天平

天平是准确测定物质的质量的重要计量仪器，包括摇摆天平、机械加码光学天平、单盘精密天平和电子天平。在临床实验室，机械加码天平（双盘天平、单盘精密天平）和电子天平均有应用。

1.机械加码天平

是指双盘天平和单盘精密天平，它的等级和质量直接影响称量结果的可靠性。试剂配制、重量分析以及玻璃量器的校正，其称量结果都必须达到一定的准确度和精密度，因而对所用天平具有严格的质量要求。

天平精度是指名义分度值与最大载荷的比值，其比值越小，精度越高。根据天平的相对精度将天平分为 10 级。1 级天平的精度最高，10 级精度最低。实验室常用的分析天平是三级和四级天平。

（1）天平的计量性能检定与校正：天平计量性能包括灵敏性（tivity）、稳定性（stability）和准确性（accuracy）。

灵敏性指平衡状态的天平，在其左盘或右盘中添加一定重量（1mg）的物质（体）后引起指针标牌变动的格数（变动格数 / 添加重量）。常用分度值反义表示天平的灵敏性，即分度值越小，灵敏度越高。分度值与灵敏度成倒数关系。

分度值即使指针标牌读数变动 1 小格需添加的重量。

分度值的检定：调节天平零点至指针指 0，在右盘加 10mg 砝码，指针标牌读数应在（-10±0.2）mg 范围。将砝码移至左盘，读数应在（+10±0.2）mg 范围内。

天平的灵敏度与横梁的重心有关，重心越高天平越灵敏。若分度值的检定结果偏离上述要求，可调节重心螺丝的位置予以校正。分度值偏低则向下调重心螺丝；偏高则向上调重心螺丝。边调边检查，每调一次螺丝，核对一次零点，而且进行一次分度值检查，直至符合要求为止。检定最大载荷 100g 名义分度值 0.1mg 的单臂减砝式天平时，先在天平盘上加 100mg 的砝码，再

操作天平减砝装置减去天平梁上 100mg 砝码，标牌读数应为 0，否则调节零点调节器使标牌读数为 0。等臂天平的灵敏度常随载重量而减低，乃因两边刀口低于中央刀口所致。长期使用过的天平全载时都有不同程度的灵敏度下降。全载时分度值的检定：将全载的天平终点调至 0，分别在左盘和右盘加 10mg 砝码先后进行检定，与上述方法相似。若空载时分度值误差在允许限内而全载时分度值误差超限，应请计量局的工程师修理。

天平的稳定性是指平衡状态的天平，经扰动后天平梁离开平衡位置再复位的性能。常用示值变动性反义表示天平的稳定性。示值变动性越小天平越稳定。示值变动性的检定：测定天平零点后，左右两盘各加 10mg 砝码，测终点。如此反复多次，零点各读数之间的最大差值不超过 1 个最小分度；各次终点读数之间的最大差值亦应如此。天平的稳定性也与其横梁的重心位置有关。重心位置越高天平的稳定性越低，重心位置越低天平越稳定。若示值变动性大于上述要求，应向下调天平梁的重心螺丝，边调边检查，直至合格为止。注意，重心螺丝位置下降会使天平的灵敏度下降，调试天平时此二性能指标须兼顾。

准确性对等臂天平而言取决于两臂是否绝对相等。理论上等臂天平的两臂长度应当相等，事实上绝对相等是做不到的。由于天平的两壁不等所致的称量误差，称为不等臂性误差。不等臂性误差与被称物的重量成正比。

不等臂性误差检定：测定天平的零点（mg）后两盘加最大载荷（等量）砝码，测终点（mg）。然后对调两盘的砝码，重新测终点。两次终点的均值与零点之差即不等臂性误差。不等臂性误差超限的天平应请计量局工程师或生产单位修理。

（2）砝码的检定与校正。天平的计量性能符合要求，还须有准确的破码才能取得可靠的称量结果。破码在出厂前虽经检定达到规定标准，但在使用中难免遭受磨损、氧化、腐蚀等引起质量变化。故应定期送计量局检定和校正。

砝码的精度分为五等，临床实验室常用二等和三等砝码。

2. 电子天平

应用现代电子控制技术进行称量的天平称为电子天平。电子天平采用电磁力平衡的原理，称量快速。电子天平连接计算机和打印机后可具有多种功能。

（1）电子天平的工作原理。各种电子天平的控制方式和电路结构不相同，但其称量的依据都是电磁力平衡原理。现以 MD 系列电子天平为例说明其称量原理。

我们知道，把通电导线放在磁场中时，导线将产生电磁力，力的方向可以用左手定则来定。当磁场强度不变时，力的大小与流过线圈的电流强度成正比。如果使重物的重力方向向下，电磁力的方向向上，与之相平衡，则通过导线的电流与被称物体的质量成正比。

秤盘通过支架连杆与线圈相连，线圈置于磁场中。秤盘及被称物体的重力通过连杆支架作用于线圈上，方向向下，线圈内有电流通过，产生一个向上作用的电磁力，与秤盘重力方向相反，大小相等。位移传感器处于预定的中心位置，当秤盘上的物体质量发生变化时，位移传感器检出位移信号，经调节器和放大器改变线圈的电流直至线圈回到中心位置为止。通过数字显示出物体的质量。

（2）电子天平的特点。①电子天平支撑点采用弹性簧片，没有机械天平的宝石或玛瑙刀子，取消了升降枢装置，采用数字显示方式代替指针刻度式显示。使用寿命长，性能稳定，灵敏度高，操作方便。②电子天平采用电磁力平衡原理，称量时全量程不用砝码。放上被称物后，在几秒钟内即达到平衡，显示读数，称量速度快，精度高。③电子天平有的具有称量范围和读数精度可变的功能，可以一机多用。④半微量电子天平一般具有内部校正功能。天平内部装有标准砝码，使用校准功能时，标准砝码被启用，天平的微处理器将标准砝码的质量值作为校准标准，以获得正确的称量数据。⑤电子天平是高智能化的，可在全量程范围内实现去皮重、累加、超载显示、故障报警等。⑥电子天平具有质量电信号输出系统，这是机械天平无法做到的。它可以连接打印机、计算机，实现称量、记录和计算的自动化。同时也可以在生产、科研中作为称量、检测的手段及组成各种新仪器。

（3）电子天平的使用方法。使用前：①检查天平是否水平，轻微旋动天平四个支脚上的螺旋调整水平，直至水准仪气泡在圆环中间，然后才可以操作使用。②称量前接通电源预热30min。③首次使用天平必须校准天平，将天平从一地移到另一地使用时或在使用一段时间（30天左右）后，应对天平重新校准。为使称量更为精确，亦可随时对天平进行校准。校准程序可按说明书进行。用内装校准砝码或外部自备有修正值的校准砝码进行。④称量时按下显示屏的"ON/OFF"开关键，待显示稳定的零点（0.0000）后，将物品放到秤盘上，关上防风门。显示稳定后即可读取称量值。操纵相应的按键可以实现"去皮""增重""减重"等称量功能。

使用中：①放空器皿：轻轻推开天平称量室的玻璃门，将空称量器皿轻轻放置在天平圆形托盘的中央。②清零：关上玻璃门，轻轻按下天平开关，直至显示屏显示0.0000。③加样：推开玻璃门，取出空称量器皿，将待称量物质放入称量器皿。④读数：将称量器皿轻轻放置在天平圆形托盘的中央，关上玻璃门，稳定后，读取显示屏显示的数据。⑤称量完毕：推开玻璃门，取出称量器皿，关上玻璃门。⑥称量中的注意事项：a. 粗估重量：使用天平称量前应估量待测物质的重量。b. 防止超载：尽量避免用手直接拿取称量器皿，应使用合适的工具。c. 防止污染：称量易挥发和具有腐蚀性的物品时，要盛放在密闭的容器中，以免腐蚀和损坏电子天平。d. 温度一致：称量物的温度应与环境温度一致。e. 称量器皿：尽量使用小的称量器皿，称量时要放置在圆形托盘的中央，称量器皿应不带静电，液体称量尽量采用窄口的称量器皿以防止蒸发。

使用后：①关闭电源：显示屏显示消失。②清洁：将可能散落在天平内的颗粒、液滴及时用软毛刷或拭布清除干净。③记录：内容包括使用者、称量物名称和重量、实验意外。

（4）电子天平的使用注意事项。电子天平与传统的杠杆天平相比，称量原理差别较大，使用者必须了解它的称量特点，正确使用，才能获得准确的称量结果。①电子天平在安装之后，称量之前必不可少的一个环节是"校准"。这是因为电子天平是将被称物的质量产生的重力通过传感器转换成电信号来表示被称物的质量的。称量结果实质上是被称物重力的大小，故与重力加速度 g 有关，称量值随纬度的增高而增加。例如在北京用电子天平称量 100g 的物体，到了广州，如果不对电子天平进行校准，称量值将减少 137.86mg。另外，称量值还随海拔的升高而减小。因此，电子天平在安装后或移动位置后必须进行校准。②电子天平的积分时间也称为测量时间或周期时间，有几档可供选择，出厂时选择了一般状态，如无特殊要求不必调整。③电子天平的稳定性监测器是用来确定天平摆动消失及机械系统静止程度的器件。当稳定性监测器表示达到要求的稳定性时，可以读取称量值。④在较长时间不使用的电子天平应每隔一段时间通电一次，以保持电子元器件干燥，特别是湿度大时更应经常通电。⑤电子天平对环境的要求：电子天平应安放在只有一个人口的实验间、相对密闭，避免空气对流；放置电子天平的工作台应平整并靠墙，远离门、窗，且实验台面应有足够的空间，天平与一切电、磁设备保持足够的距离。避免日光直接照射，远离放射源、致热源；湿度在 45% ～ 60% 之间，温度在避免使用可引起空气剧烈对流的调温设备（如空调、电风扇等），要有稳定的工作电源。

（二）分光光度计的检定与校正

分光光度计（spectrophotometer）是临床实验室进行生物化学分析的主要仪器。介绍几项主要技术指标的检定方法与质量要求。

1. 环境保证

（1）室温控制在 20℃（15 ～ 25℃）最好，最高不得超过 40℃，相对湿度为 85%。

（2）室内不得有阳光直射。

（3）使用前接通电源，将电流控制器置测量挡预热 20min，使光电效应稳定，满足定量转换需要。

（4）鉴定仪器的重复性、灵敏度、线性等一律用检定合格的光径 lcm 的成套比色皿。

（5）交流电源的频率应为 50±0.5Hz（在检定过程中用 0.5 级频率表监视）。若交流电源频率不符合要求可改用蓄电池直流电源。

2. 标准化与校正

（1）质量保证。①仪器的所有部件应紧固良好，所有调节器应能正常工作。②仪器放置在平面工作台上，操作时不得有摇动现象。推动比色皿架时，应无松动或卡住现象。③指示器应工作正常，刻线应粗细均匀，指针（或光点指示线）的宽度应不大于刻线的宽度，并应与刻线平行。④指示器的阻尼时间不得超过 4s。⑤固定波长在 420nm，光量调节器在 70% 范围内调节（关死时为 0），透光率应能达到 100%。⑥仪器所配比色皿，透光面应光洁，无影响使用的表面划伤、擦毛、斑点存在。任何一面不得有裂纹。

（2）波长误差。用干涉滤光片法检定分光光度计的波长标示值，其误差应符合要求。用镨钕滤光片法检定可见光区的波长标示值其，误差允许限是 ±1nm。

（3）稳定性。①当电源电压不变时 10 分钟内仪器透光度示值的漂移不应大于上限值的 1.5%。②当电源频率在 50 ～ 0.5Hz 范围内，输入电压在 +5% ～ 15% 范围内变化时，仪器透光度示值变化不应大于上限值的 1.5%。

（4）重现性误差。仪器在同一工作条件下，对同一溶液连续测定 5 次，其透光度最大读数与最小读数之差不应大于上限值的 0.5%。

（5）灵敏度仪器的灵敏度应符合要求。

（6）线性误差。在吸光度（A）0.1—0.5 范围内，仪器的线性误差应符合要求。

（7）比色皿误差。与仪器配套的同一光径比色皿之间的透光度差应小于或等于 0.5%T。以内径千分尺测量比色皿的光径误差应≤ 0.5%。

（8）绝缘电阻。仪器在不工作状态下试验电压 500V 时，电源输入电路与外壳之间的绝缘电阻不低于 50MΩ。

3. 方法

（1）波长校正。有镨钕滤光片法（校正可见光波长）、氧化钬滤光片法（校正紫外光波长）、有色溶液法（校正可见光波长）、干涉滤光片法等。后者操作较繁，不适合一般实验室常规应用。

镨钕滤光片法：该滤光片在波长 529 ～ 585nm 各有吸收峰，均可用于波长校正。以空气调透光度至 100%T，将波长刻度盘读数调至 585rmi，于光路放一张白线（45 度角斜置），若白纸上见黄色光斑，则其波长在 575 ～ 600nm 范围。取出白纸插入镨钕滤光片，调透光度至 50%T，向左或右旋转波长刻度，使吸光度达最大值。此时波长刻度盘读数应在（585±1）nm 范围内，否则予以调整，将波长刻度盘示值调至 585rmi，然后打开仪器左侧的金属盖板，按仪器说明书指导的方法找到波长调节螺杆，用小改锥缓缓左右调节到吸光度最大值为止。再次转动波长刻度盘核对吸光度曲线，若吸收峰处于波长 585nm 处，说明波长刻度已校准，否则用上述方法继续调整波长校正螺杆。

采用波长 529nm 吸收峰校正仪器波长时，插入镨钕滤光片后不必将透光度调至 50%T。其他步骤同上，只不过校正的波长不同而已。

氧化钬滤光片法：该滤光片在波长 279.4nm、287.5nm、333.7nm 分别呈窄的吸收峰，对 360nm 吸收最大。可利用其对以上各波长的吸收峰校正紫外光的波长。

有色溶液法：许多有色溶液可用于波长校正，如硫酸钴溶液、酚红溶液、HiCN 参考液等。其中以 HiCN 参考液使用最方便。HiCN 对波长 540nm 的光吸收最大，校正时应以文齐氏液作空白在波长 540nm 调透光度至 100%T，然后测定 HiCN 的吸收曲线。若最大吸收峰波长不在 540nm 刻度处，应予校准。调节波长螺杆方法参见镨钕滤光片法。

（2）稳定性检定。用 0.5KVA 调压变压器将电源电压调至 200V，在波长 650nm 条件下调透光度至 90%T，然后在 230 ～ 190V 范围内调节输入电压，观察仪器透光度的变化。若透光度变化在 88.5 ～ 91.5%T 范围内，则稳定性合格。在稳压电源下观察 3 分钟，透光度漂移不得超过示值上限的 0.5%。

（3）重现性检定。试剂要求：含铜 2g/L 硫酸铜溶液（含铜 40g/LCuSO$_4$•5H$_2$O 溶液），以 50mmol/LH$_2$SO$_4$ 稀释 20 倍。操作：用交流稳压电源，以蒸馏水作空白，波长 670mn，调透光度至 100%T，对硫酸铜溶液（含铜 2g/L）进行测定。2min 内连续测定 5 次透光度，求各次测定结果之差。再计算最大差值与透光度上限值的比值。

（4）线性检定。Evans 蓝溶液对波长 600 ～ 610nm 的光呈吸收峰，可用于分光光度计的线性检定。用 400mgEVans 蓝配成 1L 水溶液，作为贮存液。临用时以蒸馏水稀释 100 倍，再将其稀释成 4 个不同浓度。在波长 610nm，以水为空白调透光度至 100%T，测各管溶液的吸光度（A）。

（5）杂光水平检定。杂光水平和吸光度成负相关；杂光水平越高仪器的线性越不良，灵敏度和准确度越低。杂光水平的监测亦须先校准。

紫外光区杂光水平监测：取 10.0000g 氯化钾（AR 或 GR），用重蒸馏水配成 1L 溶液。以石英比色皿（用前校准）盛溶液测透光度（λ220nm 先以 H_2O 作空白，调透光度至 100%T）。该透光度即为杂光水平。

可见光区杂光水平监测：此法最简便，用黑纸包住滤光皿阻住光路，在波长 585nm 调节透光度至 0T，再以空气做空白调透光度至 100%T。将镨钕滤光片插入光路测透光度，透光度即为杂光水平。产生杂光的原因很多，不易完全根除。清除棱镜、聚光镜、反光镜和光窗上的尘埃和水蒸气，可消除部分杂光。在常规分析中最好将杂光水平控制在 1.5%T 以下，若能控制在 1%T 以下则更理想，当仪器的其他性能也良好时，则可用于吸光度系数法定量分析。

（6）准确度检定。每半年检定一次，每月核对一次。

紫外光吸光度准确度的检定：可采用重铬酸钾溶液法。将重铬酸钾（AR 或 GR）80～90℃烘 3～4h 使恒重，称取 50mg，以 5mol/L 硫酸溶液为溶剂配成 1L 溶液。可保存一年。用前混合。先校准仪器波长。然后分别在 λ350nm 和 λ257rnn 测定上述溶液的吸光度（以 $5mol/H_2SO_4$，调透光度至 100%T）。各测 3 次，交换比色皿后再各测 3 次，求 A.A350 应为 0.5354±0.005；A257 应为 0.720。该法受温度影响较小，在 0.1% 以下（A/℃）。

可见光吸光度准确度检定：硫酸铜（$CuSO_4 \cdot 5H_2O$）溶液法，取药（AR 或 GR）20g 加蒸馏水溶解后，再加浓硫酸 10mL，最后以重蒸馏水配成 1L 溶液。以蒸馏水作空白，λ650nm，A=0.2244±0.002 为准确值。

HiCN 参考液法：以文一齐液为空白，A_{540} 的准确值，准确度达到标准的仪器才能用于吸光系数法直接测定物质含量，否则须使用标准液或校准图（calibration chart），才能准确完成定量分析。

（三）加样器具及量器的检定与校正

1. 玻璃量器的检定与校正

玻璃量器和校正玻璃量器的标示值与实际容量不符，会造成定量分析误差，所以对每批新购进的玻璃量具必须进行检定，以保证结果的准确性。

（1）常量玻璃量器的校正。①原理：量器的容积单位是升和它的分数单位。计量学上规定的真空中 1kg 3.98℃的纯水所占的体积为 1 升。校正量器是在空气中以黄铜砝码称量一定体积纯水的重量（视为质量），然后根据水温（t℃）查出该温度下水的密度，即可算出水所占的体积（Vt）。除水的密度受温度影响外，玻璃量器的容积也因温度不同而改变。因为量器所示的容积都是 20℃条件下的容积（V20），故以上计算求得的量器容积还必须换算为

20℃时的容积。②操作（以校正1L的容量瓶为例）：先称清洁干燥的空瓶重量，然后加入当时测温后的重蒸馏水至刻度重新称量。两次重量之差即为装入水的重量。容量瓶的误差允许限：（A级品±0.4mL；B级品±0.8mL），不合格产品必须重新标记刻度后才能使用。在定量分析中应使用合格的A级玻璃量器；配制定性分析试剂可用B级品。③注意事项：a. 所用蒸馏水必须符合药典标准。b. 所用天平和砝码事先校准。为避免不等臂性误差应采用替代（置换）法称量。若用常规方法称量要求不等臂性误≤10mg/kg。称量结果应保留五位有效数字。c. 称量前应将蒸馏水和量器于天平室半小时以上，使温度平衡并接近20℃。d. 测定水温的温度计应事先校准，测量精度最低应达到0.5℃（计量局规定精密至0.1℃）。e. 校正时应重复操作。以均值计算被测量器的容积。f. 校正刻度吸管时，按计量局规定不完全流出式吸管分两段检定，即半容量和全容量均予以检定；完全流出式吸管分三段检定，即由最高分度线至半容量处，由最高分度线至锥形部分开始处（最低分度线处）和全容量分别进行检定。

（2）玻璃量器的使用。①量液方式：玻璃量器的量液方式分量入（tocoutain，TC）和量出（todrain，TD）两种。前者标示的容积指装入的液体量，后者标示的容积指能泄出的液体量。容量瓶多属TC式，而量筒和吸量管既有TC式也有TD式。使用TD式吸量管（或移液管）时排放液体后，允许尖端有少量液体自然残留（不吹出）。使用TC式吸量管则须吹出吸管尖端残留液体。国产TC式吸量管多标有"吹"字。20μL采血吸管属TC式，采血后不仅要吹，而且须用稀释液反复洗出附着于吸管壁的微量血液一并纳入试剂溶液，才能保证20μL样品量。②读取刻度数容量瓶、量筒（杯）应平置于工作台面上，滴定管、吸量管或移液管应保持垂直。视线与液面底处于同一平面读取与液面凹缘（汞液面应为凸缘）相切的刻度。③放液速度，使用吸量管定量转移液体其排放液量与流出速度相关。液体流出越快，管壁附着液体越多，排出量与吸量管的容积差异越显著，尤其是黏度大的液体（如血液、血装、精液等）。除标记"快"字的吸量管外，均不宜将流速放至最大。有分度的一等吸量管1mL，5mL和10mL液体的流出时间分别应控制在10s、20s和30s左右。对于黏度大的液体应尽量减慢放液速度，不使其黏附于管壁。液体放出后再稍待片刻，使管壁残液流出，将悬垂于管端的液滴沿器壁引流至受器内。④使用容量瓶的注意事项：a. 校准后的容量瓶才能用于试剂配制。b. 用前检查容量瓶是否清洁，磨口与瓶塞是否匹配。将盛有蒸馏水的容量瓶加塞后反复颠倒10次，每次倒置停留10s，检查是否有液体渗出。有渗液者不能使用。c. 严禁直接在容量瓶内溶解遇溶剂有明显吸热或放热反应的溶质；

也不准在容量瓶内直接稀释遇稀释液有吸热或放热反应的溶液。d. 不准以容量瓶贮存试剂,更不得在冰箱内存放。e. 不准在容量瓶内加热和冷却溶液。f. 配制试剂时容量瓶只用于定量溶液的体积。先将配制的溶液(小于容量瓶容积至少20%)完全转移至容量瓶内再补充溶剂量。当液量接近瓶颈时应放慢补充溶剂的速度。最后逐滴加入,边加边混合,混合后放置半分钟以上再看液面凹缘与刻度线是否相切。混合液体时右手拇指紧压瓶塞,其余四指握住瓶颈,以左手指腹(不用拇指)托住瓶底边缘(100mL以下的容量瓶可不用手托瓶底)反复颠倒。严禁用手掌心托瓶底,以防溶液受热膨胀。定量溶液体积时应将液温控制在(20±1)℃。

(3)玻璃量器的洗涤与干燥。洗涤:①新购人的量器以稀盐酸浸泡后用自来水、蒸馏水反复冲洗。②用过的量器以自来水彻底冲洗后用洗液浸泡(2h以上),然后以水冲洗干净。③严禁用强碱性洗液浸泡和用毛刷刷洗量器,以防遭受腐蚀和磨损影响容积准确度。干燥:①将洗过的量器倒置于瓶架上,室温下自然干燥。②将量器倒置于37℃恒温箱隔板上加速干燥。③急用时可用毛发干燥器吹风干燥,先热风(≤50℃)后冷风,吹干为止。④亦可用易挥发性脱水剂处理(在通风橱内进行)。无水乙醇、丙酮、乙醚等均可作脱水剂。如先乙醇后乙醚洗脱法或先丙酮后乙醚洗脱法,最后用冷风除去脱水剂。⑤严禁用高温烘干量器。因玻璃属非晶体物质,无固定熔点,温度高易致其制品变形和容积改变。

2. 微量可调移液管(加样器)的检定与校正

移液器俗称加样枪,已经逐步取代微量吸样管用于临床实验室。使用加样器时,应妥善维护,要轻拿轻放,否则虽不易破损,但会影响吸样的准确性。随着加样器使用时间延长准确性会有所下降,需定期按如下方法进行校正。

(1)匹配的吸头。加样器调至拟校准体积,选用匹配的吸头,调节好天平。

(2)吸头湿润。来回吸吹蒸馏水3次,以使吸头湿润,用纱布拭干吸头,垂直握住加样器将吸头浸入液面2~3mm处,缓慢(1~3s)匀速地吸取蒸饱水。

(3)吸液。将吸头离开液面靠在管壁上,以去掉外部的液体,将加样器以30°放入称量烧杯中,缓慢匀速地将加样器压至第一档,等待1~3s再压至第二档,使吸头里的液体完全排出。

(4)计算。取10次称量值的均值作为加样器吸取的蒸馏水重量,查表求得实际温度下单位重量蒸馏水的体积数,据此推算加样器的实际体积。

(5)校正。按校正结果调节加样器;不合格而难以校正的弃去不用。校准和配制标准液时要求加样器误差＜1%。

（四）温度计的鉴定与校准

温度计是临床实验室常用的计量仪器，用途广泛。分为普通温度计和精密温度计两类。前者分度值在 0.5℃以上（0.5—20℃），后者分度值多在 0.5℃以下（0.1—1℃）。计量管理部门备有标准温度计，检定室内的温度计可采用与标准温度计做对比试验的方法。利用升温操作，即事前将温度计置低于待检温度的环境中，校正时将标准温度计和待检温度计同时置人比热较大一定温度的液体内（二者的水银贮存室处于同一水平）或恒温水浴内，观察二者上升后的水银柱上端（凸面）相切的刻度线是否一致。重复 2—3 次，求出各温度计水银柱终点刻度值的均值与标准温度计的测定结果进行比较，求出差值。若被检温度计的误差与实验允许误差不符，温度值应重新标刻度后使用，或列出校正值供用。校正温度计应根据需要选择校正点。如恒温水浴箱中的温度计经常用 37℃这一温度，其他温度则不必校正。常用化学物质熔点如下：水杨酸 159℃；3，5- 硝基苯甲酸 205℃；对硝基苯酸 239℃。

（五）通用仪器的维护和管理

1. 冰箱

临床实验室用冰箱来存放生物、生化试剂，还需用冰箱保存测试样本。部分特殊试剂、标本、细菌菌株的长时间保存需 -20℃或 -80℃的低温冰箱。规模较大的临床实验室还需建立冷藏库。

（1）电源。每台冰箱最好配备单独的电源稳压器，为防止停电，接通医院发电装置的备用线路。

（2）登记制度。每台冰箱配有使用登记本，由冰箱保管人员每天登记冰箱的运行情况和冰箱内室温度。

（3）物品放置。有化学腐蚀性或生物危险性的物品、检测的血样、细菌菌株应与试剂分开放置。实验室冰箱严禁放入私人物品、食品。

2. 水浴箱

（1）使用登记制度。登记内容包括水温检测、温度计校正、水的更换时间。

（2）检查箱内水量。由于水浴箱内水分蒸发快，应及时补充水量，每三个月左右彻底清洗、换水一次。

（3）及时加盖：放入物品后及时加盖防止水分蒸发。

3. 离心机

（1）放置。按专业实验室不同需求，配置不同类型、不同容量的离心机。离心机的放置应方便操作，噪声较大或者专用离心机可离工作岗位稍远。

（2）平衡。用于离心的物品，一定要在普通天平称量平衡后再对称放入离心机，对称的重量差也不能超过自平衡能力。严禁不盖离心机盖进行离心，开启时，从低缓慢逐渐加大至所需转速。

（3）离心机停止离心时。切勿用镊子或手强行使离心机停下来。

（4）离心结束后。把离心机内的所有物品取出，特别注意取出用于平衡的非样品管，把定时器和转速指示器都恢复至零点。

4. 孵育箱

（1）建立使用登记制度。每天观察孵育箱内温度并记录调整，定期进行温度计校正。

（2）取物。孵育箱内易受到生物污染，取物品时应戴手套避免受到感染。

（3）检查水箱水位。隔水式孵育箱要定期检查水箱水位，并及时补充。

（4）孵育箱内物品放置：不能过于拥挤，不能放与实验室无关的其他物品。

5. 超净工作台

（1）安装。在超净工作台的后方应留有一定的间隙，以使空气流通。

（2）物品放置。尽量放在操作台的前方，不应放过多的物品，若放在后方会阻拦空气的流动。

（3）操作完毕。放入操作台面的物品表面应消毒，操作完成后及时擦洗台面并开紫外灯照射，关掉电灯和风机开关。

6. 生物安全柜

当操作易产生气溶胶或溅出致病微生物、处理高浓度或大容量感染性材料、开启带气溶胶等具有感染性实验材料的密封的离心机转子或安全离心杯时，务必在生物安全柜中进行。生物安全柜用来保护操作者本人、实验室环境以及实验材料。

（1）安装。在远离人员、物品以及可能会产生干扰气流的地方。在生物安全柜的后方以及每一个侧面要留有空间，以便准确测量空气通过排风过滤器的速度，并便于排风过滤器的更换。

（2）物品放置。柜内应尽量少放置器材或样品，不能阻碍后部的气流循环，样品放入生物安全柜之前应清除表面污染物。

（3）避免明火。生物安全柜内不能使用明火，否则燃烧产生的热量会干扰气流，允许使用微型加热器。接种标本时最好使用一次性无菌接种环。

（4）所有操作都必须在工作台面的中后部进行，并透过观察窗观察。按规定提升、固定操作窗，操作人员不应反复移出和伸进手臂，以免干扰气流。工作前后，使用适当的消毒剂对生物安全柜的表面进行擦拭，风机至少运行15min。

（5）年度认证。生物安全柜应定期请有资质的专业维修人员进行维护、认证，按规定更换高效过滤器，以确保生物安全作用。

二、临床实验室试剂的管理

临床实验室是整个医疗机构中使用试剂最多的科室。现在大部分试剂由试剂公司提供，商品化的试剂盒除为检验提供了极大的方便外，也对检验质量的提高发挥着重要作用，现仍有少数项目需人工配制试剂。试剂的使用及管理仍是影响检验质量的主要因素之一，因此，要进行规范的管理，掌握临床实验室试剂的准确配制的基本知识。

用于试验的化学药品及其制剂统称为化学试剂。同一种化学药品根据其纯度分为不同品级。实际的质量取决于化学药品的品级、配制方法和保存条件的选择及其控制水平。

（一）化学制剂的品级和选用原则

1. 化学制剂的品级和分类

（1）按照用途。化学试剂可分为一般试剂、基准试剂、无机离子、分析用试剂、色谱试剂、生物试剂指示剂及试纸条等。

（2）按品质。国产一般试剂分四级：①一级品保证试剂（GR），优级纯，标识绿签。②二级品又称分析试剂（AR），标识红签。③三级品又称化学纯（CP），标识蓝签。④四级品又称实验试剂（LR）。还有一些特殊用途的专用试剂，光谱纯试剂、离子交换试剂、闪烁纯试剂、分光纯试剂、色谱试剂、同分异构试剂等。

2. 化学试剂品级的选用

选用化学试剂的品级应根据实验目的样品中被测成分的含量，方法的灵敏度、特异性等加以选择。

（1）用于科研和配置常规实验的标准液常选用一级和二级品。

（2）用于制备参考品和合成质控物的测定成分应选用一级品。

（3）对被测成分含量试验灵敏度和特异性要求较高的一些试验应选择一级品（如微量元素分析）或二级品。

（4）一般配制定性分析和定量分析的试剂中主要成分选用二级品，辅助成分的可选用三级品；四级品不适合在临床检验常规实验中应用，只用于教学实验中的某些项目。

（二）试剂恒重

化学试剂在保存过程中会吸收空气中的水蒸气而潮解，有的因风化而失去部分结晶水，配制溶液时难以做到准确定量称取。故称取前宜将药品干燥至恒重。

（三）试剂配制

1. 基本方法

（1）直接法。用基准物质配制标准溶液，或用非基准物质配置使用浓度要求不甚严格的溶液都可采用直接配制法。前者事前将物质干燥至恒重。

（2）间接法。很多试剂不能直接配制浓度准确的溶液，有些原液体试剂无准确固定的浓度，如浓盐酸、浓硝酸、浓氨水等。有些固体实际很容易潮解或风化，又难以干燥恒重。有些则因纯度不够，只能先配制成近似浓度的溶液，然后再用已知准确浓度的溶液标定。如配制 0.1mol/L 的氢氧化钠和 0.1mol/L 的盐酸溶液，先配制成近似溶液后，分别用已知浓度的草酸和硼砂溶液进行标定。要配置固定浓度的标准液，先配制成较高浓度的近似溶液标定后再稀释成预定浓度的溶液（注意稀释倍数不可过大），稀释后的溶液应在和对标定一次。

2. 自配试剂

（1）配制好的化学试剂贴上标签，内容包括试剂名称、浓度、用途、配制日期、有效期，保存方式（如 4℃保存、避光保存等）和配制人姓名等。标示试剂浓度一律使用法定计量单位。有毒试剂，使用多少，配制多少，剩余少量应送危险品、毒物贮藏处保管或报领导适当处理。

（2）自配试剂使用前一定要进行校正，未经校正不能用于测试。新鲜配制的试剂倒入试剂瓶之前，一定要把试剂瓶内残余试剂倒干净。自配试剂如发生变质现象，则不能使用。

（3）摒弃的试剂不能直接倒入下水道，特别是易挥发、有毒的有机化学试剂更不能直接倒入下水道，应倒入专用的废液瓶，定期妥善处理。

（4）试剂调配记录，内容要完整，填写自始至终的全过程（自准备药品至标定完毕）和全部项目。由配制人签字后妥善保存。

（5）严格按照操作手册配制。

（四）试剂质量鉴定

1. 标定

间接法配制的试剂皆须标定出其准确浓度。有些试剂还需标定其 pH、测定渗量等。

2. 标准物测定

用新配制的试剂测定由参考实验室定值的参考液，评价测定值与靶值的符合程度。一次测定值应在靶值 ±2s 范围内，10 次测定的均值应在靶值 ±1s。

3. 对比试验

与原有试剂进行对比试验（同一标本用新旧试剂同时测定）10 例，做显著性检验（t 检验），其差异应无显著性意义。若为定性试剂则通过对阴性和阳性对照标本的新旧试剂对比测定结果，评价二者的阳性率和特异性是否一致。

（五）试剂使用规则

试剂应称为化学药品，是分品级的，化学药品按照一定的实验原理经配制后组分均衡具有一定的稳定性，可直接用于试验项目测定的复合化学制剂称试剂。

1. 原装试剂的使用方法或质量保证措施

（1）取用原装试剂时首先应仔细查看瓶签内容和药品外观是否完全符合需要，如药品名称（含外文名称）、品级、分子式、杂质含量、厂牌、批号、出厂日期、外观是否有变化等。严禁使用无标签的试剂。

（2）取用试剂时应随时盖好瓶盖，称完后密封（蜡封或透明胶条封严）。先用粗天平快速粗称，再用分析天平准确称量，以缩短试剂瓶开封时间。

（3）取药勺和吸取液态药品的吸量管必须清洁干燥。药勺用后应水洗后擦拭待干，黏附有机试剂不易水洗的药勺应选用适宜有机溶剂处理干净，再设法除去溶剂待干。切忌只轻轻擦拭后重复使用。禁用金属匙取药，以免发生反应。已取出的试剂不再放回原瓶试剂中。如此才能减少对试剂的污染和有利试剂的稳定。

（4）称取挥发性和强刺激性试剂都应在通风橱内进行，以免发生意外和污染室内空气。

2. 使用试剂时的注意事项

（1）认真查看标签，注意试剂名称、浓度、用途、保存方式、有效期等是否符合要求。

（2）仔细查看试剂外观有无变质现象。

（3）取用试剂时应根据用量一次性转移至小容器内，而后封好瓶口放回原处保存。用后多余的试剂不得回收至原试剂瓶内。更不得长期保留试剂专用吸量管，随用随吸，连续多日重复使用。因其易污染瓶内试剂，也会给试验造成携带污染，使参与反应的试剂浓度增高或带入其他杂质。尤以隔夜后首例试验受污染最重。临时使用的小容器也应注意随时加盖，不要一直敞着口插着吸量管从早到晚备用。具有挥发性或吸湿性的试剂尤应注意随时加盖容器。专用吸量管按照玻璃器皿清洗方法清洗干燥后方可重新使用。

（4）取用试剂时避免污染瓶签。一旦不慎污染瓶签，应及时更换新签。

（5）临时放置瓶塞时应使塞座接触操作台面，塞芯向上，切勿颠倒，以免覆盖时污染试剂。

（6）冷藏的试剂根据用量提前转移至小瓶内，待试剂温度与室温平衡后才能使用，需 20 ～ 30min 后温度才能平衡。试剂取出后立即将原试剂瓶放回冰箱。

（7）冰冻保存的试剂应为小包装，每次取出 1 支，37℃水浴箱内快速融化后平衡至室温才能使用。切忌大包装反复冻融。

（8）试剂瓶有序定位存放，用完立即复位。瓶签必须清晰易辨。严禁使用无标记的试剂。

（9）不稳定的试剂应定期标定或临用时配制。试剂浓度越低越不稳定。必要时可配成高浓度溶液保存，临用时进行稀释。

（六）试剂保存

1.化学药品的存放和一般管理

（1）保存化学药品的环境：应空气流通，湿度 40% ～ 70% 左右，避免阳光直射，温度在 28℃以下，照明应为防爆型。化学试剂贮存室内应备有消防器材。

（2）试剂的容器：见光分解的试剂应装入棕色瓶内，碱类及盐类试剂不能装在磨口试剂瓶内，应使用胶塞或木塞。

（3）归类存放：化学药品应按固体、液体和气体分开，并归类按序存放。化学危险品需按其特性单独存放。灭火方法相抵触的化学药品不能同室存放。

（4）专人保管：化学试剂由专人保管，并有严格的账目和管理制度。

（5）带有放射性的试剂应远离生活区，存放在专用的安全贮藏场所。

2.常用试剂的保存条件

保存试剂首要的是为试剂稳定创造条件。一是要有适宜的保存环境；二是设法避免交叉污染；还必须防止危害事故的发生。后者在安全管理中已做讲述。试剂的种类不同，对环境的要求也不同。一般需要密塞、防潮、避光、通风、远离火源、防止震动和适宜的温度条件下保存。多数试剂在高温下易变质；而甲醛在温度低于 15℃时则易聚合成白色沉淀而失效，冰乙酸将结晶成巨大团块，苯酚在低温下也易析出结晶。保存试剂应按物态（液态、固态）分别放置，还必须考虑到其理化性质，分门别类存放，以免互相影响和酿成事故。如酸和碱，氧化剂和还原剂，氧化剂和易燃、可燃品，氧化剂和易爆品应远隔存放。强碱应贮于聚乙烯瓶内。强腐蚀性试剂的包装应耐腐蚀，不渗不漏，严密封口保存；易挥发性试剂应密封存于通风较好的冷暗处；但易燃性挥发性试剂不宜在普通冰箱内存放，以免发生火灾。

（七）生物试剂的管理

1. 生物试剂的选用

（1）生物试剂具有生物学特性是其特点，不同厂家生产、不同批号的生物制剂其生物活性有差异，及质量有差异，实验条件控制不好会造成检测结果的误差，所以临床实验室在使用生物试剂盒时应先进行评价，一旦确定某一合格生物试剂，不要轻易更换，以免造成不同品牌生物试剂之间的差异。

（2）参考或标准物质是指一种或多种具有足够的均匀性，而且已充分确定可用于一种仪器的校准、一种测定方法的评估或对另一些物质进行定值的物质。在实际工作中应选用附有证书的标准物，它的一种或多种特性值由参考方法所确定，并注明它的溯源性。

（3）标准物的选用：标准物质分为达到计量 SI 单位的基准物质、一级参考物、二级参考物、厂家工作校准物质和厂家产品校准物质，选用要求是：①实验室日常测试可选用厂家提供的工作校准物质或产品校准物质。而实验认证、方法评价、仪器性能评价则应选用有证一级、二级参考物质。②所选标准物质的基本成分与被测样品的基本成分一致或尽可能相近，所测量成分的含量也尽可能相同或相近。

2. 校准物的使用

（1）标准物质未开瓶时，低温保存稳定性较好。但开启后，即使低温保存稳定性也较差，一般在一周左右，严禁使用过期校准物。

（2）标准物质和待测样品必须在同一条件、同一时间、同一环境测量。不能使用以往测试标准物的量值对照本次试验结果。

（3）由于质控物和校准物的量值溯源性不同，严禁使用质控物代替校准物，以免造成测定结果误差。

3. 生物、生化试剂的保存及有效期

（1）保存条件。临床实验室的生物试剂品种繁多，保存条件各不相同，不能按照固定方式去保存。绝大部分生物试剂需要冷藏保存，某些标准物和质控物需冷冻保存。现在有许多自动化仪器带有试剂冷藏功能，保证生物试剂即使在使用中也处于冷藏状态，更好地保证生物试剂的稳定性，但不宜长时间存放于仪器内，要根据每天检测需要量控制存放于仪器内的试剂量。

（2）有效期：生物试剂都有一定的有效期，未开启的试剂有效期长，开启后有效期缩短。生物试剂的有效期长短不一，有 6 个月、12 个月、18 个月的，大部分有效期为 12 个月。有些标准物或质控物，如血液分析仪使用的全血质控开启后的有效期只有 1 周左右。生物试剂的有效期满后，稳定性下降的不能应用，即使有些生物试剂还在有效期内，若发现已变质，也应坚决弃去不用。

三、临床实验室用水的质量管理

临床实验室的每一项工作都离不开水，配制稀释试剂所用的纯水，通称实验用水。合格的试剂用水不但是试剂质量保证的基础，也是保证整个实验质量的重要物质条件。必须对制备纯水的方法进行质量控制，并对制得的试剂用水认真进行质量检验。同时又要建立制度，加强实验室用水管理，确保实验室用水的安全与质量。不同性质的试验对试剂用水的质量要求不同，制备方法也就不同。合理地选用实验室用水，节约成本。

（一）实验室用水的等级

1992 年 6 月国家质量技术监督局批准实施《分析实验室用水规格和试验方法》GB6682-92，将实验用水分为三个等级。

1. 一级试剂用水

用于水质要求较高的测试，保证最小干扰物和最大的测试精度。一级水可由二级水经过石英设备蒸馏或离子交换混合床处理后，再经 2μm 微孔膜过滤来制备。

2. 二级试剂用水

用于配制无须保存的一般试剂或无机微量元素分析。二级水可通过多次蒸馏或离子交换等方法制备。

3. 三级试剂用水

可用反渗或离子交换等方法制备。

（二）实验用水的制备方法

1. 蒸馏法（通过蒸馏装置）

剧烈煮沸水变成蒸汽经冷凝制备而成，蒸馏法制水耗能大，冷却水的消耗也多。从理论上讲，蒸馏法制备的水不含杂质，但冷凝时还是会有杂质混入。蒸馏器的种类有：全玻蒸馏器、石英蒸馏、石英亚沸蒸馏器等。

2. 离子交换法

离子交换法用球形离子交换树脂过滤凉水，水中的离子与固定在树脂上的离子进行交换。以氢离子交换阳离子，以氢氧根离子交换阴离子，从阳离子交换树脂释放出的氢离子与从阴离子交换树脂释放出的氢氧根离子相结合成纯水。离子交换法能有效地去除杂质离子，但无法去除大部分的有机物和微生物。

3. 活性炭的吸附法

活性炭的吸附过程是利用活性炭过滤器的孔隙大小及有机物通过孔隙时

的渗透率来达到去除有机物的目的，活性炭吸附法通常配合其他处理方法使用，如离子交换法配合活性炭吸附法可获得纯水。

4.微孔过滤法

包括深层过滤、筛网过滤及表面过滤。主要应用于预过滤处理，可去除供水中的悬浮物和细菌。所得水需进一步纯化，微孔过滤法还可保护下游的纯化装置免遭阻塞。

5.反渗透法

反渗透法是纯水系统最好的一种前处理方法。使用一个高压泵对高浓度溶液提供比渗透压差大的压力，水分子将被迫通过半透膜到低浓度的一边，这一步骤称为反渗透。反渗透膜由乙酸纤维酯聚硫胺二聚砜作为基质的混合薄层聚合物制成，其滤孔结构较超滤膜还要致密，可去除所有颗粒、细菌以及相对分子质量大于 300 的有机物，一些更微小的离子如硝酸根以及溶解氯仍不能被有效地去除。

6.纯水器系统

纯水器系统是有效地把净化水技术工作集中在一台纯水机上，包括药用炭过滤、超滤、反渗透、离子交换树脂去离子等，并按不同的水质要求选择不同型号制水机。台式或者壁挂式纯水器结构紧凑、体积较小。为了延长滤芯、反渗膜、交换柱的使用寿命，一般用初级反渗水作为水源。所制备的高纯水用于要求较高的试验，如精密仪器分析，标准品、基准试剂配制，分子生物学及生命科学研究，组织细胞培养，氨基酸分析等。

（三）特殊实验用水的制备

（1）痕量非金属分析实验用水用石英蒸馏器制取，仅含痕量金属不含玻璃溶出物。

（2）痕量物质分析实验用水用亚沸蒸馏器制取，几乎不含金属杂质（超痕量）。但不适合气体和挥发性物质分析用。

纯水制备示意图：

水源—过滤—活性炭—过滤器—渗透膜—阳离子交换柱—阴离子交换柱—混合离子交换柱—有机物吸附柱—紫外线灯杀菌器—精过滤器—高纯水

（3）制备和稀释标准水样实验用水，用亚沸蒸馏器和其他纯水器（如离子交换器）联合制取，电阻率达 $16M\Omega\cdot cm$ 以上。

（4）定氮分析实验用水须无氨，在重蒸馏水中加硫酸使 PH < 2，在全玻璃蒸馏器中重蒸馏。

（5）金属元素分析，实验用水的制取与上述无氨蒸馏水的制法相似（向重蒸馏水中加入浓硫酸量达 $2mL/LH_2O$）。

（6）配制碱性试剂实验须无 CO_2。将实验用水煮沸 10min 以上，使水量蒸发 10% 以上。盛水容器需接带碱石灰管的橡皮塞，以防取用水时空气中 CO_2 污染剩余蒸馏水。

（7）无碘、酚、亚硝酸盐实验用水，用氢氧化钠溶液使实验用水碱化至 pH=11。加入少量高锰酸钾使水呈淡紫红色，在全玻璃蒸馏器内重蒸馏制取。

（8）无有机物实验用水制取类似"10"项方法，在蒸馏过程中应始终维持被蒸馏水红色。

（9）不含氯实验用水在硬质玻璃容器内加热，将蒸馏水的体积蒸发掉 1/4，所余水即不含氯。

（10）无砷实验用水用石英蒸馏器制取，贮于聚乙烯瓶内。

（四）实验用水质量检验

1.pH 范围

用酸度计或比色法测定均可。简易法：取试管 2 支，各加 10mL 水样，一管加甲基红指示剂 2 滴，另一管加溴麝香草酚蓝指示剂 2 滴，前者不显红色，后者不显蓝色为合格。二指示剂浓度为 0.4g/L（乙醇）。

2.电导率

用电导控检测电导率，并可根据电导仪读数计算出其比电阻，评价水的级别。

3.可氧化物质量

取 1000mL 二级水（或 2000mL 三级水）置于烧杯中，加入 5mL 20% 硫酸（三级水加 10mL），混匀，加入 1.00mL 高锰酸钾标准滴定溶液（0.01mmol/L）混匀。盖上表皿，加热至沸并保持 5min，溶液粉红色不完全消失。

4.吸光度

将水样分别注入 1cm、2cm 光程比色杯中，在 254nm 处，以 1cm 比色杯水样作参比，测定其吸光度。

5.蒸发残渣

取 1000mL 二级水（三级水 500mL）7 尺样在铂皿内蒸干，105～110℃烤 1h，置于干燥器中冷至室温后称量（保留小数点后 4 位数字），减去空皿重量，三级水再乘以 2，即为每升水的蒸发残渣。

6.Cl^-

取 250mL 烧瓶 2 支，各加 100mL 水样，其一加入浓硝酸（d=1.15）0.5mL，0.1mol/L 硝酸银溶液 1mL，混匀，10min 后与空白水样比较，同样透明时为阴性（$Cl^- < 0.02mg/L$）。若较空白水样混浊为 Cl^- 阳性。

（五）实验室用水的管理

（1）一级水不可贮存，使用前制备。水质会因贮存时间延长而下降。

（2）二、三级水贮存在密闭的专用聚乙烯盛水容器内，由专人负责保管。用洁净的大容器从制水中心领用的实验室用水，各专业实验室再用洁净试剂瓶分装，分装需专用橡胶管。

（3）使用时间。实验室用水应该标明启用时间，对使用时间较长的实验用水应弃去不用。对用水量较大的自动化仪器冲洗用水，可把 20L 左右的塑料桶直接接入仪器管道，但瓶口不能敞开，只能从塑料桶盖钻一正好通过仪器管道的小孔，以防灰尘掉入塑料桶内。

（4）设备维护。无论是临床实验室独立的制水装置，还是仪器自备制水装置，对设备的使用维护及每日水质监控记录应由严格管理。

四、临床实验室的材料管理

临床实验室常用的材料品种繁多，主要有玻璃器材和塑料一次性材料，其中包括部分计量器材。对材料的管理不仅影响检验质量、成本消耗，还会直接关系到传染性标本的生物安全防范。

（一）玻璃器材的管理

1.玻璃器材的清洗

玻璃器材的清洗分一般清洗和特殊清洗，清洗不干净，特别是对清洁要求较高的实验玻璃器材，会使检验结果产生误差。

（1）新玻璃器皿的洗涤方法。新购置的玻璃器皿含游离碱较多，应在酸溶液内先浸泡数小时。酸溶液一般用 2% 的盐酸或洗涤液。浸泡后用自来水冲洗干净。

（2）使用过的玻璃器皿的洗涤方法。①试管、培养皿、三角烧瓶、烧杯等可用瓶刷或海绵蘸上肥皂或洗衣粉或去污粉等洗涤剂刷洗，然后用自来水充分冲洗干净。热的肥皂水去污能力更强，可有效地洗去器皿上的油污。洗衣粉和去污粉较难冲洗干净而常在器壁上附着一层微小粒子，故要用水多次甚至 10 次以上充分冲洗，或可用稀盐酸摇洗一次，再用水冲洗，然后倒置于铁丝框内或有空心格子的木架上，在室内晾干。急用时可盛于框内或搪瓷盘上，放烘箱烘干。玻璃器皿经洗涤后，洗涤干净的容器应透明（棕色瓶例外），干燥前蒸馏水呈薄膜状均匀分布，无水珠附着现象，收集最后一次冲淋下的蒸馏水进行检查，应为 PH6 ～ 7，Cl^-、Ca^{2+} 定性阴性。若挂有水珠，则还需用洗涤液浸泡数小时，然后再用自来水充分冲洗。装有固体培养基的器皿应先将其刮去，然后洗涤。带菌的器皿在洗涤前先浸在 2% 煤酚皂溶液（来苏水）或 0.25% 新洁尔灭消毒液内 24h 或煮沸 0.5h，再用上法洗涤。带病原菌的培养物最好先行高压蒸汽灭菌，然后将培养物倒去，再进行洗涤。盛放一般培养基用的器皿经上法洗涤后，即可使用，若需精确配制化学药品，或做科研用的精确实验，要求自来水冲洗干净后，再用蒸馏水淋洗三次，晾干或烘干后备用。②玻璃吸管吸过血液、血清、糖溶液或染料溶液等的玻璃吸管（包括毛细吸管），使用后应立即投入盛有自来水的量筒或标本瓶内，免得干燥后难以冲洗干净。量筒或标本瓶底部应垫以脱脂棉花，否则吸管投入时容易破损。待实验完毕，再集中冲洗。若吸管顶部塞有棉花，则冲洗前先将吸管尖端与装在水龙头上的橡皮管连接，用水将棉花冲出，然后再装入吸管自动洗涤器内冲洗，没有吸管自动洗涤器的实验室可用冲出棉花的方法多冲洗片刻。必要时再用蒸馏水淋洗。洗净后，放搪瓷盘中晾干，若要加速干燥，可放烘箱内烘干。吸过含有微生物培养物的吸管亦应立即投入盛有 2% 煤酚皂溶液或 0.25% 新洁尔灭消毒液的量筒或标本瓶内，24h 后方可取出冲洗。吸管的内壁如果有油垢，同样应先在洗涤液内浸泡数小时，然后再行冲洗。③载玻片与盖玻片用过的载玻片与盖玻片如滴有香柏油，要先用皱纹纸擦去或浸在二甲苯内摇晃几次，使油垢溶解，再在肥皂水中煮沸 5 ～ 10min，用软布或脱脂棉花擦拭，立即用自来水冲洗，然后在稀洗涤液中浸泡 0.5 ～ 2h，自来水冲去洗涤液，最后用蒸馏水换洗数次，待干后浸于 95% 酒精中保存备用。使用时在火焰上烧去酒精。用此法洗涤和保存的载玻片和盖玻片清洁透亮，没有水珠。

检查过活菌的载玻片或盖玻片应先在 2% 煤酚皂溶液或 0.25% 新洁尔灭溶液中浸泡 24h，然后按上法洗涤与保存。

（3）洗涤液的配制与使用。洗涤液的配制：洗涤液分浓溶液与稀溶液两种，配方如下：

浓溶液：重铬酸钠或重铬酸钾（工业用）50g

自来水 150mL

浓硫酸（工业用）800mL

稀溶液：重铬酸钠或重铬酸钾（工业用）50g

自来水 850mL 浓硫酸（工业用）100mL

配法都是将重铬酸钠或重铬酸钾先溶解于自来水中，可慢慢加温，使溶解，冷却后徐徐加入浓硫酸，边加边搅动。

配好后的洗涤液应是棕红色或橘红色。贮存于有盖容器内。原理：重铬酸钠或重铬酸钾与硫酸作用后形成铬酸，酪酸的氧化能力极强，因而此液具有极强的去污作用。

使用注意事项：a. 洗涤液中的硫酸具有强腐蚀作用，玻璃器皿浸泡时间太长，会使玻璃变质，因此切忌到时忘记将器皿取出冲洗。其次，洗涤液若沾污衣服和皮肤应立即用水洗，再用苏打水或氨液洗。如果溅在桌椅上，应立即用水洗去或湿布抹去。b. 玻璃器皿投入前，应尽量干燥，避免洗涤液稀释。c. 此液的使用仅限于玻璃和瓷质器皿，不适用于金属和塑料器皿。d. 有大量有机质的器皿应先行擦洗，然后再用洗涤液，这是因为有机质过多，会加快洗涤液失效，此外，洗涤液虽为很强的去污剂，但也不是所有的污迹都可清除。e. 盛洗涤液的容器应始终加盖，以防氧化变质。f. 洗涤液可反复使用，但当其变为墨绿色时即已失效，不能再用。

2. 玻璃器具的存储

玻璃器具应有专门的仓储场所，玻璃试管按不同规格用纸包好后放置。

吸管应每根用纸包好，特别要注意管尖的保护。量杯、量筒应设置专门的放置架，烧杯、试剂瓶、平皿、容量瓶等玻璃器具放置时，箱内要有柔软物质把玻璃器具彼此隔开，如牛皮纸、海绵等。

3. 日常使用的玻璃器具放置有不同的要求，试管按不同规格放入试管架（铜丝篓）内，干烤后取用。

刻度吸管按不同规格平放在操作台已分格的抽屉里，容量瓶、量杯、量筒、锥形瓶等应置于具有可倾斜倒置放置的架子。装有试剂的试剂瓶应整齐有序地摆放在操作台架子上。

（二）一次性材料的管理

1. 真空采血管

真空采血系统由持针器、双向采血针、采血管构成。

（1）采血针。包括静脉穿刺针和塞针管，中间软和硬连接（有些产品用尼龙管连接），形成采血系统一次进针多次采血。

（2）采血管。由试管、塞子和标签组成。

真空试管是一个密闭的管子，内为真空，采血量多少由真空度来控制。采血管内含各种添加剂，如抗凝剂、促凝剂、缓冲剂、保护剂、分离胶等。采血管的材质以前大多采用玻璃材料，中性玻璃具有耐压、分子排列紧密等优点，但也存在用后不易焚毁的缺点。现在许多厂家改为用环保型的聚苯乙烯塑料，质轻便于运输，破损率小，容易焚毁，燃烧时几乎无烟，烧后灰很少。

塞子多采用双层管帽设计，在内层涂有润滑剂的橡胶软塞外面套有纹面塑料管盖，使开启极为轻松，其侧滑式的开启方式可防止血液的飞溅；用标记的头盖颜色来区分试管内不同的添加物。

印刷在不干胶标签上的主要内容是真空管容量、用途、内添加物名称、有效期及部分商标内容。

（3）持针器。起到连接针头与采血管的作用，采样时只需换双向针头，不被血液所污染，可以反复使用。

（4）真空采血管按用途分有以下种类。①无抗凝剂管：未加抗凝剂的真空采血管干燥，内壁还有特殊涂料如硅酮，防止血细胞破碎，主要用于生物化学、免疫学等检查。为了达到快速分离血清的目的，有些真空管内填充了分离胶。②血常规管：以 EDTA-K2、EDTA-K3 作为抗凝剂的真空采血管。③血糖管：含草酸盐—氟化钠系列抗凝剂，是血糖测定的优良保存剂。④肝素管：加肝素抗凝剂，用于急诊生化检查及血液流变学等标本的采集。⑤凝血管：已加入 0.129mmol/L 枸橼酸钠抗凝剂，与血样本的比例设定为 1∶9，主要用于凝血机制等检查，具有血液量与抗凝剂配比精度高的优点。⑥血沉管：加入 0.129mmol/L 枸橼酸钠抗凝剂，与血样本比设定为 1∶4，主要用于血沉测定。自动血沉仪使用本仪器专用的血沉管。⑦一些有其他特殊用途的真空采血管。

（5）对真空采血管的其他要求。①无菌：高质量的真空采血管应该是无菌的，再加上它是封闭操作，可大大减少患者、抽血者、实验操作者被感染的机会。②标识：不同用途的采血管有不同颜色的管塞和标签，容易辨认。③真空采血管头盖：应使用合格的软塑料并严格密封，以免漏气，造成空气进入试管内，负压消失。④试管外壁：应有清晰的刻度，便于观察采血量。⑤试管内壁：光滑，无任何异物特别是干扰实验的物质。

2. 一次性塑料制品

（1）一次性注射器一般由聚丙烯（PT）塑料制成，经环氧乙烷或射线消毒灭菌，无毒、无菌、无热源。临床实验室主要用来抽取血样本，由于一次性使用，有效地控制了医院内的交叉感染。常用规格有 2mL、5mL 和 10mL 等，规格多，使用普遍。由于它容易被再次利用，使用后的一次性注射器消毒、毁形、回收十分重要，是医院内感染管理的重要环节。

（2）一次性塑料试管大多由聚丙乙烯（PS）塑料制成，临床实验室可用来盛装血标本，也可以用作某些试验（放射免疫等）的反应管。由于使用方便、规格多、价格也不贵，在临床实验室的应用日益广泛，使玻璃试管的使用逐步减少。但塑料试管的质量相差较大，对离心的承受力不同，也要注意它的适用性。

（3）吸样头。指的是与加样器配套使用的一次性吸头。吸样头虽小，但对检验结果的影响很大，主要是与加样器之间的匹配程度。如果是定性试验，一般与吸样器匹配的吸头能满足试验的质量要求；如果是定量试验，除了加样器本身需要计量准确以外，对吸头要求较高，不但要严密匹配，加样后的残留量还要小。

（4）塑料离心管（Eppendorf管）。子弹头状，带盖，容量规格很多。广泛应用于临床实验室的标本采集、离心分离、样品保存和运送。临床基因扩增实验室的核酸纯化和分离、PCR扩增反应或实时监测荧光定量PCR的反应管大多用的是0.5mL的离心管，它对质量要求较高。

（5）样品杯。临床实验室的许多自动化仪器，例如自动生化分析仪、发光免疫分析仪等需用一次性塑料样品杯。有些专用仪器有特定的反应杯和比色杯，它们可以随试剂配送（或另购），也有些可以用国产替代品，但要注意品质和规格，试用合格后才能批量购买。

（6）培养皿。用于细菌培养的塑料平皿，常用规格有直径7cm、9cm、12cm。它有轻便、一次性使用、易灭菌、免清洗的优点，部分取代了玻璃培养皿。但它也有缺点，除成本增加以外，塑料的透明度不如玻璃，观察菌落必须打开。

一次性塑料用品在临床实验室的用途越来越广，种类也越来越多，对这些材料的管理应制订相应的文件。一次性塑料用品的采购一定要认定生产批文、合格证和使用有效期。无菌器材，如一次性注射器和培养皿，如包装有破损，应禁止使用。

（三）无害化处理

临床实验室的一次性用品较多，由于这些一次性用品使用完后常带有传染性病原体，必须进行无害化处理后回收或焚烧处理，以免造成环境污染。2003年10月我国卫生部发布了《医疗卫生机构废物管理方法》，对各种医疗废物的处理方法作了规定，并明确了责任。临床实验室使用后的废物应严格按文件要求，分步进行无害化处理。

1. 第一次消毒

一次性塑料制品如试管、吸头、注射器等使用完后立即浸泡于2000mg/L含氯的消毒液中；金属一次性用品如采血针、注射器针头等用1000mg/L含氯消毒液浸泡24h。

2. 第二次消毒

第二天清晨对第一次消毒过的一次性用品可进行第二次消毒，达到彻底消毒的目的。能进行高压灭菌的材料，尽可能高压灭菌。

3. 毁形处理

对经两次消毒的一次性用品要进行毁形处理，金属一次性用品可用钳子夹弯，一次性塑料制品可用刀具毁形，有条件的医疗机构可使用专用毁形机粉碎，然后把金属和一次性塑料制品分开盛装好，由专人负责保管。

4.无害化处理

经消毒毁形的一次性用品定时交给一次性用品集中处理单位进行无害化处理或回收，集中处理单位应具有当地卫生主管部门颁发的卫生许可证。不得将使用后的一次性医疗用品出售给未经卫生主管部门许可的单位和个人，或者以其他方式流入社会。严禁将未经无害化处置的一次性医疗用品向环境排放或混入生活垃圾。

第三节 分析仪和检测系统的维护和校准

任何仪器，无论其设计如何先进、完善，在使用过程中都避免不了因各种原因而产生这样或那样的故障，只是仪器的故障率不同而已。为保证仪器的正常工作，对仪器进行正常维护和及时修理是非常重要的。限于篇幅，本章只对医学检验仪器的特点和维护要求、仪器维修应具备的条件、仪器出现故障的规律、种类和原因、仪器维修的程序和常用方法、医学检验仪器的常用电子器件的检查等内容做些简单介绍。

一、医学检验仪器的特点和维护要求

（一）医学检验仪器的特点

医学检验仪器是用于疾病诊断、疾病研究和药物分析的现代化实验室仪器，其主要特点如下。

1.结构复杂

医学检验仪器多是集光、机、电于一体的仪器，使用器件种类繁多。尤其是随着仪器自动化程度的提高和仪器的小型化，仪器功能的不断增强，各种自动检测、自动控制功能的增加，使仪器更加紧凑、结构更加复杂。

2.涉及技术领域广

医学检验仪器常涉及光学、机械、电子、计算机、材料、传感器、生物化学、放射等技术领域，是多学科技术相互渗透和结合的产物。

3.技术先进

医学检验仪器始终跟踪各相关学科的前沿。电子技术的发展、电子计算机的应用、新材料新器件的应用、新的分析方法等都在医学检验仪器中体现出来。

4.精度高

医学检验仪器具体说是用来测量某些物质的存在、组成、结构及特性的，

并给出定性或定量的分析结果，所以要求精度非常高。医学检验仪器多属于精密仪器。

5. 对环境要求高

由于医学检验仪器具有以上特点，以及其中某些关键器件的特殊性质，决定仪器对于环境条件要求很高。

（二）医学检验仪器的维护

仪器维护工作的目的是减少或避免偶然性故障的发生，延缓必然性故障的发生，并确保其性能的稳定性和可靠性。仪器的维护工作是一项贯穿整个过程的长期工作，因此必须根据各仪器的特点、结构和使用过程，并针对容易出现故障的环节，制定出具体的维护保养措施，由专人负责执行。

1. 一般性维护工作

一般性维护工作所包括的是那些具有共性的，几乎所有仪器都需注意到的问题，主要有以下几点：

（1）仪器的接地。接地的问题除对仪器的性能、可靠性有影响外，还对使用者的人身安全关系重大，因此所有接入市电电网的仪器必须接可靠的地线。

（2）电源电压。由于市电电压波动比较大，常常超出要求的范围，为确保供电电源的稳定，必须配用交流稳压电源。要求高的仪器最好单独配备稳压电源。另外应注意，插头中的电线连接应良好，使用时切莫把插孔位置搞错，导致仪器损坏。

（3）仪器工作环境。环境对精密检测仪器的性能、可靠性、测量结果和寿命都有很大影响，为此对它有以下几方面的要求：①防尘：仪器中的各种光学元件及一些开关、触点等，应经常保持清洁。但由于光学元件的精度很高，因此对清洁方法、清洁液等都有特殊要求，在做清洁之前需仔细阅读仪器的维护说明，不宜草率行事，以免擦伤、损坏其光学表面。②防潮：仪器中的光学元件、光电元件、电子元件等受潮后，易霉变、损坏，因此有必要定期进行检查，经常及时更换干燥剂；长期不用时应定期开机通电以驱赶潮气，达到防潮目的。③防热：检验仪器一般都要求工作和存放环境要有适当的、波动较小的温度，因此一般都配置温度调节器（空调），通常温度以保持在 20～25℃最为合适；另外还要求远离热源并避免阳光直接照射。④防震：震动不仅会影响检验仪器的性能和测量结果，还会造成某些精密元件损坏，因此，要求将仪器安放在远离震源的水泥工作台或减振台上。⑤防蚀：在仪器的使用过程中及存放时，应避免接触有酸碱等腐蚀性气体和液体的环境，以免各种元件受侵蚀而损坏。

以上是有关仪器的一般性维护的主要内容，此外所有仪器在关机停用时，要关断总机电源，并拔下电源插头，以确保安全。

2. 特殊性维护工作

这部分内容主要是针对检验仪器所具有的特点而言的，由于每种检验仪器有其各自的特点，这里只介绍一些典型的有代表性的几个方面。

（1）光电转换元件，如光电源、光电管、光电倍增管等在存放和工作时均应避光，因为它们受强光照射易老化，使用寿命缩短，灵敏度降低，情况严重时甚至会损坏这些元件。

（2）检验仪器在使用及存放过程中应防止受污染。如有酸碱的环境将会影响酸度计的测量结果；做多样品测量时，试样容器每次使用后均应立即冲洗干净。另外，杂散磁场对电流的影响也是一种广义的污染。

（3）如果仪器中有定标电池，最好每半年检查一次，如电压不符要求则予以更换，否则会影响测量准确度。

（4）各种测量膜电极使用时要经常冲洗，并定期进行清洁，长期不使用时，应将电极取下浸泡保存，以防止电极干裂、性能变差。

（5）检流计在仪器中作为检测指示器使用的较多，但它极怕受震，因而每次用毕后，尤其是在仪器搬动过程中，应使其呈短路状态。

（6）仪器中机械传动装置的活动摩擦面间宜定期清洗，加润滑油，以延缓磨损或减小阻力。

（7）检测仪器一般都是定量检测仪器，其精度应有所保证，因此需定期按有关规定进行检查、校正。同样，在仪器经过维修后，也应经检定合格后方可重新使用。

此外，仪器维护还有其他许多特殊内容，如用有机玻璃制成的元件，应避免触及有机溶剂；气相色谱仪在使用时需避开易燃气体，且其氢气源应远离火源等。通常这些内容在仪器的使用说明书中有详细的交代，负责维护工作的人员应仔细阅读使用说明书中的有关内容，以进行正确的维护。

二、医学检验仪器维修应具备的条件

医学检验仪器维修应具备的条件分三个方面，具体说明如下。

（一）对维修人员素质的要求

1. 具有良好的工作作风和心理素质

医学检验仪器的维修是一种技术性很强的工作，维修人员必须具有勤奋好学、刻苦钻研的精神，并养成多观察、多动手、多分析、多记录、多总结的良好习惯，以不断积累经验提高维修水平。另外维修人员还应具有良好的心理素质，不被困难吓倒，要知难而进，胆大而心细。

2. 具有丰富的知识

检验仪器维修人员的知识面要求比较广，特别是随着现代化检验仪器设备的精密度、复杂性的提高，要求知识面越来越广，且逐渐加深。通常维修医学检验仪器一般应具有以下几个方面知识：①电工基础、电子线路、医学检验学、光学和机械基础等知识。②医用检验仪器的原理。③微型电子计算机技术。④电子仪器设备可靠性知识。⑤电子仪器设备的结构设计知识。⑥计量测试方面的知识。

3. 维修人员的基本技能

（1）熟练的焊接技术。熟练的焊接一般指能根据不同焊接对象灵活使用焊接工具和焊接方法。保证既不损坏元件，又使焊点焊牢、光滑，不出现虚焊。

（2）能熟练掌握各种基本元器件的性能和测试方法。检验仪器中不仅大量采用各种类型的电阻器、电容、电感、半导体元件、集成电路块、光电器件、继电器、电机、泵、电表等元件，还采用各种传感器、电极、微处理器、显示器和光学器件等，要修理好仪器，必须熟练掌握这些元器件的性能和测试方法。

（3）能熟练使用测试设备对整机性能进行测试。

（4）具有熟练的阅读原理图能力和反读印制版图的能力。对有仪器说明书、电路原理图的仪器，要先弄清整机原理和框图后，再按框图指引，去分析每部分的具体电路。能熟练阅读电路图，并根据电路图，对照实物找出各测试点及相应元件，就能顺利进行检修工作。

在修理中，常遇到无说明书及其他资料的情况，这就需要根据实物绘出电原理图以便修理时胸有成竹。这个过程可以分两步走：先根据实物相互位置和连线画出实体装配图，然后根据实体装配图整理绘出电路图。这是维修人员非常难掌握的一种技能，但又是提高维修水平非常重要的一关。掌握了这种技能，能面对实物的布线，头脑清晰地检查分析和处理故障，往往会事半功倍。

（5）能灵活运用各种故障的检查方法。仪器设备故障的原因和损坏的程序千差万别。修理时，为了查找故障，可以用不同的方法，采用不同的检查程序，以尽快找出故障的根本原因为目标，就同医生诊断和治疗疾病一样，实际检修时，修理者的工作经验、学识水平和灵活采用检查方法的能力等，将起决定性的影响，能力越强，效率越高。该项能力的提高，丝毫离不开实践，应在实际工作中仔细观察，认真分析，不断总结经验。

（6）能够掌握基本操作。医用检验仪器常包括精密机械、电子、微机、各种传感器等技术内容，所以除了懂得所维修仪器设备的基本原理以外，还应掌握光学与精密机械零部件的安装、拆卸与清洗、加油、调整等项基本操作技能。另外，对仪器的整机使用、操作以及一些注意事项也应掌握，以免造成人为故障。

（7）应具有一定的维修安全知识。维修安全包括两个方面：一是维修人员自身安全，要有良好的操作习惯和防电击等安全措施。二是仪器设备的安全，维修仪器的最基本的要求之一，就是保证不进一步损坏器件或扩大故障范围。所谓胆大心细，就是指既不要被故障的难度吓倒，又要仔细分析弄清原理，合理的、正确的使用维修工具和采用恰当的方法进行检查维修，防止盲动。

（8）要求有良好的观察、实际制作、分析与记录和总结能力。在维修时，需要敏锐的观察能力，有时为了证实某种推断还要求有进行模拟实验设计和制作能力。记录和总结是一个良好的习惯，维修人员不要把查到某个故障作为最后目标，而应从维修过程中总结经验，开拓思路，以达到触类旁通，举一反三之功效，不断提高维修能力。

（二）维修工具和测试仪器

（1）一套小型组合工具。如电烙铁、镊子、剪子、起子等。

（2）机械安装工具。大中小起子、活动扳手、台钳、手电钻等，用于拆卸、装配仪器各种旋钮、开关、电源变压器以及机械联动装置等。

（3）真空压力表。用于检测各种管路的负压。

（4）万用表、兆欧表和电容／电感表。万用表最好选用内阻高的万用表。兆欧表常用于仪器的绝缘检查。

（5）示波器。最好选用频率较高的双踪示波器，有条件应配备高频记忆示波器。

（6）信号发生器。有音频、高频、脉冲等类型。

（7）稳压电源。用以替代待测仪器内部的相应直流电源，进行故障诊断。

（8）各种备件和转接板。经常备一些常用的电阻、电容、晶体管和常用的集成电路块等元器件，不但可用来更换损坏的元器件，也可用于替代法检查判断故障，以便提高工作效率。另外还要备一些机械材料，如各种螺丝、螺帽、垫圈、焊片等。对于那些具有"积木"式结构的仪器设备，可将某一单元卸下，再通过转接板连接起来，这样可给检查和测试留出更大的空间，方便工作。

（9）逻辑探头（逻辑笔）、逻辑夹和逻辑分析仪，常用于数字电路的测试。

（三）技术资料

技术资料包括：技术说明书、维修手册、仪器的结构图、装配图、电原理图、印刷电路版图、元器件明细表等。这些维修资料可作为重要的参考依据，很方便地找出一些复杂和隐蔽故障，以提高维修效率。另外，维修人员还应配有相关原理书籍和元器件手册，并善于收集和整理技术资料。

三、医学检验仪器出现故障的规律种类和原因

（一）人为出现故障的规律

仪器出现故障的一般统计规律是：在仪器使用的早期，出现故障的可能性较高，其原因主要是由于元器件的质量不佳、筛选老化处理不严格、装配工艺上的缺陷、设计不合理以及人为的操作失误等因素引起，因此，这一时期的可靠性较低或者说故障发生率较高。这个时期称为仪器的早期故障期。

经过一段时间的运行后，仪器的元件、机构经过合理的调整，都已逐步适应正常的运行状态，仪器进入稳定使用期，故障的发生率较低，而且一般都是偶然性故障居多。此时仪器处于最佳工作状态，这一时期称为有效使用期。

经过长时间的运行以后，随着各种元件，尤其是易损元件、结构的磨损，损耗程度逐渐增加，仪器的故障率又逐渐上升，这个时期为仪器的损耗故障期。一般仪器早期故障发生于电子元件上，而损耗故障期则多见于机械零部件或光学零部件。

（二）故障种类及发生原因

仪器的故障分必然性故障和偶然性故障。必然性故障是各种元器件、部件经长期使用后，性能和结构发生变化，导致仪器无法进行正常的工作，如元器件老化、变质，电位器磨损等。偶然性故障是指各种元器件、结构等因受外界条件的影响，出现突发性质变，而使仪器不能进行正常的工作，如交流电压过高、仪器受冲击等。

产生故障的原因具体分析如下。

1. 人为引起的故障

这类故障是由于操作不当引起的，一般多由操作人员对使用程序不熟练或不注意所造成的。这类故障轻者导致仪器不能正常工作，重者可能损坏仪器。因此，在操作使用前，必须熟读用户使用说明书，了解正确地使用操作步骤，慎重行事才能减少这类故障的产生。

2. 仪器设备质量缺陷引起的故障

（1）元器件质量不好造成的故障：这类故障因元器件本身质量不好所造成的，同一类元件发生的故障具有一定的规律。

（2）设计不合理造成的故障：这方面的故障有时会导致有关元器件频繁损坏，有时则可能使仪器性能下降而无法正常工作。这类故障多见于新产品。

（3）装配工艺疏忽造成的故障：这类故障多在装配过程中因虚焊、接插件接触不良以及各种原因引起的碰线、短路、断线、零件松脱产生的。

3.长期使用后的故障

这类故障与元器件使用寿命有关，因各种元器件衰老所致，所以是必然性故障。大多数器件长期使用后，均会出现故障，例如光电器件，膜电极老化、显示器的老化、机械零件的逐渐磨损、通气通液管路的老化等等。各元器件的使用寿命差别很大，因此要使仪器能够长期正常工作，除了对易损元件加强维护外，及时更换这类元器件也不失为一种积极手段。

4.外因所致的故障

仪器设备使用环境的条件不符合要求，常常是造成仪器故障的主要原因。一般环境条件指的是市电电压、温度、湿度、电场、磁场、振动等因素。

四、自动生化分析仪及校准和校准验证

（一）自动生化分析仪基本结构

1.按照反应装置的结构，自动生化分析仪主要分为流动式（Flow system）、分立式（Discrete system）两大类

（1）流动式。指测定项目相同的各待测样品与试剂混合后的化学反应在同一管道流动的过程中完成。这是第一代自动生化分析仪。

（2）分立式。指各待测样品与试剂混合后的化学反应都是在各自的反应杯中完成。其中有几类分支：①典型分立式自动生化分析仪。此型仪器应用最广。②离心式自动生化分析仪，每个待测样品都是在离心力的作用下，在各自的反应槽内与试剂混合，完成化学反应并测定。由于混合、反应和检测几乎同时完成，它的分析效率较高。③袋式自动生化分析仪，是以试剂袋来代替反应杯和比色杯，每个待测样品在各自的试剂袋内反应并测定。④固相试剂自动生化分析仪（亦称干化学式自动分析仪），是将试剂固相于胶片或滤纸片等载体上，每个待测样品滴加在相应试纸条上进行反应及测定。操作快捷、便于携带是它的优点。

2.典型分立式自动生化分析仪基本结构

（1）样品（Sample）系统。样品包括校准品、质控品和病人样品。系统一般由样品装载、输送和分配等装置组成。

样品装载和输送装置常见的类型有：①样品盘（Sample disk），即放置样品的转盘有单圈或内外多圈，单独安置或与试剂转盘或反应转盘相套合，运行中与样品分配臂配合转动。有的采用更换式样品盘，分工作和待命区，其中放置多个弧形样品架作转载台，仪器在测定中自动放置更换，均对样品盘

上放置的样品杯或试管的高度、直径和深度有一定要求，有的需专用样品杯，有的可直接用采血试管。样品盘的装载数，以及校准品、质控品、常规样品和急诊样品的装载数，一般都是固定的。这些应根据工作需要选择。②传动带式或轨道式进样，即试管架不连续，常为10个一架，靠步进马达驱动传送带，将试管架依次前移，再单架逐管横移至固定位置，由样品分配臂采样。③链式进样，试管固定排列在循环的传动链条上，水平移动到采样位置，有的仪器随后可清洗试管。

分配加样装置大都由注射器、步进马达或传动泵、加样臂和样品探针等组成。

注射器（syrine unit）。根据注射器直径和活塞移动距离的多少，定量吸取样品或试剂。它的精度决定加样的精度，一般可精确到1微升。注射器漏液时，首先考虑是否探针堵塞，其次是注射器活塞磨损等。有的加液系统采用容积型注射泵和数控脉冲步进马达，提高精度。

样品探针（Probe）与加样臂相连，直接吸取样品。探针均设有液面感应器，防止探针损伤和减少携带污染。有的设有阻塞检测报警系统，当探针样品中的血凝块等物质阻塞时，仪器会自动报警冲洗探针，并跳过当前样品，对下一样品加样。有的还有智能化防撞装置，遇到阻碍探针立即停止运动并报警。即使如此，它仍是非正规操作时的易损件。为了保护探针，除预先需要根据样品容器的高低、最低液面高度等进行设置外，样品容器的规格、放置以及液面高度等设定条件不得随意改变。在某些仪器上，采样器和加液器组合在一起，加样品和加试剂或稀释液一个探针一次完成。

加样臂：连接探针，在样品杯（试剂瓶）和反应杯之间运动，完成采样和加样（加试剂）。它的运动方式，与仪器工作效率及工作寿命有一定关系。

阀门用以决定液体流动方向。

稀释系统：对样品进行预稀释、过后稀释或加倍，对标准原液系列稀释等。不同仪器的稀释方式有所差异，要注意识别。

（2）试剂（Reagent）系统。一般由试剂储放和分配加液装置组成。①试剂仓常与试剂转盘结合在起。多数仪器将试剂仓设为冷藏室，以提高在线试剂的稳定期。②分配加液装置（Dispense unit）。与样品系统的类似，试剂探针常常可以对试剂预加温，双试剂系统的试剂2（R2）探针起始量宜较下，以便配合不同R1/R2比例的试剂。③试剂瓶（Bottle）：有不同的形状及大小规格。应根据工作量和试剂规格，考虑试剂瓶残留体积和更换频率，合理选用。④配套试剂常有条形码，仪器设有条形码检查系统，可对试剂的种类、批号、存量、有效期和校准曲线等识别，进行核对校验。⑤试剂瓶盖自动开关系统，更有利于试剂保存。有的仪器可在运行中添加，更换试剂，有的则须在暂停状态进行。

（3）条形码（Barcode）识读系统。一般由扫描系统、信号整形和译码器三部分组成。扫描系统以光源扫射黑条白条空相间的条码符号，由于条和空对光的反射不同，不同宽窄的条符反射光持续时间不同，产生强度不同的反射光。再经光电转换元件接收并转换成相应强度的电信号，最后通过信号整形，由译码器解译。系统自动识别样品架及样品编号识别试剂、校准品及其批号、失效期，有的还可识别校验校准曲线等信息。

（4）反应系统。①反应盘：装载一系列反应比色杯，多为转盘形式。反应测定过程中按固定程序，在加样臂、加液臂、搅拌棒、光路和清洗装置之间转动。有的仪器在反应杯中完成反应后再吸入比色杯比色，现在更常见反应和检测同在比色杯中进行，效率更高，尤其适于连续监测法。比色杯多采用硬质石英玻璃、硬质玻璃、无紫外光吸收的丙烯酸塑料等，使用寿命不一。Dimension 系列的比色杯在机器内自动制造，自动封口，免冲洗，无污染。流动池式主要在小型分析仪用。容积一般几十微升，但抽液管道占用较多反应液，多样品连续使用，增加交叉污染机会。蠕动泵：半自动生化仪需要蠕动泵抽吸反应液进入流动比色池作测定。要求定期对蠕动泵校准，即通过吸入定量的水来检验泵的吸液量是否准确。一般均设有泵校准功能。

②混合装置（Mixing unit）：如采用多头回旋搅拌棒（二头双清洗式搅拌系统）。搅拌棒常具特氟隆不粘涂层，避免液体黏附。

③温控装置：生化分析仪通过恒温控制装置来保持孵育温度的调控和恒定，也是由计算机来控制的，理想的孵育温度波动应小于 ±1℃。保持恒温的方式有三种。a. 空气浴恒温：即在比色杯与加热器之间隔有空气。空气浴恒温的特点是方便、速度快、不需要特殊材料，但稳定性和均匀性较水浴稍差。b. 水浴循环式：即在比色杯周围充盈有水，加热器控制水的温度。水浴恒热的特点是温度恒定，但需特殊的防腐剂以保证水质的洁净，且要定期更换循环水。日立系统生化分析仪采用的即是水浴循环恒温装置。c. 恒温液循环间接加热式：结构原理是在比色杯周围流动着一种特殊的恒温液（具无味、无污染、惰性、不蒸发等特点）。比色杯和恒温液之间有极小的空气狭缝，恒温液通过加热狭缝的空气达到恒温，其温度稳定性优于干式，和水浴式循环式相比不需要特殊保养。

（5）清洗（Wash）系统。探针和搅拌棒采用激流式等方式自动冲洗。清洗装置一般由吸液针、吐液针和擦拭刷组成。清洗工作流程为吸出反应：吸干—注入纯水—吸干—擦干。清洗液有碱性和酸性两种。一般说来，在吸出反应液后,仪器先用碱性液冲洗,再用酸性液冲洗,最后用去离子水冲洗三遍。擦拭刷的功能是吸去杯壁上挂淋的水,刷体内部有负吸装置。使用进程中要注意擦拭刷是否磨损。

值得注意的是,对于常规冲洗还不能清除交叉污染的实验要特别处理,以减少交叉污染或携带污染。例如,胆固醇测定试剂中的胆酸盐对血清总胆汁酸的测定有干扰,在消除交叉污染的程序中,可输入程序,指令总胆汁酸不在测试胆固醇的比色杯中进行测定,如不能避开,仪器则对比色杯进行特别冲洗,防止发生交叉污染。

冲洗水的水温,自动控制到与恒温反应槽温度相近,保证反应系统的恒温,并增加去污力。急诊测定后采用针对性清洗,似乎比采用固定的全面清洗程序更有效率更经济。耗水量仪器间相差较大。

(6)比色系统。①光源多数采有卤素灯,工作波长为325~800nm。卤素灯的使用寿命较短,一般只有1000~1500h。当灯的发光强度不够时,仪器会自动报警,应及时更换,部分生化分析仪采用的是长寿命的氙灯,24h待机可工作数年,工作波长285~750nm。②比色杯:自动生化分析仪的比色杯也是反应杯。比色杯的光径0.5~0.7cm不等,通常为石英或优质塑料。光径小的省试剂,当比色杯光径小于1cm时,部分仪器可自动校正为1cm。生化分析仪的比色杯自动冲洗装置在仪器完成比色分析后做自动反复冲洗、吸干的动作,比色杯在自动检查合格后继续循环使用。要及时更换不合格的比色杯。如采用的是石英比色杯,比色杯要定期检查清洗。③单色器与检测器各类自动生化分析仪应用的是可见一紫外吸收光谱法,即监测200~700nm光区某特定波长下发色基团吸光度的变化,辅以微机软件系统的计算来完成测定。可见一紫外吸光谱定量的基础是Lamber-Beer定律。

传统的分光度测定普遍采用前分光,即在光源灯和样品杯之间先要用滤光片、棱镜或光栅分光,通过可调的狭缝,取得与样品"互补"的单色光之后,照射到样品杯,再用光电池或光电管作为检测器,测定样品对单色光的吸收量(吸光度)。

而现代大多生化分析仪采用后分光测量技术。后分光测定:将一束白光(混合光)先照到样品杯,然后再用光栅分光,同时用一列发光二极管排在光栅后面作为检测器。后分光的优点是不需移动仪器比色系统中的任何部件,可同时选用双波长或多波长进行测定,这样可降低比色的噪声,提高分析的精确度和减少故障率。

生化仪的单色器即分光装置,有干涉滤光片和光栅分光两类。干涉滤光片有插入式和可旋转的圆盘式两种。插入式就是将需用的滤光片插入滤片槽中，圆盘式是将仪器配备的滤光片都安装在圆盘中，使用时旋转至所需滤光片处即可。干涉滤光片价格便宜，但易变潮霉变，从而影响检测结果的准确性，半自动生化分析仪多采用此种滤光片。

光栅分光可分为全息反射式光栅和蚀刻式凹面光栅两种。前者是在玻璃上覆盖一层金属膜后制成，有一定程度的相差易被腐蚀；后者是将所选波长固定地刻制在凹面玻璃上，耐磨损、抗腐蚀、无相差。全自动生化分析仪多采用光栅分光。

（7）程序控制系统。计算机是自动生化分析仪的大脑，标本、试剂的注加和识别，条码的识别，恒温控制，冲洗控制，结果打印，质控的监控，仪器各种故障的报警等都是由计算机控制完成。仪器一代胜过一代，自动化程度越来越高，有的仪器甚至可以完成部分日常保养程序。自动生化分析仪数据处理功能日趋完善，如：反应进程中吸光度，各种测定方法，各种校准方法室内质控结果的统计等，生化仪都可进行处理。计算机还可以调看患者的数据、仪器的性能指标、仪器的运行状态等。

（二）仪器一般工作流程

生化分析仪的正确应用，只是掌握了测定技术原理还不够，还需要对具体仪器的工作流程及测定计算方法有足够的了解。

1. 一般工作流程

工作流程可以通过仪器的测定周期来考察。重点关注比色杯空白读数点（CB）、加样品点（S）、各试剂加液点（R1、R2…）、试剂空白读数点（RB）、各测定读数点（P）、各点时间间隔及周期总时间等。每个仪器一般都在反应转盘的固定位置和反应测定周期的固定时间，设置样品试剂和稀释的加液位以及测定读数点。

2. 数据处理计算方法

仪器在各个吸光度读数点读取的吸光度数据，并不一定都纳入浓度计算。仪器往往根据仪器定义和操作者设定的要求，对吸光度原始数据作计算处理，转换成所谓反应数据，再按系数或公式作浓度计算。

（三）主要操作程序

1. 仪器运行前操作程序

（1）试验项目设置对试验名称、编码，试验组合（Profile）、试验轮次（Round），必要时包括试验顺序等设置。

（2）各试验的参数设置包括试验间比值、结果核对等参数的设定。

（3）剂设置根据有关试验参数，设置各试验的试剂位、试剂瓶规格，必要时设定试剂批号、失效期等。

（4）校准品设置对校准品的位置、浓度和数量等进行设置。

（5）质控设置是根据质控要求来设置质控物个数，质控规则，质控项目及相应质控参数等。

（6）样品管设置即包括样品管类型、残留液高度（死体积）和识别方式等设置。

（7）其他设置对数据传输方式、结果报告格式、复查方式及复查标准等设置。

2. 常规操作程序

开机（预热、保养）—设置开始条件（日期时间索引、轮次、样品起始号等）—根据需要，申请校准、质控和患者测定项目（包括架号、杯号或顺序号。测定中可继续申请）—装载校准品、质控物和患者标本—装载试剂—核对仪器起始状态（未应用条码系统，采用顺序识别样品时，尤其要核对测定起始编号是否与样品架号和申请号相符）定标和质控测定—检查定标和质控结果—患者标本测定—测定过程监控（试剂检查，观察分析结果，编辑校正）—数据传递（打印报告，向检验管理系统传输，包括工作量统计、财务统计、患者情况追踪、质控分析等）—测定后保养。

（四）测定结果检查分析

（1）要了解和熟悉仪器的各种警示符号的含义与作用。在正确设定参数的前提下，利用各种警示符能提高我们发现问题和解决问题的效率。

（2）要熟悉和灵活运用仪器的相关操作屏（界面）。如：用反应过程监测（Reaction Monitor），观察反应时间进程曲线；用校准追踪（Calibmtion Trace）回顾分析校准曲线；利用统计（Statistics）了解不同日期段患者测定均值及数据分析；运用分析数据编辑（Data Edit）察看和校正测定数据。

（3）校准的检查要充分利用仪器设置的功能，监测校准曲线图形、各校准点吸光度值（不能忽略试剂空白值及空白速率值）、计算 K 值等的波动情况，以及与以往的比较。必要时，应进一步检查反应时间进程曲线。必须结合质控数据来把握实验条件。

（4）患者结果的检查除了目测观察或用血清指数了解标本性状，注意和了解临床资料及诊断外，学会分析反应时间进程曲线及数据是重要的基本功。

（五）基本测定方法

1. 终点法（End point method）

这是根据反应达到平衡时反应产物的吸收光谱特征及其吸光度大小，对物质进行定量分析的方法。对一般化学反应来说，反应完全（或正、逆反应动态平衡）、反应产物稳定时为反应终点。对抗原—抗体反应来说，是抗原和抗体完全反应、形成最大且稳定的免疫复合物时为终点。在反应时间进程曲线上为与 X 轴平行线区段。在测定计算方式上，一般分为一点法和两点法两种。

（1）一点法（One Point）。以试剂和样品混合之前的空气空白（GB）、水空白（WB）或试剂空白（RB）的吸光度值为测定计算基点，以反应终点的吸光度读数减去空白读数，得到反应吸光度。通过与相同条件下校准液反应吸光度的比较，求得测定结果。常与一点校准法配合使用，即采用一个校准浓度，校准曲线通过零点且成线性。也应用多点校准。

（2）两点终点法（Two Point End）即终点—始点法。以试剂和样品混合之后的某一时间点作为始点，以反应终点的吸光度读数减去始点读数。一定条件下可降低样品对反应或反应本身的特异性干扰（主要指色度干扰）。常采用双试剂，多以加 R2 前某一点作测定始点；某些情况下，也可以加 R2 后一点作测定始点。若使用单试剂，主反应启动太快或仪器起始读数点受限时难以运用。

固定时间法（Fixed Method）与两点终点法的区别只是在测定读数的末点不在反应平衡区段，而是根据方法学选择，如血清肌酐（苦味酸法）测定。

（3）三点终点法。即双终点法，在一个通道内一次进行两项反应相关的终点法测定。比如同测游离脂肪酸和甘油三酯。某些仪器（如 HITACHI 系列）设置此方法。

2. 连续监测法（Continuous monitoring method）

又称速率法（Rate Assay），即连续监测反应过程，根据所测定的产物生成或底物消耗的速度进行定量分析的方法。在反应时间进程曲线上为反应呈恒速区段（斜率保持不变），常用于酶活性线性反应期测定。

3. 空白校正

在分光光度法中，常利用空白溶液来调节仪器的吸光度零点，或用来抵消某些测定的干扰因素。在生化分析仪测定中，除了采用双或多波长、两点法等排除背景干扰外，常要运用专门空白测定，以便从样品测定吸光度中扣除其影响。正确选择空白校正，对提高准确度起重要作用。

第四节 检验项目操作程序的标准化

一、医学检验标准化的重要性

医学检验是运用现代物理化学方法、手段进行医学诊断的一门学科，主要研究如何通过实验室技术、医疗仪器设备为临床诊断、治疗提供依据。在高等院校通过系统学习这门学科，使学生了解如何鉴定人的血型、确定一个人是否贫血、肝功能是否正常、怎样拍人体胸部及四肢的 X 线片，怎样进行 CT 扫描等等。标准化（standardization）是指某一个领域需要达到的统一的标准要求，是为在一定的范围内获得最佳秩序，对实际的或潜在的问题制定共同的和重复使用的规则的活动。如信息工作标准化，其目的是使文献工作走向标准化、系列化和通用化，达到信息交流和资源共享。国际标准化组织（ISO）的主要任务是制订国际标准、协调世界范围内的标准化工作。标准化的问题由来已久，中国自秦代开始，历代王朝都有法定度量衡标准以及法定违反标准的法则。中国现代标准化工作的任务是制定标准、组织实施标准和对标准的实施进行监督。为了发展社会主义商品经济，促进技术进步，改进产品质量，对工业产品、规格、质量、等级或者安全卫生等需要有统一的技术要求，使标准化工作适应社会主义现代化和发展对外经济的需要。标准化的实质是通过制定、发布和实施标准，达到统一，从而获得最佳秩序和社会效益。统一就是为了保证事物发展所必需的秩序和效率，对事物的形成、功能或其他特性，确定适合于一定时期和一定条件的一致规范，并使这种一致规范与被取代的对象在功能上达到等效。标准化为科学管理奠定了基础。所谓科学管理，就是依据生产技术的发展规律和客观经济规律对企业进行管理，而各种科学管理制度的形式，都以标准化为基础。标准化是科研、生产、使用三者之间的桥梁。一项科研成果，一旦纳入相应标准，就能迅速得到推广和应用。因此，标准化可使新技术和新科研成果得到推广应用，从而促进技术进步。标准化应用于科学研究，可以避免在研究上的重复劳动；应用于产品设计，可以缩短设计周期；应用于生产，可使生产在科学有秩序的基础上进行；应用于管理，可促进统一、协调、高效率等。随着科学技术的发展，生产的社会化程度越来越高，生产规模越来越大，技术要求越来越复杂，分工越来越细，生产协作越来越广泛，这就必须通过制定和使用标准，来保证各生产部门的活动，在技术上保持高度的统一和协调，以使生产正常进行。所以说，标准化为组织现代化生产创造了前提条件。大量的环保标准、卫生标准和安全标准制定发布后，用法律形式强制执行，对保障人民的身体健康和生命财产安全具有重大作用。

二、医学检验标准化操作的实例分析

标准化操作，又称为标准操作规程（Standard Operating Procedure, SOP），是为有效地实施和完成某一临床试验中每项工作所拟定的标准而详细的书面规程。以医学检验中的痰液细菌检验为例，众所周知，传统习惯程序的痰标本细菌学检验其临床符合率并不高，传统程序的痰标本细菌学检验缓慢，很不适应临床诊断治疗的迫切性。究其原因，除了因为微生物和人体的相关性本身就具有复杂性：源自细菌的致病与条件致病的辨证性，如致病菌可能为正常携带，而细菌在肺通气功能异常病人的下呼吸道可以发生单纯定植或感染，要证明培养结果与感染的相关性是医学微生物学所面临的难题；还因为痰标本采集不规范导致的不合格标本带来的培养结果与病人感染不相符。因此，提出相应详细可行的令全国同行公认的统一规范的标准化操作程序（SOP）和完整的痰液培养的质量控制办法，建立规范而快速的痰液细菌学检验的 SOP 对于提高呼吸系统感染病的诊治水平和控制抗生素的滥用等问题均有重要的作用。

医学检验标准化操作实例：

第一，标本接收筛选方案。目测黄色、灰色、血性、铁锈色、浑浊、稠厚、呈现团块状的标本为合格标本；而无色透明、有灰白片状物或黑色小点，有明显食物渣滓、纸屑灰尘的为不合格标本。经过目测筛选的标本，在洗涤前还需再经过显微镜下筛选，取约 0.1mL 痰液（黄豆大小）用接种环均匀涂布成 $2 \times 2cm^2$ 大小的涂膜，在显微镜下，凡脓细胞大于 25/LP 且鳞状上皮小于 10/LP 的标本为合格标本，可进入下一步程序；而脓细胞小于 10/LP 但细菌数量大于 +++ 或鳞状上皮大于 25/LP 的标本为不合格标本，应拒收。

第二，标本预处理。先用 20mL 生理盐水洗涤两次，经过 10mL 生理盐水稀释后，加入 1% 的 PH7.6 的胰蛋白酶溶液消化 90min 后接种，并同时在洗涤后制作原始痰涂片，进行染色镜检。第三，读片。根据人体对细菌、真菌感染在早期主要以非特异性免疫的细胞免疫为主的特点，结合呼吸系统生理病理特点，阐述痰液形成过程和排出过程。在下呼吸道中感染中形成的炎性渗出、包裹物中存在与感染直接相关的病原菌，在自然排痰的过程中会被

上呼吸道的正常菌群所污染，但污染菌位于炎性包裹物之外，且人体对正常菌群具有共生性保护因而不会产生吞噬现象。据此，将选择痰标本中脓细胞成团块状分布，集中而不稠密，且周围无鳞状上皮细胞或无大量成团状分布的细菌球的区域为读片区，认真收寻20—30个视野中脓细胞聚集处的脓细胞胞浆中有无吞噬的细菌及细菌的染色排列特征，菌体特征（如粗细、长短、扭曲）并作记录，将此作为确定病原菌的理论依据。

第四，标本的接种培养。

第五，读碟。

第六，细菌鉴定。在痰标本的直接涂片镜检结果的指导下进行分离鉴定，根据痰液涂片直接镜检结果中被炎性包裹及脓细胞吞噬的细菌的革兰染色后的形态特征为指引，阅读平皿中菌落形态并作菌落细菌的革兰染色，选择与镜检结果一致的细菌（该步骤应该在经验丰富的高资历微生物检验老师的带领下进行），必要时进行纯培养，再根据该细菌在各种不同培养基上的生长情况及相应菌落特征进行初步鉴定和分群，随后在细菌革兰氏染色镜检特点、触酶、氧化酶等简单试验的进一步鉴定和分群到相关的科或属后采用相应的编码鉴定系统鉴定手工或自动化鉴定，对溶血性链球菌及肺炎链球菌在生化反应的同时采用乳胶试剂作为补充。为了缩短鉴定时间还可采用具有培养鉴定一体化作用的多功能培养基配合快速酶法编码鉴定系统进行鉴定。

第七，药敏试验。按 CLSI 相关规定进行药敏试验，可采用特殊的药敏试验观察计算方法（如自动化仪器采用的光电浊度速率法、荧光速率法等）缩短药敏时间。向临床提供一份快速的初步报告。

第八，结果报告。常规痰培养报告应包括完整的病人信息、临床诊断、抗生素使用情况（由临床医生在申请单上注明）、未染色标本直接涂片结果（有无脓细胞、脓细胞数量、上皮细胞数量、二者比例、有无真菌孢子 / 菌丝、有无寄生虫等）、Gram 染色镜检结果（包括脓细胞数量、上皮细胞与胞外正常菌群数量与污染程度、脓细胞胞内吞噬细菌 / 真菌孢子的情况，炎性包裹物内细菌和真菌的存在情况、脓细胞和炎性包裹物内的细菌 / 真菌的染色特征、形态特征和排列特征）、所分离细菌的鉴定结果、耐药监测结果、一般药敏结果、该检验结果与临床诊断和治疗相关性的评述和建议。

第九，质量控制。为保证细菌学检验结果的快速准确和临床符合率，应对全过程进行严格的质量控制。

在经济、技术、科学及管理等社会实践中，对重复性事物和概念，通过制定、发布和实施标准，达到统一，更能获得最佳秩序和社会效益。统一是为了确定一组对象的一致规范，其目的是保证事物所必需的秩序和效率；统一的原则是功能等效，从一组对象中选择确定一致规范，应能包含被取代对象所具备的必要功能；同时，统一是相对的，确定的一致规范，只适用于一定时期和一定条件，随着时间的推移和条件的改变，旧的统一就要由新的统一所代替。

第五节 室内质量管理

作为提供预防、诊断、治疗、健康状况评估等重要信息提供者的临床实验室对患者健康起着十分关键的作用，其检测结果可以作为临床医生诊断疾病的重要依据，并指导用药，监测治疗效果，提供预后信息等，但在实验室工作中会出现各种各样的问题，严重地影响着患者的健康和安全。另外，随着我国医疗制度改革的深入，医疗市场的激烈竞争以及患者自我保护意识的增强，越来越多的医疗纠纷接踵而来，实验室的检测结果成为临床医疗有力的证据。所以，实验室工作人员应该加强实验室质量管理，协调实验室资源，建立一系列规章、制度和标准，使检测各过程标准化，采取积极措施严格控制问题的产生，保证患者的安全。中国医院协会临床检验管理专业委员会[秘书处设在卫生部（现国家卫生计生委）临床检验中心，下同]自2000年10月份成立起就承担了临床实验室质量管理的研究、推广及培训工作。

为了加强对临床实验室的管理，提高临床检验水平，保证医疗质量和医疗安全，2006年，由卫生部临床检验中心牵头，中国医院协会临床检验管理专业委员会参与，借鉴有关国际标准，同时结合我国实际工作，制定并颁布了《医疗机构临床实验室管理办法》（卫医发[2006]73号），首次对临床实验室管理提出了全面要求，除了强调检验中的质量管理外，还对检验前、检验后、实验室安全、信息化管理等提出了明确要求。该办法是对我国临床实验室的基本要求，也是对临床实验室进行外部质量控制和行政管理的基本依据。

一、室内质量控制

室内质量控制（IQC）是重要的实验室内部质量控制活动，其基本形式是实验室在检验病人标本的同时检验质控样品，根据质控样品的检验结果判断本次检测的质量是否合格。IQC同时给出实验室内某检验项目在一定时期内的检验结果稳定性（精密度）情况，有效实施IQC是保证检验质量的重要措施。《医疗机构临床实验室管理办法》规定："医疗机构临床实验室应当对开展的临床检验项目进行室内质量控制，绘制质量控制图。出现质量失控现象时，应当及时查找原因，采取纠正措施，并详细记录。"国家标准GB/

T20468-2006《临床实验室定量测定室内质量控制指南》中规定了对临床实验室定量测定 IQC 的目的、计划、分析区间、质控品、质量控制应用、IQC 数据实验室间比对。为了解实验室 IQC 实施和结果情况，卫生部临床检验中心系统建立了临床实验室 IQC 监测机制，具体机制因地区而异，有的省市采用实时上报，有的采用周报、月报、季报等方式。如果多个实验室共用同一批号的质控品，可将报告结果组织一个实验室间比对计划，从该计划的数据中可以获得实验室内和实验室间不精密度，实验室间同一方法组的偏倚，实现 IQC 数据的实验室间比对。IQC 数据为不同实验室、不同检验项目精密度情况评估和改进提供重要信息。

二、实验室认可

与质量改进有关，近年来我国实验室认可受到了临床实验室的重视，尤其是大型医疗机构实验室。我国实验室认可由 CNAS 实施，临床检验管理专业委员会参与，依据准则为国际标准 ISO 15189。该国际标准在国际上应用较广泛，具有足够的科学性和合理性。实验室认可自愿进行，目前我国有百余家大型实验室通过 CNAS CL-02 认可。同时，临床检验管理专业委员会还主持编译了《临床实验室评审标准》一书，全面介绍了国际联合委员会（Joint Commission International，JCI）临床实验室国际标准对临床实验室质量管理和认可的要求、申报、检查的基本要求，以及认可相关的政策程序等，为我国临床实验室认可的广泛开展提供了重要的参考依据。实验室认可及其质量体系及持续质量改进概念对保证和提高临床实验室质量和服务水平有重要积极意义。

三、质量指标

一套科学完整的质量指标可以有效地识别、纠正和持续监测检验全过程中的潜在差错。同时，长期纵向的质量指标监督可以帮助实验室提高检测性能，减少差错，保证患者安全。因此，质量指标对实验室而言是十分重要的性能改进和监督工具。同时，临床实验室建立和应用质量指标监测检验质量也是国际和国家评审的要求。ISO 15189：2012 将质量指标定义为对一组固有特征满足要求的程度的衡量，并指出"实验室应建立质量指标以监测和评估检验前、检验中和检验后过程中的关键环节，同时应制定监测质量指标过程的计划，并定期评审质量指标以确保其持续适应"，这意味着今后的 ISO 15189 评审将要求实验室建立质量指标体系，监测检验全过程的差错。目前卫生部临床检验中心已建立了一套适合我国实际情况的质量指标体系，共包含 60 项质量指标，其中分析前质量指标占 20 项，分析中占 11 项，分析后占 29 项，并开展了一系列检验关键质量指标的调查，包括标本可接受性、危急值报告、报告周转时间（turnaround time，TAT）和报告适当性。该调查采用 ISO 17043 解释性能力验证计划的模式，在已开展全国常规化学 EQA 参加单位中进行全国临床实验室有关质量指标的室间质量调查，研究质量指标在我国临床实验室的实际水平，并制定指标相应的质量规范，以期实现质量指标的持续纵向和横向监测，最终发展为质量指标项目常规的室内质量控制和室间质量评价方法，监管和改进我国临床实验室检测的质量水平，规范和管理实验室操作。

四、六西格玛管理方法

在质量控制过程中还可以使用六西格玛质量管理方法。西格玛在数理统计中表示"标准差"，σ 质量水平则代表过程每百万次操作的缺陷机会，其水平越高，过程满足顾客要求的能力就越强。6σ 质量水平代表每百万次操作只允许 3.4 次超出规格界限，或者说缺陷率为 3.4×10。在临床检验中，可利用 $\sigma = (TEa-bias)/s$ 公式，计算 σ 值，其中 TEa 表示允许总误差，bias 和 s 分别为测量程序观测的偏倚和不精密度。σ 水平代表检测项目满足质量要求的能力，其值越大，代表的检测性能越好。6σ 意味着检验结果有较好的质量，不需要重新检测；$4\sigma \sim 6\sigma$ 意味着检测结果满足质量要求，$3\sigma \sim 4\sigma$ 表示检测结果质量较差，$< 3\sigma$ 表示检测结果有问题，需要改善检测性能，否则就有产生差错的风险。

五、风险管理

近几年来，国际标准化组织、美国医疗机构评审联合委员会（JACHO）、美国临床和实验室标准化研究院（CLSI）先后颁布文件，建议将风险管理应用于临床实验室。风险管理的基本过程包括风险识别、风险估计、风险评估、风险控制即风险监测。在临床检验领域中，风险管理可以帮助实验室对每个设备和试验建立特定的质量控制计划，来监测、控制并使不良事件的概率和影响最小化，使体系固有的质量控制、外部质量控制及其他质量控制程序达到最佳的平衡，使风险降低至临床可接受水平，最大限度地预防故障的出现，保证患者的安全。

六、相关规范和标准

除了《医疗机构临床实验室管理办法》以外，临床检验管理专业委员会还参与了其他与质量管理有关的规范和标准文件的起草，包括《临床生物化学检验重要常规项目分析质量指标标准》、《基质效应与互通性评估指南》、《干扰实验指南》、《医疗机构临床检验项目目录》（2013 年版）（国卫医发〔2013〕9 号）等。

目前，临床检验中心在临床检验管理专业委员会的支持下，进行了临床检验信息化建设，已完成了基本信息采集和分析系统的检测等工作。在原来"基于 Web 方式临床实验室信息采集系统"的基础上采用新的《医疗机构临床检验项目目录》（2013 年版）和《全国医疗服务价格项目规范》（2012 年版），并把此系统放到 IQC 用户端。现在正在进行并改进的工作有：（1）IQC 的实验室间比对系统。计划在用户端增加更多功能，如 IQC 方法设计、临床检验方法确认与性能验证、患者数据质量控制等。（2）EQA 数据分析系统，解决 EQA 数据采集问题，并与 IQC 系统融合，提供检验结果互认报告。（3）患者数据采集和分析系统。在安全的前提下，对省内各家医院的患者数据结果进行分析，得到患者结果的参考区间，并进行患者数据实验室间比对。（4）将质量指标融入 LIS 或 IQC 系统中，进一步发展质量指标的室间质量评价计划。临床检验信息化平台建设完成后，可以为政府、临床实验室、患者诊断提供更完善的服务。

临床实验室作为医疗机构中重要的组成部分，其检测结果的准确性和可靠性对患者的医疗决策和安全有着直接的影响，临床实验室质量管理是保证检验结果准确可靠的有力途径。只有全体实验室工作人员都意识到质量管理对患者安全的重要性，并采取相应的措施，才能全面提高我国临床实验室检测的质量水平，保证患者安全。

第六节 室内质量评价

室间质量评价（external quality assessment，EQA）也被称为能力验证（proficiency testing，PT），是国际公认的实验室全面质量管理的重要组成部分。《医疗机构临床实验室管理办法》规定，"医疗机构临床实验室应当参加经国家卫生计生委认定的室间质量评价机构组织的临床检验室间质量评价。"国家标准 GB/T 20470-200《临床实验室室间质量评价要求》中规定了对临床实验室 EQA 申请和标本检测，各专业和亚专业 EQA 计划的一般要求和具体要求。卫生部临床检验中心组织的全国临床检验室间质量评价计划，目前已基本覆盖全国二级以上医疗机构及疾病控制、采供血等机构实验室。EQA 项目范围不断扩大，目前 EQA 计划涵盖临床生物化学、免疫学、血液体液学、微生物学、分子生物学等主要检验专业的 250 余种重要常规检验项目。EQA 计划设计不断改进，质评频次、样品性质和水平、靶值确定和评价标准等日趋合理，增加更具质量改进功能的质评机制。EQA 工作程序不断优化，信息化水平不断提高，有 99.20% 的实验室通过 Interne 来传递室间质量评价信息，质评活动更加高效、准确、便捷。对于每个专业或亚专业，每两年举行一次 EQA 总结大会，总结 EQA 结果，分析主要问题，同时交流工作动态。EQA 计划在我国临床检验质量改进和临床实验室质量管理规范化进程中发挥了重要作用。卫生部临床检验中心组织的部分全国临床检验室间质量评价计划已于 2009 年通过中国合格评定国家认可委员会 CL-03 能力验证计划提供者认可。室间质量评价方面已发布 WS/T414-2013《室间质量评价结果应用指南》及 WS/T415-2103《无室间质量评价时实验室检测评估方法》两项行业标准。

第三章 检验后阶段的质量保证

第一节 检验结果的审核和发放

检验报告是检验工作的最终产品，也是实验室服务对象最需要的服务。保证检验报告的正确和及时发放是检验后阶段质量保证的核心，因为检验报告直接关系到患者能否得到正确和及时的诊断和治疗。应该牢记，不正确的检验结果是对患者的伤害！检验结果不能及时回报和不能及时用于临床是对检验资源的最大浪费！

一、检验结果的审核

检验结果的审核是检验（检测）结束后必须做的第一件事，只有审核符合要求，该批检测结果保证是正确的，才能被发放。审核包括以下几个方面：

（1）核查的基本内容。临床医师所申请的检验项目是否已全部检验；有无漏项或错检；检验结果的填写是否清楚、正确；所用单位是否准确；检验报告单上应填写内容是否全部填写完整；有无异常的、难以解释的结果；有无书写错误；是否有需要复查的结果等。

（2）该批检验结果发放前，还应评价检验结果与患者有关信息（如临床诊断、以往检验结果、相关检验结果等）的符合性。只有在没有发现不可解释的问题时，方可授权发布结果。

（3）当出现问题或有疑问时，要检查检测系统是否完整有效；检测过程是否稳定和在控；应检查检测仪器工作是否正常；保养是否到位；检测试剂是否正确无误；有无失效；校准物的使用及校准程序及质控物的使用是否正确；操作人员有无更换；室内质控是否在控等。必要时要检查蒸馏水的纯度；实验室的温、湿度；电压及其他设备及用品的情况。只有这样对检测系统及检测过程进行评审，才能对检验结果可靠性进行正确评估。

（4）检验报告单发出前，除主要操作人员签字外，还应有另一有资格的检验人员核查并签名，最好由本工作室负责人、检验医师或高年资、有经验的检验人员核查签名。但急诊或单独一人值班时除外。

（5）特殊及重大项目，特殊项目的检验报告单及一些关系重大的检验报告（如抗 HIV 阳性的报告单、白血病及恶性肿瘤的报告单、罕见病原体的报告单等）需有实验室负责人或由实验室负责人授权的相关人员复核无误并签名后方可发出。

（6）异常结果、危重患者、疑难患者等的检验结果复核或复查制度；实验室应规定连续性检查，检验结果应与以前的检验结果进行比较，观察当前检测的结果及其变化是否符合规律，可否解释，必要时可与临床医生取得联系。

二、检验结果的内容和发放

检验结果通常以数字、文字（有时附有图像或相片）的形式报告，其载体是检验报告单。对检验报告的基本要求是：完整、正确、有效，还要求发放及时。

（一）保证检验结果的完整性

这里的完整性指的是信息的完整，临床检验报告内容应当包括：

（1）实验室名称、患者姓名、性别、年龄、住院病历号或者门诊病历号。

（2）检验项目、检验结果和单位、参考区间、异常结果提示。

（3）操作者姓名、审核者姓名、标本接收时间、报告时间。

（4）其他需要报告的内容，如有可能，可增加标本采集时间和标本采集人。

临床检验报告还应当使用中文或者国际通用的、规范的缩写。

送检标本质量存在问题（如溶血、脂血、抗凝血中有凝块等），可能对检验结果准确性产生影响，也应在报告中进行适当描述。

临床检验报告保存期限应按照有关规定执行。

（二）保证检验结果的正确性

上面已谈到检验阶段结束后，应对检验结果进行审核，其目的就是为了最大程度保证检验结果的正确。

（1）在日常工作中，通常根据室内质控的情况加以判定。即用质量控制图法或其他质量控制方法来判断该批检验结果可否发出。定量检验最常用的是 Levey-Jennings 质控图；在定性检验中，常用相应质控物判断有无假阳性或假阴性发生。室内质控结果如在控制状态，可判断该批检验结果可靠，检验结果可以发出；"失控"时必须寻找原因，原因未找到前，结果暂不宜发出。

（2）系统地评审检验结果时，应评价检验结果与患者有关信息的符合性没有问题时方可发放结果。但如遇到下述情况之一，应检查送检标本是否质量存在问题；或与临床医师联系；必要时查阅病历，查询患者情况，并考虑是否需要原标本复查，或另采集标本复查。当然还应检查当天检测系统的可靠性。①检验结果异常偏高或偏低。②与临床诊断不符的检验结果。③与以往结果相差过大的检验结果。④与相关试验结果不符的检验结果。⑤有争议的结果。

（三）保证检验结果的有效性

这里主要指的是临床实验室提供的检验信息对临床诊断、治疗的有效性。主要考虑以下问题：

（1）实验室在选用检验项目及检验方法时，应首先考虑技术是否成熟；方法是否可靠；临床应用价值是否确定；这是在检验前阶段所应解决的问题。

（2）选用检验项目对该患者疾病的针对性无针对性的检验是无效的检验；在防止"过度检查"时，还要防止应该检查而不进行检查的情况，即防止"漏检"。正确选择检验项目主要是临床医师的职责，但临床实验室也有责任建议或帮助选择。

（3）检验结果的正确性，只有正确的检验结果，才能有效地应用于临床。

（4）送检标本的质量直接关系到检验结果的有效性，这也是在检验前阶段所应解决的问题，如送检标本的质量可能影响到检验结果可靠性时，检验报告单上应注明。

（四）及时发放检验结果

检验结果不仅应该完整、正确和有效，还应将检验报告单及时发放给临床医师或患者，也就是要保证发放检验结果的及时性。检验结果不能及时报告，必然导致患者不能得到及时的诊断和治疗。

（1）急诊检验应争取在最短时间内报告：仪器设备运转正常情况下，临床检验项目通常30～60分钟内发出检验报告，生化检验项目2小时内发出检验报告。

（2）非急诊检验项目报告时间也应有规定，以不影响临床及B寸诊断和治疗为原则。如特殊情况不能在规定时间内发出，应与申请医师联系，并说明情况。

（3）建立危急值报告制度：危急值（critical values）有时也称为紧急值（panic values）或警告值（alert values）。此时的检验结果预示如不及时处理，随时会危及患者生命。遇到这种情况时，应迅速将检验结果报告给临床医师，避免对患者诊治的贻误，危及患者生命，还有可能引起医疗差错或医疗纠纷。

危急值可因年龄的不同而有区别，有些检验项目也可能因检测系统的不同而有所不同。实验室应根据服务对象及医院具体情况，与临床医师共同商讨确定重要指标危急值范围。此外，如血液、脑脊液、胸腹水等标本中发现病原微生物时，亦必须迅速报告检验结果。

危急值的报告与急诊报告不要混淆。急诊检验结果不论正常或异常皆应立即报告，但不等于说急诊检验结果就都是危急值；危急值不一定在急诊检验时才出现，平时工作中也可能出现，一旦出现危急值时，不论急诊还是非急诊都必须迅速报告。

危急值与医学决定水平有联系但也不完全等同，危急值是医学决定水平中的一种情况，并不是所有的项目都属于有危急值的项目，也不是所有医学决定水平值都是危急值，只有危及患者生命的检验数值才称为危急值。

（4）急诊检验、危急值如用电话临时报告，临床实验室必须制定相应的报告程序和规定，并有记录（包括报告人、接收人、报告时间及内容等），然后在规定时间内发出正式报告。

（五）保护患者隐私

隐私权是患者基本权利之一。原则上所有检验结果都属于该患者隐私的一部分，未取得本人同意，检验结果不得公开，因此原则上所有检验结果都只发送给检验申请者（一般发送至检验申请者所在科室的护士站或医生站）；如用电子形式发布的检验结果（如检验结果上网，患者从接触屏自动查询等），应有保密措施。

第二节 检验后标本的储存

检验后标本储存的目的为了必要时的复查。检验后标本指的是经前处理后已用于检验的剩余标本，如临床生化测定时采取的静脉血为原始标本，经离心分离后的血清或血浆为检验后标本。

各临床实验室应对检验后的标本储存时间和储存方法（4℃冰箱、低温冷冻或室温）做出规定，储存时间的长短和方法主要视工作需要及分析物稳定性而定。不同分析物的稳定性是不同的。通常 4～8℃冰箱保存时，一般临床生化、临床免疫检测标本以不超过一周为宜，但检测抗原、抗体的标本可保存较长时间，必要时还可冰冻保存，激素类测定三天为宜；凝血因子标本一般不稳定，很难保存；血细胞测定的标本、尿液、脑脊液、胸腹水、粪便等一般不作保存。有时是为了科研留存标本，例如肿瘤患者的标本，通常分离血清（浆）后，分置小容器，低温 -70℃保存。保存的标本应按日期分别保存，有明显的标志，到保存期后即行销毁处理。

鉴于检验标本具有或潜在具有生物性危害因子，因此这些标本及盛放标本的容器，检测过程中接触这些标本的用具都应按《医疗卫生机构医疗废物管理办法》及《医疗废物管理条例》相关规定处理，即采用物理或化学的方法进行无害化处理。

第三节　检验结果的查询

检验结果的查询是经常遇到的，做好查询工作，也是临床实验室服务内容之一。

在以下情况下往往要进行检验结果的查询：

（1）检验报告单丢失。

（2）对患者病情进行评价时，需要与以往的检验结果结合一起进行评价。

（3）临床实验室在检验报告发出前，也往往需要核对以往的检验结果及相关的检验结果，以决定检验结果是否可发出。

查询方式：一般可根据患者姓名、检验项目、送检日期等进行手工查询。如果建立有 LIS 系统，应设计有较强的查询功能，不仅可根据患者姓名、检验项目、送检日期，且可以根据病历号、检验标本类型进行查询；不仅可查询最近某项目的检验结果，也可查询一定时间内的相关的甚至所有的检验结果。

查询后，如需补发检验报告单，应注明"补发"字样。不论何种原因、何种方式查询，要注意保护患者隐私，尤其是一些影响较大的检验结果，也就是说，不是随意的、无条件的、任何人都可要求查询，除临床医师外，患者应有病历等证明文件，患者亲友应有委托手续。临床实验室应制定相应程序或规定。

第四节　咨询服务

咨询服务是临床实验室应尽职责之一，是临床实验室工作的重要方面，是检验医学内涵所包含的主要内容之一。咨询主要来自临床医师或来自患者。咨询的内容主要是检验项目的选择和检验结果的解释等。尽管检验项目的选择及检验结果的解释主要由临床医师进行，但检验人员特别是检验医师应积极发挥参谋作用。

一、咨询服务的重要性

咨询主要来自患者及临床医师、护士。咨询服务主要是帮助患者理解检验结果；帮助医师更有效地利用检验信息；帮助护士正确采集标本等。咨询服务是为了使检验信息在诊断、治疗中发挥更大作用，这是患者、医师所期望的，也是临床实验室所期望的，体现了"以患者为中心"的指导思想。

二、咨询服务涉及的主要方面

咨询内容最常见的有：在检验前阶段主要是检验项目的选择、标本的采集；检验后阶段主要是检验结果的解释，并对进一步检查提供意见。具体地说有：

（1）向临床科室提供开展检验项目的种类、参考区间、临床意义、回报时间等书面文件，其中含委托检验的检验项目。

（2）向临床科室提供标本采集指南一类书面文件。

（3）根据临床科室诊治工作需要，开展的新项目应积极研究予以回应，条件具备可开展的予以开展，条件不具备或因其他原因暂不开展的应联系委托检验。对开展的新项目应主动向临床医师介绍、宣讲。

（4）开展细菌学及抗生素药敏试验的实验室应定期向临床提供近期常见致病菌及耐药情况的信息。

（5）有检验医师或相应资格检验人员的单位，应帮助临床医师选择检验项目和对检验结果做出解释。

（6）检验组合结果的解释。前后两次结果不一致时的解释，如检验结果与临床预期诊断不符时的解释。不同医疗机构检查结果互认中出现的问题，如不同实验室出现两个不同的检验结果时解释。

（7）某些患者进一步检查往往也需征求临床实验室意见。

（8）其他。

三、对患者的咨询服务

对于患者的咨询，有条件的话，可为门诊患者设立咨询服务台。对于患者，主要应帮助解决的是如何看检验报告单，即检验结果的解释。临床实验室可告之的是该检验项目的参考区间；该次检验结果是正常还是异常；该项检验主要临床意义等。必须指出，除诊断性报告外，由于对患者临床情况全面了解不足，不要轻易做出患有什么病的答复，更不要轻易提供治疗意见。

四、咨询服务需把握的几个问题

检验结果的解释是咨询服务中的核心内容，也是最常见的问题，解释时应把握以下几个方面的问题。

1. 参考区间

这是解释检验结果是正常还是异常的依据，但必须注意以下几个问题：

（1）参考区间的差异。生物属性带来参考区间的差异。这主要是年龄、性别、民族、居住地域及妊娠等原因引起的差异。

（2）检验方法差异。检验方法不同引起的差异。如 LDH 测定，P-L 法正常成人参考区间 280-460U/L，而 WP 法则为 109-245U/L。目前同一项目，检测方法可能有多种，不同检测系统检测结果并不完全相同。因此，在解释其他实验室结果时，更应注意。

（3）两类错误。目前参考区间无论是根据正态分布的原理，还是百分位法制定的，即使用 ROC 曲线法，总是有少数正常人的测定值被当作异常值来对待，而在患者中，又有少数人测定值在参考区间内，前者为第一类错误，即假阳性的错误，后者为第二类错误，即假阴性错误，尽管这两种错误发生的概率较小，但解释结果时必须注意。根据这两类错误基本上发生在参考区间上、下限附近，因此当测定值接近参考区间上、下限时，不要轻易做出正常或有病的判断，最好过一段时间再复查以对比分析。

（4）临界值。在定性测定中，判断阴性、阳性有一个临界值的问题。目前许多定性测定、快速测定的方法（如干化学方法、胶体金免疫层析法等），不同厂家生产的试纸条，灵敏度并不相同，因此判断阴性、阳性的临界值也不相同，如测定大便隐血，用化学方法的试纸条，灵敏度为 50μg/mL，而胶体金免疫层析的方法可达 0.1μg/mL。又如胶体金免疫层析做 HBsAg 测定，其敏感度一般为 2μg/mL，但 ELISA 法测定可达到 0.5μg/mL 甚至更低，这往往引起误解，解释结果时务必充分注意。

2. 敏感度及特异度

患者往往因检验结果异常（增高或降低）而来咨询有没有病。临床医师也有时因检验结果不支持其诊断而产生疑义。这里不得不涉及敏感度和特异度的问题。所谓"敏感度"指的是某病患者该试验阳性的百分率，"特异度"指非该病患者该试验阴性的百分率。当前没有一个项目的敏感度及特异度都达到百分之百的，因此存在着一定的假阴性或假阳性。如检查结核杆菌以诊断肺结核，当细菌数达到 10^5 个/mL 时，才可能出现阳性，因此阳性时固然可以确诊，但阴性时不能仅凭一次结果就否定诊断，一般应连续检查三次或更多次，再做出判断。一般来说敏感度高的试验，阴性时对排除某病有价值；特异度高的试验阳性时，对确诊某病有意义。

当然还要考虑"窗口期"的问题，尤其是病毒感染疾病初期。

3. 医学决定性水平

医学决定性水平是指临床上必须采取措施时的检测水平。所谓决定性水平是一个阈值，高于或低于该值，应决定对患者采取某种治疗措施。以血钙来说，正常参考区间为 2.25 ～ 2.65mmol/L，如低于 1.75mmol/L，易发生低钙抽搐，而观察甲状旁腺功能是否亢进，血钙低限值通常为 2.75mmol/L，如果血钙高至 3.375mmol/L 可能出现高钙昏迷，应立即做出诊断，因此 1.75mmol/L，2.75mmol/L，3.375mmol/L 就成为三个医学决定性水平，测定结果出现上述情况时，提示临床上应采取必要措施。如测定值在正常参考区间上、下限以外，但又处于与医学决定性水平之间，应结合临床或重复检查，以做出临床判断，这里除考虑患者生物学变异、实验误差，还要考虑正常人群及患者测定值之间重叠及交叉情况。

4. 几个试验联合应用

检验项目联合应用常形成组合，常见的检验项目组合有以下情况：

（1）为提高某一疾病诊断的敏感度或特异度形成的组合。如 r-GT、AFU、AFP 联合应用以提高对原发性肝癌的诊断敏感度。这时要注意选择并联试验还是串联试验方法来解释结果，前者提高了诊断敏感度，后者提高诊断的特异度。

（2）根据检测标志物出现时间不同形成的组合。如在诊断急性心肌梗死时肌红蛋白、肌韩蛋白 T 或 I 与 CK-MB、CK 等的组合即属于这一类型。

（3）了解患者病情情况形成的组合。如乙型肝炎病毒患者血清标志物（俗称"两对半"）。还有其他许多组合，如致病菌抗生素药敏试验、干化学法做尿液检验、血细胞检验仪做血细胞检测、血气检验等，一定要了解每一组合的特点，才能做出正确解释。

第四章 临床体液学检验与质量管理

第一节 尿液分析

一、尿液一般性状检查

（一）颜色

正常人尿液从无色到深琥珀色变化较大，取决于尿色素浓度和尿液酸碱度。

1. 生理性变化食物、药物和结晶均可使尿液颜色改变。

2. 病理性变化血尿、血红蛋白尿、肌红蛋白尿、胆红素尿、乳糜尿等。

（二）透明度

尿液排出时多较清亮、透明，放置后可出现混浊。寒冷可使尿液中矿物盐结晶析出，碱性尿易出现磷酸盐沉淀，酸性尿易出现尿酸盐沉淀。细菌生长也可引起尿浑浊，此外，轻度血尿、乳糜尿、肾病综合征时脂肪尿、脓尿、上皮细胞尿（白带污染）也可致尿液混浊。

（三）气味

主要来自尿液中的挥发酸和酯类。大肠杆菌感染时尿液有腐败味，酮尿有水果芳香味，各种代谢性疾病可产生特殊气味。

（四）泡沫

正常尿液没有泡沫。若尿中蛋A质含量增多，由于表面张力改变，排除的尿液表面漂浮一层细小泡沫，这些泡沫不易消失。

医学实验室质量管理已成为国内外关注的热点。国际标准化组织专门针对医学实验室的管理制订了标准，并于 2003 年 3 月正式颁布了《医学实验室质量和能力专用要求》（即 ISO / IECl5189），该标准的核心就是加强实验室的全面质量管理。临床实验室质量管理，即指在实验的全过程中所有影响实验结果的要求和环节都处于受控状态，保证每个环节的队调和统一，确保实验结果始终可靠。质量管理是针对检验全过程的，包括检验前程序、检验程序、检验后程序，也就是我们通常所称的分析前的质量管理、分析中的质量管理、分析后的质世管理。

二、质量的定义及要点

1.质量的定义

质量是一组固有特性满足要求的程度而质量的固有特性（特征）：即特性指的足"可区分的特征"；特性可以是固有的或赋予的；固有的指某事物本身就有的特性；赋予的不是某事物本身就有的特性，而是完成产品后因不同要求对产品附加的特性。

2.质量的要求是指"明示的、通常隐含的或必须履行的需求或期望"。其中"明示的"可以理解为是规定的要求（如在文件中阐明的要求或顾客明确提出的要求）；"通常隐含的"是指组织、顾客和其他相关方惯例或一般做法，所考虑的需求或期望是不言而喻的；"必须履行的"是指法律法规要求的或有强制性标准要求的。

质量的要求是多方面的，从质量的定义中，我们可以理解到，质量的内涵是由一组固有特性组成，并且这些固有特性是以满足顾客及其他相关方所要求的能力加以表征。质量具有广义性、时效性和相对性，质量的优劣是满足要求程度的一种体现。

3.质量的过程是指一组将输入转化为输出的相互关联或相互作用的活动。过程由输入、实施活动和输出三个环节组成。

（1）检验质量

是指一组检验质量特征符合检验质量要求的程度，对这些质量特征的每·种都设定规范或要求称为检验质量要求或检验质量规范。

（2）检验的质量控制

质量控制（quality control 简称 QC）是质量管理的一部分，致力于使质量特征符合质量要求所采取的一些措施。

质量控制是一个设定标准、测量结果，判定是否达到了预期要求，对质量问题采取措施进行补救并防止再发生的过程，质量控制不是检验，总之，它是一个确保生产出来的产品满足要求的过程。质量控制涉及组织内几乎所有活动。

质量控制的目的是保证质量，满足要求，为此，要解决要求（标准、规范）是什么？如何实现（过程），需要对那些质量特征进行控制等问题。

三、尿液分析的全过程质量管理

（一）分析前的质量管理

1. 过程从临床医生开出医嘱开始，直至采集样品进行检测前这一过程的质量管理。

2. 包括检验申请、患者的准备、原始样品的采集、运输、接收、处理、维护、存储及清理等过程。

3. 分析前质量管理程序的目的指导制定相关的患者的准备，检测样品的要求、采集、运输、接收、处理、维护、存储及清理等过程的质量管理程序（规程、文件），从而保证检验结果满足质量要求。

4. 分析前质量管理程序（文件）

依据 1995 年美国全国临床实验室标准委员会（NCCLS）提出的 GP16-A 文件和中国临床检验标准化委员会（CCCLS）对《尿沉渣检查标准化的建议》要求，结合医院和实验室工作的具体情况制定以下实验室管理程序。即患者的准备程序；检测样品采集程序；样品的运送与接收程序；样品的处理程序；样品的存储程序；样品的清理程序；生物安全管理程序。

（二）分析中的质量管理

1. 过程指将样品进行检测这一过程的质量管理。

2. 包括每一工作站标准操作程序（Standard Operational Procedure，简称 SOP），即包括仪器标准操作手册（SOP）、项目标准操作手册（SOP），室内质量控制及室间质量评价。

3. 分析中质量管理程序的目的

指导每一工作站制定相关的仪器 SOP、项目 SOP、室内质量控制及室间质量评价等质量管理文件，保证检测结果满足质量要求。

4. 分析中质量管理文件的准备

（1）仪器标准操作手册

本手册是指各实验室配备的各种型号的自动化设备随机所带的原文或复印件，有一册以上的应编号，各实验室应妥善保存。

（2）操作卡

各实验室制备的操作卡主要用于指导操作人员开、关机，主要操作及维护。操作卡的制备要求简洁明了、易于使用。

（3）检定和验证

与仪器检定、自检、校验相关的记录或证书，仪器的档案复印件；SDA 产品注册证或进口许可证；仪器安装调试合格证；仪器年（自）检合格证；

维修或保养后检验合格证。

（4）仪器操作规程

仪器标准操作手册（SOP）可参考仪器生产厂家提供的仪器操作手册、实验室相关程序要求等进行编写。

仪器标准操作手册（SOP）主要包括以下内容：

仪器的难本情况；运行条件；仪器安全使用程序；原始样品采集、处理程序；每日开关机程序；常规样本测定程序；结果处珣程序；维护保养程序；校准操作程序；室内质控操作程序；仪器操作培训程序；仪器使用授权书。

（5）检验项目操作规程

项目标准操作手册（SOP）可参考仪器生产厂家或试剂生产厂家提供的仪器参数、试剂说明书等资料进行编写。

项目标准操作手册（SOP）的编写要求如下：

试验名称（中文、英文及英文缩写）；试验原理；临床意义；样本要求（包括样本拒收条件）；试剂准备（试剂及配套品）；校准（校准物的选择、种类等）；质量控制（质控品的选择、种类等参考范围）；方法特性（分析范围、干扰试验结果解释）。

（6）记录

SOP 手册的编写包括以下记录：

每日开关机记录表；维护保养记录表；校准安排表；校准记录表；质控失控记录表；仪器操作培训记录表。

5. 室内质量控制（1QC）

室内质量控制（IQC），指实验室内为达到质量要求所采取的操作技术和活动。其目的在于监测过程，以评价检验结果是否可靠可以发出，以及排除质量环节中所也有阶段中导致不满意的原因。

应建立室内质量控制管用程序性文件，其工作的开展位严格按程序性文件要求进行。

6. 室间质量评价（EQA）

室间质量评价（KQA）是指多家实验室分析同一标本并由外部独立机构收集和反馈实验室上报结果评价实验室操作的过程。室间质量评价也被称作能力验证，根据 ISO/IEC 导则，能力验证被定义为通过实验室间的比对判断实验室的校准 / 检测能力的活动。

EQA 的目的：识别实验室间的差异，评价实验室的检测能力；识别实验室中存在的问题并制定相应的补救措施；确定新的检测方法的有效性和可比性并对方法进行相应的监控；改进分析能力和实验方法；增加实验室的信心；

提供实验室质量的客观证据等。

应建立室间质量评价管押程序性文件，其工作应严格按程序性文件要求进行。

（三）分析后的质量管理

1. 过程，指检测结果报告这一过程的质量管理。

2. 包括病人一般资料审核、检测项目审核、临床审核等

3. 文件，报告审核程序性文件。

四、尿液分析质量控制

尿液常规分析是医院目前最为普遍的检查方法之一，它的结果临床上很受医师的重视。但是，尿液分析的质量往往受到医生质疑。因此，检测必须进行严格的质量控制。尿液的全面质量控制包括分析前、分析中及分析后三部分。要保证尿液分析检查质量，必须要建立一个有效的、可行、完整的，适合于尿液分析质控措施，实行分析前、分析中、分析后整个过程的质量监控。

（一）分析前质量控制

（1）检验科

项目选择的建议、检查质量流程的确定与监管等。临床：项目的选择、病人分析前准备、标本的采集与运送等，分析前的质量控制是检验科最为薄弱的环节，所以，检验科的工作人员要主动与临床医师、护士进行有效的沟通，不断地改进工作方法。实验前质量控制是保证分析结果可靠性、稳定的基础。

（2）尿液标本的送检

尿液标本留取后应按规定送检。一般尿液标本留取至少为 30mL，应在 2h 内检查完毕，以免细菌繁殖及有形成分破坏，据文献报道，尿液标本留取置 25℃，2h 后会出现如下改变：外观出现尿色变深，透明度变混或尿气味带有氨味；化学成分出现葡萄糖，胆红素、尿胆原、维生素 C 下降，亚硝酸盐升高，pH 与蛋白质升高或下降；镜检出现 RBC、WBC 管型下降，结晶或细菌升高。

（3）尿液标本的保存

尿液标本如不能及时送检或分析，必须冷藏或防腐保存。冷藏可抑制细菌的生长繁殖，维持尿液 pH 恒定，使尿中有形成分基本不变，但 4℃条件下冷藏不得超过 8h，有时冷藏会导致盐类析出产生沉淀，影响沉渣检查。化学防腐：①甲苯又称甲基苯：通常用于化学成分的保存；②甲醛又称蚁醛：用于尿沉渣检验标本的保存。

（4）尿液标本接收

临床实验室应建立严格的标本接收制度，工作人员在接收标本时，必须核查：标本内容器是否符合要求，标记内容与医生所填写化验单是否一致，留尿到接收标本时间是否过长，标本是否被污染，近期是否给服用对尿液分析有影响的药物和其他物质，尿量不少于 30mL。特殊病例不能达到此要求时（如小儿、烧伤，肾衰无尿期等）应在报告单上注明收到尿量及特殊检查方法。

（5）尿液标本的拒接收要求

凡留尿超过 2h（未采取相应的保存措施），未注明留尿时间或尿量不够的标本应拒收。检验科收到合格的标本后应签收，在送验单上注明留尿时间、送检时间。须说明近期是否给服用对尿液分析有影响的药物和其他物质。

（二）分析中质量保证

实验中质量控制是确保结果准确性的具体实施。

1. 尿液检查的组成

（1）物理检测目视或自动分析外观、颜色、浊度、折射率仪、渗透压仪。（2）化学成分粗筛（尿干化学分析仪（手工，半自动或全自动）。（3）有形成分细筛（尿液检查分析仪、显微镜检查和染色技术）。物理检查：颜色正常尿液应为黄色和琥珀色。病理尿色应围绕绿色、红色、褐色、棕色、乳白色报告。浊度（透明度）正常混匀尿应透明。其浊度可用雾状、透明、云雾状、浑浊报告。气味，必要时应报告。比重（SG），建议用折射仪法作为参考方法。（当尿液含 X 光线反差介质、葡萄糖、蛋白时可使结果增高，应予校正。Pro > 1G/dl 时 SG 增高 0.003，Glu1 > G/dlSG 增高 0.004）。

2. 干化学分析

是一种简单快速，对尿半定量的检测方法。

（1）尿蛋白（PRO）检测的质量控制，假性蛋白尿

假性蛋白尿是由于尿液中混有血液、脓液、黏液或阴道分泌物等引起的，应注意区别。假性蛋白尿往往肉眼可见到尿液混浊且有沉淀，而病理性蛋白尿可完全透明，振荡时易产生大量不易消失的泡沫。本 - 周蛋白（Bence-Jones protein，BJP）尿液干化学不能检出。服用奎宁、吡咯酮、某些中草药，氯己定泰、季铵盐类消毒剂，尿液中大量磷酸盐、pH > 8.0 及其他原因引起的强碱性尿，尿液分析仪检测尿蛋白出现假阳性；而强碱性尿可引起磺基水杨酸法出现假阴性。pH < 4.0 的强酸性尿可引起尿液干化学检测的假阴性。大剂量注射青霉素时尿液干化学也可为假阴性，而磺基水杨酸法能产生假阳性。

（2）葡萄糖检测的质量控制

尿糖检测的不一致性，多发生在糖尿病患者，即使空腹晨尿有可能存在

不一致现象。假设一糖尿病人晚餐 2 小时后尚未排尿至次日留取晨尿，与进餐后多次排尿至次日留取的晨尿在尿糖结果中会存在一定的差异。同样晨尿，可能前者尿糖定性 ++++，而后者可能为 +，甚至阴性。

（3）酮体检测的质量控制

①尿液必须新鲜；②酮体检出的灵敏度问题；③酮体检出的假阳性，服用苯丙酮、甲基多巴等药物可引起干化学检测的假阳性。

（4）PH 检测的质量控制

生理因素对 pH 的影响：①饮食：摄食大量肉类（富含硫、磷）及混合性食物，pH 降低（偏酸）；摄食大量蔬菜、水果（富含钾、钠），pH 升高（偏碱）；②剧烈运动、大汗、应激状态、饥饿时，pH 降低。标本必须新鲜。长时间放置的标本，可因尿液二氧化碳挥发或被细菌分解（大多数产生氨），使尿液呈碱性 pH 增高。当尿糖增高时，也可因细菌和酵母菌的作用，使尿中葡萄糖降解为乙酸和乙醇致 pH 减低。严格操作规程，干化学试纸条浸泡时间在 1—2 秒，时间过长，PH 呈减低趋势。

（5）尿胆原和胆红素检测的质量控制

生理性变化，正常人一天内尿胆原排出量波动很大，夜间和上午量少，午后则迅速增加，在午后 2—4 时达最高峰；同时尿胆原的清除率受体内 PH 的影响，PH 增高，尿液中尿胆原的排出量增加。干扰性物质酚噻嗪类、VitK、磺胺药及尿液中一些内源物质如胆色素原、吲哚、胆红素等可使尿胆原检查结果出现假阳性，而重氮药物、对氨基水杨酸、大量亚硝酸盐可引起假阴性反应。大剂量应用酚噻嗪类和吩嗪类药物可引起胆红素检查的假阳性，而高浓度维生素 C 等可抑制偶氮反应使尿胆红素呈假阴性。

（6）亚硝酸盐（NIT）检测的质量控制

①亚硝酸盐检测的假阴性尿在膀胱逗留时间短。②亚硝酸盐检测的假阳性陈旧性尿液、留尿时分泌物污染、容器中含有偶氮剂等可造成本试验的假阳性反应。

（7）尿比重（SG）检测的临床应用及质量控制

标本必须新鲜，避免酸碱污染。尿 pH 升高时尿比重降低，当 pH ≥ 7.0 时，应在尿比重测定结果的基础上增加 0.005，pH ≥ 8.0 时，应加 0.010 作为补偿。尿比重过高或过低时，干化学法均不敏感，应以折射计法做参考。蛋白质是两性电解质，尿蛋白明显增多时尿比重检测结果偏高。

（8）尿试剂带常见产生假阳性、假阴性的原因

蛋白质膜块只对白蛋白敏感，对球蛋白不敏感，对本周氏蛋白不反应。葡萄糖膜块只对葡萄糖产生反应，对乳糖、半乳糖、果糖及蔗糖不反应。酮

体膜块对乙酰乙酸最敏感，丙酮酸、β-羟丁酸不反应。潜血膜块不仅对完整和破损 RBC 均有反应，而且对游离 Hb 也反应。白细胞膜块仅对中性粒细胞有反应，而对淋巴细胞无反应。胆红素及尿胆原膜块灵敏度比 Harrison 手工法低得多。比重膜块只能反映尿中阳离子多少与比重计结果不一；对婴儿等低比重尿则不敏感。

3. 尿沉渣的检查内容

细胞：红细胞、白细胞、吞噬细胞、上皮细胞（包括肾小管上皮细胞、移行上皮细胞、鳞状上皮细胞）、异型细胞等。管型：透明管型、细胞管型、颗粒管型、蜡样管型、脂肪管型、混合管型、宽形管型等。结晶：磷酸盐、草酸钙、尿酸结晶和药物结晶等。微生物：细菌、寄生虫（或虫卵）、真菌、精子、黏液等。其他：临床医生特殊要求的其他成分。

（1）红细胞

①肉眼血尿：肉眼可以看见的不同程度混浊红色（每 100mL 尿液中含有 0.1mL 以上的血液）。②显微镜血尿：采用显微镜才能发现的血尿（每 100mL 尿液中含有 0.1mL 以下的血液）。③肾小球性血尿。④非肾小球性血尿。尿液红细胞形态：大红细胞、小红细胞、棘形红细胞、皱缩红细胞、面包圈形红细胞、新月形红细胞（采用相差显微镜观察）。

（2）白细胞

尿液中的白细胞多为中性粒细胞，尿液中的白细胞增多主要见于泌尿系统炎症，尿液中的白细胞增多常常伴随有细菌出现。

（3）肾小管上皮细胞（renal tubular epithelial cell）

正常尿液标本中不见，成堆大量出现时，表示肾小管有坏死性的病变。肾移植后一周内，尿液中肾小管上皮细胞由多逐渐减少至恢复正常。当病人发生排斥反应时，尿液中再度出现成堆的肾小管上皮细胞。

（4）移行上皮细胞（transitional epithelial cell）

表层移行上皮细胞，又称为大圆上皮细胞，其在膀胱炎时可见成片脱落。中层移行上皮细胞，又称为纺锤状上皮细胞。来自肾盂，也称为肾盂上皮细胞，肾盂、输尿管、膀胱等炎症时可以成片出现。底层移行上皮细胞，和肾小管上皮细胞一起被称为小圆上皮细胞（核相对较小，而整个胞体较肾小管上皮细胞大）。

（5）鳞状上皮细胞（parement epithelial cell）

来自输尿管下部、膀胱、尿道和阴道的表层，大量出现时，表示泌尿道有炎症病变。女性尿液标本中常常由于阴道分泌物的污染，可见大量的阴道表层鳞状上皮细胞和脓球，一般无临床意义。

（6）尿沉渣中的恶性肿瘤细胞移行细胞癌、鳞状细胞癌、腺癌。

（三）分析后质量控制

实验后质量控制是对实验结果准确性的监督管理，审核全部检测结果，了解病人情况；了解上一次检查结果及历史记录；结合其他有关检查结果进行分析，排除产生假阳性，假阴性的原因。确认无误后签名，发出报告。

1. 原始资料（包括数据）的记录与保存

做好阳性率、阴性率统计分析，及时对反馈信息进行处理。

2. 做好仪器使用和保养记录。

3. 尿液分析室间质评

所有报告项目必须参加室间质评，如没有相关质评项目，应与其他实验室进行比对和确认。

4. 尿液分析的室内质量控制

尿液干化学试纸条的质量管理，购买有卫生部临床检验中心推荐的产品，每一批试纸条在使用前，应该做对照试验，试纸条应该按照规定要求进行保存尿液分析的室内质量控制．尿液室内质控液的购买、保存与使用，购买卫生部推荐的质控品，冻干试剂放置4℃冰箱保存，复溶后采用小容量分装，冰冻保存。

5. 尿液自动化干化学分析仪的保养和使用

购买国际知名品牌厂家的仪器，写好尿液分析检验项目的操作手册，每天按照操作手册和操作流程进行操作，每天对仪器进行调标校正，做好的仪器保养工作，并且认真填写使用记录

尿液分析质量控制是一项系统的、长期性的工作，今后的工作重点，巩固室内干化学质量控制，争取加上尿液沉渣质量控制的项目，提高临床检验室全体组员的分析诊断技术水平，提高全科检验人员尿液分析的操作水平，保证尿液分析的诊断质量。

第二节 血尿定位检查

血尿的定位诊断除紧密结合临床病史、体征和 X 线、B 超等辅助诊断手段外，尿液的实验室检查是一项非常重要的方法。尿常规分析是血尿定位诊断的基础。血尿标本中若有明显的尿蛋白，医学教谕网整理尤其是肾小球性蛋白尿则提示尿中红细胞的起源可能来自肾小球。肾小球性蛋白尿常以白蛋白及一些大分子的蛋白为主，而肾小管性蛋白尿则以溶菌酶、2- 微球蛋白等小分子蛋白为主。尿中由红细胞破裂释放血红蛋白所致的蛋白尿在蛋白电泳

时常以 2- 微球蛋白为主。另外，新鲜尿标本即使发生溶血，尿蛋白量也不会很高，大量蛋白尿时常提示为肾小球性血尿。

非肾小球性血尿的尿液标本中一般不会出现管型。一旦尿沉渣镜检发现有管型存在，尤其是红细胞管型的出现，常高度提示为肾小球性血尿。因此在尿液常规分析时需重视对尿液沉渣的显微镜检。尿三杯试验是一种延用已久的定位诊断方法。试验时仅在起初的 10—15mL 尿中发现有明显血尿，提示病变在尿道部位；若在最后 10—30mL 尿中发现有血尿（终末血尿），则提示血尿可能来自膀胱；倘若三杯尿中均有血尿，即全程血尿，提示为上尿路出血；出血在十分末端的尿液中可高度提示埃及血吸虫病感染。但尿三杯试验操作时不易标准化，手续较为复杂，血尿不明显时其临床诊断意义常不十分明确。

尿红细胞形态学检查是近十几年来临床应用较为广泛的方法。其基本原理在于肾小球来源的红细胞因受肾小球基底膜的机械损伤及 / 或肾内渗透压梯度变化等影响，形态常发生畸变，而非肾小球性血尿的尿红细胞形态一般无上述变化发生，表现出均一的正形性。借此可以帮助区分肾小球性血尿及非肾小球性血尿。目前临床在利用尿红细胞形态变化进行诊断方面已取得了不少的经验。

正常人尿液中无或偶见红细胞。如尿液中有较多红细胞时称为血尿，包括镜下血尿和肉眼血尿。前者是指尿色正常、须经显微镜检查才能确定的血尿，通常离心沉淀后的尿液镜检每高倍视野有红细胞 3 个以上；后者是指尿呈洗肉水色或血色，肉眼即可见的血尿。

血尿是泌尿系统疾病最常见的症状之一，98％由泌尿系统疾病引起，2 ％由全身性疾病或泌尿系统邻近器官病变所致。

1．泌尿系统疾病

肾小球疾病如急慢性肾小球肾炎、Iga 肾病、遗传性肾炎和薄基底膜肾病、各种间质性肾炎，泌尿系结石、结核、肿瘤或一般细菌感染，泌尿系损伤如外伤或手术器械损伤，以及血管异常、尿路憩室、息肉和泌尿系畸形如多囊肾、先天性畸形等。

2．全身性疾病

①感染性疾病：如败血症、流行性出血热、猩红热、钩端螺旋体病、丝虫病等；②血液病：如白血病、再生障碍性贫血、血小板减少性紫癜、过敏性紫癜和血友病；③心血管疾病：如亚急性感染性心内膜炎、急进型高血压、慢性心力衰竭、肾动脉栓塞和肾静脉血栓形成等；④免疫和自身免疫性疾病引起肾损害：如系统性红斑狼疮、结节性多动脉炎、皮肌炎、类风湿关节炎、

系统性硬化症等；⑤内分泌代谢疾病：如痛风、糖尿病等。

3．尿路邻近器官疾病

急慢性前列腺炎、精囊炎、急性盆腔炎或脓肿、宫颈癌、输卵管炎、阴道炎、急性阑尾炎、直肠和结肠癌等。

4．化学品或药品对尿路的损害

如磺胺药、吲哚美辛、甘露醇，汞、铅、锡等重金属对肾小管的损害；环磷酰胺引起的出血性膀胱炎；抗凝药如肝素过量也可出现血尿。

5．功能性血尿

平时运动量小的健康人突然加大运动量可出现运动性血尿。

泌尿系统器官黏膜下毛细血管较丰富。由于炎症、机械性损伤、肾盂肾盏内压的改变或出凝血机制障碍等，使毛细血管破裂或渗透性增加，导致血尿。

一、血尿定位的留尿方法

1.检查当日清晨 3 时排尿 1 次，弃去。

2.早 6 时留全程尿 1 次。

3.早 8 时再留 1 次全程尿，分 3 杯留取。最初 10 ～ 20mL 尿液留于第 1 杯中，中间 30 ～ 40mL 尿液留在第 2 杯中，终末 5 ～ 10mL 留在第 3 杯中。

二、血尿定位的实验原理

1.分段定位实验（尿三杯实验）的原理。肉眼观察前、中、后 3 杯尿液标本的颜色，同时镜下观察 3 杯尿液中的细胞数量，判断泌尿系统出血或感染的部位。若第 1 杯尿液为血尿或脓尿，提示病变在前尿道。若第 3 杯尿液为血尿或脓尿，则提示病变部位在膀胱底部、后尿道或前列腺。若 3 杯尿均为血尿或脓尿，则提示病变部位在膀胱或膀胱以上。

2.红细胞形态变化机制。在肾小球疾病状态下，肾小球基底膜发生断裂。尿中红细胞通过肾小球基底膜时挤压受损，通过肾小管时在渗透压和 pH 的共同作用下，将呈现出多形性改变，如棘形、面包圈样、酵母样等。若多形性红细胞数量超过 80%，则血尿为非均一性血尿，提示肾小球源性血尿。若多形性红细胞数量低于 50%，即大量红细胞与外周血红细胞形态相似，呈均一性，说明红细胞未经过肾小球基底膜的挤压损伤，病变主要发生在肾小球以下部位和泌尿系统上，称为非肾小球性血尿。

三、血尿定位的操作方法

1.仪器超高倍相差显微镜系统、水平离心机。

2. 材料

（1）S-M 染液：①Ⅰ液，结晶紫 3.0g，95% 乙醇 20mL，草酸铵 0.8g，蒸馏水 80mL；②Ⅱ液，沙黄 0.25g，95% 乙醇 10mL，蒸馏水 90mL。染色时将Ⅰ液和Ⅱ液按 3：97 比例混合，过滤后即可使用。

（2）甲基蓝 - 伊红染液：甲基蓝 2.0g，伊红 3.5g，磷酸二氢钾 5.0g，用蒸馏水配成 100mL 溶液，调节 pH 为 4.8 ～ 5.8，置于棕色瓶中，室温保存。

（3）牛鲍计数板

3. 步骤

（1）将早 8 时的 3 杯尿液倒入标有①、②、③的 3 个试管中，各管至少 10mL，用于分段定位。将剩余尿液混匀，取 10mL 置于标有④的试管中，用于检查尿液细胞排出率。

（2）将早 6 时尿液混匀后取 10mL 倒入标有⑤的试管中。

（3）将上述编号①、②、③、⑤ 4 个试管中的尿液离心。有效半径 15cm，1500r/min，相对离心力 400g，离心 5min。弃上清液，留取尿沉渣约 0.2mL。

（4）将④号试管中的尿液以相同条件离心后，留取 1mL 沉淀计算细胞排出率。细胞排出率 /mL=5 个大方格 RBC（或 WBC）×200。

（5）计算红细胞形态百分比：计数 100 个红细胞中正常形态红细胞和畸形红细胞各占的比例。

四、血尿定位的临床意义

1. 分段定位实验（尿三杯实验）能够辅助判断泌尿系统出血或感染的部位。若为初血尿或脓尿，即第 1 杯尿液中为血尿或脓尿，提示病变在前尿道，如尿道炎。若为终末血尿或脓尿，即在排尿结束前尿液有血或排尿完全终止后仍有血从尿道口滴出，表现为第 3 杯尿为血尿或脓尿，则提示病变部位在膀胱底部、后尿道或前列腺部位，如前列腺炎和精囊炎等。若全程血尿或脓尿，即在整个排尿过程中均有血尿或脓，表现为 3 杯尿均为血尿或脓尿，则提示病变部位在膀胱或膀胱以上，如肾盂肾炎、肾小球肾炎或输尿管炎症。

2. 根据红细胞的数量，将血尿分为肉眼血尿和镜下血尿。肉眼血尿是指每升尿液中含血量超过 1mL 时，尿液呈淡红色、洗肉水样、雾状或云雾状，有时甚至混有血凝块。尿液颜色无明显变化，离心后尿沉渣镜检平均每高倍视野红细胞超过 3 个，即为镜下血尿。

3. 根据尿中红细胞形态，将血尿分为均一性红细胞血尿（非肾小球源性血尿）、非均一性红细胞血尿（肾小球源性血尿）和混合性血尿。均一性红细胞血尿是指尿中红细胞外形和大小正常，形态不超过两种，与外周血红细胞形态相类似，尿中红细胞排出率常超过 8000 个 /mL，与肾活检的诊断符合率达 92.6%。非均一性红细胞血尿是指尿液中出现超过 75% 的两种以上多形性变化的红细胞，如红细胞大小不一（体积可相差 3 ～ 4 倍）、大红细胞、小红细胞、棘形红细胞、皱缩红细胞等，尿中红细胞排出率超过 8000 个 /mL，非均一性红细胞与肾活检的诊断符合率达 96.7%。胞质具有 1 个或多个突起的炸面包圈样棘形红细胞数超过 5%，可提示肾小球源性血尿。混合性血尿是指尿液中含有均一性和非均一性两种红细胞，各占 50% 左右。

4. 辅助诊断血尿的病因

（1）根据出血的原因不同可将血尿分为 3 种：泌尿生殖系统疾病，如结石、肿瘤、炎症；全身性疾病，如血液病、白血病、再生障碍性贫血；泌尿系统邻近器官疾病，如结肠癌、宫颈癌等。

（2）根据血尿发生时有无疼痛，将血尿分为 2 种：有痛性血尿多为反复发作，属于外科范畴，如泌尿系统结石、肿瘤、创伤等和无痛性血尿多为持续发作，属于内科范畴，如肾小球肾炎、肾盂肾炎、肾病综合征等。

5. 辅助诊断泌尿系统感染，尿中活体白细胞具有完整的细胞膜，经染色后不着色。而变性死亡的白细胞由于细胞膜不完整，在染料的作用下可被染色。若尿中白细胞多为不着色，说明是活的白细胞，常见于急性感染。若尿中白细胞着色，说明是死的白细胞，常见于慢性感染。中性粒细胞增高常见于急性泌尿系感染，尿中淋巴细胞增多且＞ 40% 可见于慢性肾小球肾炎。若尿中棘形 RBC ≥ 5% 可作为评价肾小球源性血尿的依据。

6. 相差显微镜下管型形态清晰可见，便于对管型进行分类。

五、血尿定位的质量管理

（一）分析前

1. 应正确留取尿液标本。因正常人夜间（20 时至次日 6 时）排尿 2 ～ 3 次，总夜尿量平均约 500mL，为全天尿量的 1/3 ～ 1/2。然而当肾脏疾病肾小管功能受损，尿液浓缩功能减退，重吸收水分受限，导致夜尿量增多，昼夜尿比例失常，昼夜尿量比＜ 2：1。为了防止尿液稀释，将清晨 3 时尿弃去，有利于有形成分的检出率。早 6 时尿（晨尿）在正常饮食条件下多偏弱酸（pH5.5 ～ 6.5，平均 pH6.0）有形成分在酸性环境下形态保存较好，有利于形态学检查。8 时尿又称计时尿，多用于检查尿液的有形成分形态及检出率。

2. 尿液标本中的化学物质和有形成分受 pH、亚硝酸盐、渗透压的影响而不稳定，最好在 2h 内完成检查，尽量不加防腐剂。未能在规定时间内完成检测的标本应妥善保存，必要时应根据检查的项目使用正确的防腐剂，以避免有形成分被破坏。

3. 应使用一次性清洁、干燥的容器留取尿液标本，避免污染，并使用带盖的离心管盛装尿液标本。

（二）分析中

1. 离心尿液时应使用能够提供 400g 离心力的水平式离心机，离心机应每年进行校准。

2. 为减少人员之间的操作误差，操作者应严格按照标准操作流程（SOP）进行。

3. 为保证计数结果的准确，必要时应使用尿沉渣定量计数板进行定量计数。

4. 为保证形态学检验结果的准确性、保证不同检验人员之间结果报告的一致性，应定期进行人员的比对与考核。CNAS-CL02：2012 规定的比对、考核周期是每 6 个月进行 1 次。

（三）分析后

在报告审核的过程中应注意将患者的症状或体征与检查结果相结合，避免发出假阳性或假阴性报告，以便为临床提供正确的诊断依据。

第三节　脑髓液检测

脑脊液是存在于脑室及蛛网膜下腔中的无色透明液体。手工法作为传统的脑脊液检查方法，能很好地识别脑脊液中的细胞形态，然而该方法费时费力，操作标准较难统一。近年来自动化仪器应运而生，广泛地投入到临床应用中来。然而手工法人工镜检作为细胞形态识别的金标准，仍在临床工作中起到不可替代的作用。本节以手工法为例介绍脑脊液的检查方法。学习本节应重点掌握脑脊液常规检查包含的内容、脑脊液蛋白定性实验的原理、脑脊液细胞计数及分类的方法，熟悉脑脊液检查的质量管理，了解脑脊液检查的临床应用。

一、脑脊液标本的采集和处理

脑脊液由临床医师进行腰椎穿刺采集。采集到的脑脊液分别收集于 3 个无菌容器中，将脑脊液分别收集于 3 个无菌试管中，每管 1 ～ 2mL，第 1 管做化学或免疫学检查，第 2 管做病原微生物学检查，第 3 管做理学和显微镜检查。脑脊液标本采集后无特殊处理要求，立即送检，不超过 1h。

二、脑脊液的检验项目

（一）一般性状检查

1. 透明度

（1）实验原理：脑脊液在炎症等病理改变下，会出现蛋白浓度或细胞数量的增加，使透明度发生改变。

（2）实验方法：直接观察。

（3）结果判定：清晰透明。

（4）临床意义：脑脊液中细胞数增多或含有大量细菌、蛋白时会变浑浊。结核性脑膜炎常呈磨玻璃样微浑，化脓性脑膜炎常呈灰白样浑浊。

2. 颜色

（1）实验原理：脑脊液在炎症等病理改变下，会出现颜色的改变。

（2）实验方法：直接观察。

（3）结果判定：无色。

（4）临床意义：中枢神经系统感染、出血、肿瘤时，脑脊液中会出现内细胞、红细胞或其他色素发生颜色的变化。无色的脑脊液可见于病毒性脑膜炎、轻型结核性脑膜炎；红色脑脊液可见于穿刺损伤出血、蛛网膜下腔出血或脑室出血；黄色脑脊液可见于陈旧性出血、黄疸等；乳白色脑脊液可见于脑膜炎球菌、肺炎球菌、溶血性链球菌引起的化脓性脑膜炎；淡绿色脑脊液可见于铜绿假单胞菌、肺炎链球菌、甲型链球菌引起的脑膜炎；黑褐色脑脊液可见于脑膜黑色素瘤、高胆红素血症。

3. 凝固性

（1）实验原理：炎症时由于蛋白含量增高，脑脊液中会有凝块形成。

（2）实验方法：脑脊液静置后观察有无凝块或薄膜形成。

（3）结果判定：静置24h不形成薄膜、凝块或沉淀。

（4）临床意义：化脓性脑膜炎一般在1～2h形成薄膜或凝块。结核性脑炎在12～24h形成膜状物。神经性梅毒可出现小絮状凝块。蛛网膜下腔阻塞时可呈黄色胶冻状。

（二）化学检查

1. 蛋白检查

（1）实验原理：①蛋白质定性检查（Pandy实验）。脑脊液中的球蛋白与苯酚结合，形成不溶性蛋白盐而产生白色浑浊或沉淀。②蛋白质定量检查。磺基水杨酸为生物碱，能将蛋白质沉淀，通过与标准蛋白进行比浊测定而定量。

（2）操作方法：①蛋白质定性检查：制备饱和苯酚溶液：取苯酚10mL，加蒸馏水至100mL，充分混匀，置入37℃温箱中数小时，见底层有苯酚析出，取上层饱和苯酚溶液置于棕色瓶中避光保存；取制备好的饱和苯酚溶液2mL于小试管中，用滴管垂直滴加脑脊液样品1～2滴。在黑暗背景下立即用肉眼观察结果。②蛋白质定量检查，见第4章第一节蛋白质代谢功能检测。

（3）结果判定：Pandy实验结果以阴性或阳性进行报告。阴性为清晰透明，不呈现云雾状。阳性为出现白色沉淀。可根据白色沉淀形成的程度对阳性程度进行分级：①呈微白雾状，对光不易见，黑色背景下能见到为（±）；②灰白色云雾状为（+）；③白色浑浊或白色薄云状沉淀为（++）；④白色絮状沉淀或白色浓云块状为（+++）；⑤立即形成白色凝块为（++++）。

（4）结果判定：①蛋白质定性检查，阴性为清晰透明，不显雾状。②蛋白质定量检查，0.2～0.4g/L（腰椎穿刺）；0.1～0.25g/L（小脑延髓池穿刺）；0.05～0.15g/L（侧脑室穿刺）。

（5）临床意义：蛋白含量增高常见于中枢神经系统炎症、脑组织和脑膜炎症性病变，如化脓性脑膜炎、结核性脑膜炎、脊髓灰质炎、流行性脑膜炎等，还可见于神经根病变、椎管内梗阻等。蛋白含量严重增高可见于脑出血、脑外伤等。

2. 葡萄糖测定

（1）实验原理：己糖激酶法，也可采用葡萄糖氧化酶法。

（2）操作方法：见第4章第六节糖代谢检测。

（3）参考区间：己糖激酶法，2.5～4.4mmol/L（腰椎穿刺）；2.8～4.2mmol/L（小脑延髓池穿刺）；3.0～4.4mmol/L（脑室穿刺）。

（4）临床意义：脑脊液葡萄糖含量增高见于饱餐或静脉注射葡萄糖后、脑出血、影响到脑干的急性外伤或中毒、糖尿病等。脑脊液葡萄糖含量减低见于急性化脓性脑膜炎、结核性脑膜炎、真菌性脑膜炎、脑肿瘤、神经性梅毒、低血糖等。

3. 氯化物测定

（1）实验原理：常用电极分析法。

（2）操作方法：参考血清电解质检测。

（3）参考区间：120～130mmol/L（成人）；111～123mmol/L（儿童）。

（4）临床意义：减低见于细菌性脑膜炎和霉菌性脑膜炎早期、结核性脑膜炎、呕吐、肾上腺皮质功能减退、病毒性脑炎、脊髓灰质炎等；增高见于尿毒症、脱水和心力衰竭等。

（三）显微镜检查

1. 细胞总数计数

（1）实验原理：①仪器计数法，以电阻抗法为基础，结合流式细胞术；②手工计数法，应用牛鲍计数板直接在显微镜下进行计数。

（2）操作方法：①仪器计数法，按照仪器的 SOP 操作。②手工计数法：a. 直接计数法，适用于清晰或微浑的脑脊液；吸取混匀的脑脊液，冲入计数板的上下 2 个计数池；静置 2～3min 后，低倍镜下计数 2 个计数池内四角和中央大方格共 10 个大方格内的细胞数；10 个大方格内细胞总数即为每微升脑脊液的细胞总数，再换算成每升脑脊液的细胞总数。b. 稀释计数法，适用于浑浊的脑脊液。根据标本内白细胞多少情况，用白细胞稀释液对标本进行一定倍数的稀释后计数，最后换算成每升脑脊液的细胞总数；细胞总数的计数应包括内皮细胞。

（3）参考区间：①脑脊液细胞总数，成人（0～10）×10S/L，儿童（0～15）×106/L。②红细胞，无。

（4）临床意义：不同中枢系统疾病脑脊液中细胞变化情况。

2. 白细胞计数

（1）实验原理：①仪器计数法，流式细胞术结合核酸荧光染色的方法；②手工计数法，少量冰乙酸可以破坏红细胞，并能作用于白细胞膜，使细胞核的形态清晰易见。

（2）操作方法：①仪器计数法，按照仪器的 SOP 操作；②手工计数法：a. 直接计数法，在小试管内加入冰乙酸 1～2 滴，转动试管，滴加混匀的脑脊液 3～4 滴，混匀，静置数分钟，去除红细胞；用微量吸管吸取破坏红细胞后的脑脊液，冲入 2 个计数池；静置 2～3min，低倍镜计数 2 个计数池内四角和中央大方格共 10 个大方格内的白细胞数；10 个大方格内的内细胞总数即为每微升脑脊液白细胞总数，再换算成每升脑脊液内细胞总数。b. 稀释计数法，先稀释破坏红细胞，再通过冲池、计数的方法计算每升脑脊液的白细胞总数。

（3）参考区间：成人（0～8）×106/L；儿童（0～15）×10S/L；新生儿（0～30）×10s/L，

3. 白细胞分类

（1）实验原理：①仪器分类法，流式细胞术结合核酸荧光染色的方法；②手工分类法，根据白细胞核的形态直接分类。

（2）操作方法：①仪器分类法，按照仪器的 SOP 操作。②手工分类法：a. 直接分类，白细胞计数后，转换成高倍镜，根据细胞的形态和细胞核形态进行直接分类；共计数 100 个白细胞（包括内皮细胞），分别计数单（个）核细胞（包括淋巴细胞、单核细胞、间皮细胞）和多（个）核细胞（粒细胞系）的数量；结果以单核细胞百分比和多核细胞百分比报告。b.染色法分类，标本离心，取沉淀涂片，制成均匀薄膜，置室温或 37SC 孵箱中，干燥以后瑞士染色，油镜下做分类计数，结果以百分率表示；如见有不能分类的细胞，结果另行报告。

（3）参考区间：淋巴细胞（L），成人 40%～80%，新生儿 5%～35%；单核细胞（M），成人 15%～45%，新生儿 50%～90%；中性粒细胞（N），成人＜6%，新生儿＜8%。

（4）临床意义：脑脊液细胞增多见于中枢神经系统病变，增多程度及细胞种类与病变的性质有关。细胞显著增加，且以中性粒细胞为主，常见于细菌感染，如中毒性脑膜炎；细胞中度增加，且以淋巴细胞为主，见于中枢神经系统病毒感染、结核性或真菌性脑膜炎等；嗜酸粒细胞增多见于脑寄生虫病；出现大量红细胞见于脑室或蛛网膜下腔出血。

三、脑脊液检测的质量管理

（一）分析前

1.标本应使用洁净、干燥容器进行采集，容器内应含有适当的抗凝剂，采集后应在 1h 内送检。

2.浑浊脑脊液标本应稀释后进行细胞计数，离心后进行理化性质检查。

（二）分析中

1.由于标本中的红细胞可在短时间内发生皱缩，因此红细胞的形态不能作为鉴别陈旧性出血或新鲜出血的依据。

2.怀疑结核性脑膜炎时，放置 12h 的脑脊液标本表面会形成一层纤细的薄膜，取此膜状物进行细菌检查会提高阳性率。

3.用于 Pandy 实验的饱和苯酚溶液应保存在 37℃温箱中，否则饱和度会导致假阴性。

4.有核细胞的计数应包括内皮细胞。

5.白细胞计数时，应将润洗管壁的冰乙酸彻底弃去，否则会因细胞稀释导致结果偏低。

若白细胞较多，可用白细胞稀释液稀释后进行计数，结果乘以稀释倍数。血性标本需要对计数的白细胞数量进行校正，校正公式如下。

白细胞数（校正）＝脑脊液白细胞为校正数－（脑脊液红细胞数×血液白细胞数）/血液内红细胞数

6.必要时可采用离心沉淀的方式收集细胞,以提高白细胞分类计数的准确性。也可采用涂片染色的方法对细胞进行分类计数。

7.为保证检测结果的准确性及人员能力的一致性,应定期对检验人员进行培训,包括使用图谱对照学习,回顾特殊病例或使用多人共览共同阅片等方法。还应定期进行脑脊液细胞形态学的人员比对与考核。

(三)分析后

若在细胞分类过程中看到异常细胞,应做出描述,及时与临床沟通,并积极查找肿瘤细胞。

第四节　浆膜腔积液检测

浆膜腔积液是人体胸腔、心包腔、腹腔、关节腔内液体形成或吸收动力异常,导致各体腔内液体积聚形成的积液,浆膜腔积液的形成病理性改变。浆膜腔积液常规检查包括一般检查和显微镜检查。一般检查即指浆膜腔积液的理学和化学检查,显微镜检查是对浆膜腔积液中细胞进行计数和分类。近年来大量自动化仪器逐渐应用到浆膜腔积液的检查中来,并发挥重要作用,而手工法仍为浆膜腔积液细胞形态学检查的金标准。本节以手工法为例介绍浆膜腔积液的常规检查。学习本节应重点掌握浆膜腔积液常规检查包含的内容、蛋白定性实验的原理、细胞计数及分类的方法。熟悉浆膜腔积液检查的质量管理。了解浆膜腔积液检查的临床应用。

一、浆膜腔积液的标本采集

由临床医师经胸腔穿刺术、腹腔穿刺术、心包腔穿刺术或关节腔穿刺术采集浆膜腔积液。

常规及细胞学检查留取标本2mL,生化检查留取标本2mL,厌氧菌培养留取标本1mL,若检查结核分枝杆菌需留取标本10mL。

二、浆膜腔积液的检测项目

(一)一般性状检测

1.量　正常胸腔、腹腔、心包腔及关节腔内均有少量液体,病理情况下积液增多。

2.颜色　正常的浆膜腔积液呈淡黄色。病理情况下可有各种颜色的改变,如红色可见于恶性肿瘤、结核病急性期;黄色可见于各种原因引起的黄疸;绿色可见于铜绿假单胞菌感染;乳白色可见于化脓性胸膜炎、丝虫病等;黑色并有胡椒样黑色颗粒可见于褐黑病；金黄色可见于积液内胆固醇含量增高。

3.透明度 清晰透明。漏出液因含细胞和蛋白质较少呈透明或微浑，渗出液因含细胞、细菌等成分而呈不同程度的浑浊。

4.比密 漏出液＜1.015，渗出液＞1.018。

5.pH 一般 7.4 ～ 7.5，pH ＜ 7.4 常提示炎性积液。

6.凝固性 不易凝固。渗出液由于含有大量纤维蛋白原而易于凝同。

（二）化学检测

1.蛋白

（1）实验原理：黏蛋白定性实验（Rivalta 实验）：浆膜腔上皮细胞在炎症刺激下分泌黏蛋白；黏蛋内是一种酸性糖蛋白，其等电点 pH 为 3 ～ 5，因此可在稀乙酸中出现白色沉淀。②蛋白定量：双缩脲法。

（2）操作方法：① Rivalta 实验，将 2 ～ 3 滴冰乙酸滴于 100mL 量筒中，加 100mL 蒸馏水混匀，此时溶液的 pH 为 3 ～ 5，静置数分钟；垂直滴加待检标本 1 滴于量筒中；在黑色背景下观察有无白色云雾状沉淀生成及其下降程度。②蛋白定量多使用仪器法检查，按照仪器的 SOP 进行操作。

（3）结果判定：① Rivalta 实验阴性，清晰，不显云雾状或有轻微白色云雾状沉淀，但在下降过程中消失。② Rivalta 实验阳性，出现白色雾状浑浊并逐渐下沉至量筒底部不消失；根据白色浑浊出现的程度将阳性结果进行分级，白色浑浊渐呈白雾状为（±），可见灰色白雾状浑浊为（+），白色薄云状浑浊为（++），白色浓云状浑浊为（+++）。

（4）临床意义：Rivdta 实验和蛋白定量实验可用于鉴别渗出液和漏出液。若浆膜腔积液为渗出液，则积液中会含有较多的浆膜黏蛋白，而使 Rivalta 实验呈阳性。蛋白定量：漏出液＜ 25g/L，渗出液＞ 30g/L。炎症性积液（化脓性积液、结核性积液等）蛋白含量显著增高，肿瘤患者中、重度增高，而肾病综合征患者胸腔积液、腹腔积液中蛋白浓度降低。

2.葡萄糖

（1）实验原理：己糖激酶法，也可用葡萄糖氧化酶法。

（2）操作方法：参考糖代谢检测。

（3）参考区间：3.6 ～ 5.5mmol/L。

（4）临床意义：用于渗出液与漏出液的鉴别。漏出液葡萄糖含量与血清相似，渗出液的葡萄糖含量常减低。

3.酶学检查

（1）乳酸脱氢酶（lactate dehydrogenase，LD）

①实验原理：酶速率法。

②操作方法：参考血清酶学检测。

③参考区间：漏出液 LD 接近血清活性，积液 / 血清 LD ＜ 0.6。

④临床意义：有助于渗出液与漏出液的鉴别。渗出液 LD 在化脓性感染积液中活性最高，其次为恶性积液，结核性积液略高于血清。

（2）腺苷脱氨酶（adenosine deaminase，ADA）

①实验原理：比色法或紫外分光光度法。

②操作方法：多采用仪器法检测。

③参考区间：0 ～ 45U/L。

④临床意义：结核性积液 ADA 活性明显升高。抗结核药物治疗有效时，ADA 下降，可作为抗结核治疗的观察指标。

（3）淀粉酶（amylase，AMY）

①实验原理：同血清和尿液淀粉酶检测方法。

②操作方法：多采用仪器法检测。

③参考区间：0 ～ 300U/L。

④临床意义：原发或继发肺腺癌患者，胸腔积液中 AMY 活性明显升高。各型胰腺炎或胰腺癌患者腹水中 AMY 活性显著升高。食管破裂引起的胸腔积液中 AMY 活性也会升高。

（三）有核细胞计数

1. 实验原理

（1）仪器计数法：以电阻抗法为基础，结合流式细胞术。

（2）手工计数法：应用牛鲍氏计数板直接在显微镜下进行计数。

2. 操作方法

（1）仪器计数法：按照仪器的 SOP 操作。

（2）手工计数法

直接计数法：适用于清晰或微浑的浆膜腔积液。①吸取混匀的浆膜腔积液，冲入计数板的上下 2 个计数池；②静置 2 ～ 3min 后，低倍镜下计数 2 个计数池内四角和中央大方格共 10 个大方格内的细胞数；③ 10 个大方格内细胞总数即为每微升浆膜腔积液的细胞总数，再换算成每升浆膜腔积液的细胞总数。有核细胞计数应包括间皮细胞。

稀释计数法：适用于浑浊的浆膜腔积液。根据标本内白细胞多少情况，用白细胞稀释液对标本进行一定倍数的稀释后计数，最后换算成每升浆膜腔积液的白细胞总数。

3. 临床意义 积液出现少量红细胞可能因穿刺损伤所致，少量红细胞对渗出液和漏出液的鉴别意义不大。但若出现大量红细胞，提示出血性渗出液，可来自恶性肿瘤、肺栓塞、结核病等。

（四）有核细胞分类

1. 实验原理

（1）仪器分类法：流式细胞术结合核酸荧光染色的方法。

（2）手工分类法：根据白细胞核的形态直接分类。

2. 操作方法

（1）仪器分类法：按照仪器的 SOP 操作。

（2）手工分类法

直接分类：①计数有核细胞后，转换成高倍镜，根据细胞的形态和细胞核形态进行直接分类；②共计数 100 个有核细胞（包括间皮细胞），分别计数单（个）核细胞（包括淋巴细胞、单核细胞、间皮细胞）和多（个）核细胞（粒细胞）的数量；③结果以单核细胞百分比和多核细胞百分比报告。

染色法分类：①标本 1000r/min 离心 5min，取沉淀涂片，制成均匀薄膜，置室温或 37℃ 孵箱中，干燥以后瑞士染色，油镜下做分类计数，结果以百分率表示。②如见有不能分类的细胞，结果另行报告。

3. 临床意义中性粒细胞增高常见于化脓性渗出液和结核早期渗出液。淋巴细胞增高主要见于慢性炎症如结核、梅毒、肿瘤所致的渗出液。嗜酸粒细胞增高常见于变态反应和寄生虫病所致的渗出液。

三、渗出液与漏出液的鉴别

通过对浆膜腔积液的检查能够鉴别积液性质。浆膜腔积液可分为渗出液和漏出液两种类型。

四、浆膜腔积液检测的质量管理

（一）分析前

1. 样本采集后应及时送检，以免积液凝固或细胞破碎导致计数结果不准确。

2. 为防止积液凝固，进行细胞涂片检查应加入 100g/LEDTA 钠盐或钾盐进行抗凝处理，每 0.1mL 抗凝剂可抗凝 6mL 浆膜腔积液；生化检查及 pH 测定采用肝素抗凝处理。

（二）分析中

1. 在计数前，标本必须混匀，否则会由于细胞沉淀或抱团等原因影响细胞计数。

2. 若因穿刺损伤血管，则需对白细胞总数进行校正。校正方法与脑脊液白细胞校正方法一致。

3.必要时可采用离心沉淀的方式收集细胞，以提高白细胞分类计数的准确性。当标本较为陈旧或细胞变形时，可采用涂片染色的方法对细胞进行分类计数。

（三）分析后

若镜下看到异常细胞，应及时与临床沟通，积极查找肿瘤细胞，避免漏检恶性疾病。

第五节　粪便检测

粪便是食物在体内被消化吸收营养成分后剩余的产物，粪便检测在消化道疾病的诊断中有重要意义。长期以来粪便检测多采用手工操作的方法，该方法虽然简便易行，但人员操作间差异较大，使检验流程很难做到严格的标准化。由于粪便标本污染性大，完全敞开式的手工操作会在一定程度上危害实验室的生物安全。近年来随着科技的不断发展，粪便前处理及检验系统已经逐步应用到实际工作中。自动化仪器的使用能够优化检验流程，保证实验室内部和实验室间检验过程的标准化和一致性，提高检验结果的准确性。整个检验过程均在仪器中进行，能有效减少医护人员暴露的机会，有利于保证实验室的生物安全。不同的自动化分析仪检验原理和操作方法稍有差异，检验人员可以通过阅读仪器的 SOP 文件了解仪器的性能，通过现场培训熟悉仪器的使用方法。由于手工法是粪便检验的传统方法，人工镜检是形态学检验的金标准，所以本节将重点介绍手工法粪便检测。学习本节应重点掌握粪便标本的留取方法、粪便隐血实验原理及方法学评价、粪便的显微镜检验方法，了解粪便检验的质量管理。

一、粪便标本的采集与保存

应使用干燥清洁容器留取新鲜标本，不得混有尿液。应选取黏、液、脓、血等典型部位进行涂片检查。进行粪便隐血检查患者应素食 3d，并禁服铁剂或维生素 C 等干扰实验的药物。检查寄生虫时，由于有些蠕虫有定期排卵现象，应连续送检 3d，以免漏检。检查阿米巴滋养体时，应选取粪便的脓血、稀软部分，并在标本采集后 30min 内送检，送检时注意保温。

二、粪便标本的一般性状检测

1.量　一般健康成人，隔天 1 次至每天 2 次，随进食量而异。

2.颜色与性状　正常粪便是黄褐色圆柱状软便。各种疾病情况下可出现以下改变：鲜血便常见于肠道下段出血、痔疮等；柏油样便常见于上消化道出血；白陶土样便常见于胆道梗阻；脓性及脓血便常见于结肠炎、菌痢、阿米巴痢疾；米泔样便常见于霍乱、副霍乱。

3.气味　正常粪便因含蛋白质分解产物有臭味。胰腺疾病、结肠、直肠溃烂时有恶臭。阿米巴肠炎粪便呈血腥臭味。

4.寄生虫体或虫卵　感染寄生虫患者的粪便中可见寄生虫体或片段，显微镜下可见寄生虫卵。

三、粪便隐血试验

（一）实验原理

1.化学法实验原理：血红蛋白中的亚铁血红素与过氧化物酶的结构和功能相似，具有弱过氧化物酶活性，能催化过氧化氢释放新生态氧，氧化色原物而呈蓝色。借以检测出微量的血红蛋白。

2.免疫法实验原理：胶体金是由氯化金和枸橼酸合成的胶体物质，呈紫红色。胶体金与羊抗人血红蛋白单克隆抗体（羊抗人 Hb 单抗）吸附在特制的乙酸纤维膜上，形成一种有标记抗体的胶体金物质，然后在试带的上端涂上包被抗体（羊抗人血红蛋白多抗）和羊抗鼠 IgG 抗体。试带中含有分布均匀的胶体金标记的羊抗人 Hb 单克隆抗体和无关金标记鼠 IgG。检测时将试带浸入被检的稀释粪便中，粪便悬液通过层析作用，沿试带上行。如粪便中含有Hb，在上行过程中与胶体金标记羊抗人 Hb 单克隆抗体结合，待行至羊抗人Hb 多抗体线时，形成金标记的抗人 Hb 单抗 - 粪 Hb- 羊抗人 Hb 多抗复合物，会在试带上显现 1 条紫红色线，即为隐血实验阳性。试带上无关的金标记鼠IgG 随粪便悬液上行至羊抗鼠 IgG 处时，与之结合形成另一条紫红色线，为阳性对照线（质控线）。即隐血实验阳性时试带出现 2 条紫红色线，如果阳性对照线无紫色线出现即说明试带已失效。

（二）操作方法

1.化学法：①用竹签挑取少量粪便置于反应板滤纸上；②滴加 1 滴显色剂至滤纸位涂抹标本处；③待试剂完全渗透后，再滴 1 滴过氧化氢（H_2O_2），并于加入 H_2O_2 后 5min 内观察显色结果。

2.免疫法：①取洁净干燥的反应杯加入 500μL 蒸馏水，取粪便10 ～ 50mg，调成均匀混悬液；②将试带的反应端浸入混悬液中，5min 内观察试带上有无颜色变化。

3. 结果判定

（1）化学法结果显示：①滴加 H_2O_2 后，随即出现紫蓝色阳性反应，报告为（++++）。②滴加 H_2O_2 之后，在 10s 内出现紫蓝色阳性反应，报告为（+++）。③滴加 H_2O_2 之后，在 1min 内出现紫红色阳性反应，报告为（++）。④滴加 H_2O_2 之后，在 1min 后、5min 内出现紫红色阳性反应，报告为（+）。⑤滴加 H_2O_2 之后，没有产生任何颜色反应，报告为阴性（—）。

（2）免疫法结果显示：在 5min 内观察结果，对照线（C）应出现紫红色，若不出现紫红色为失效，需更换试剂带重新检测。测试线出现紫红色为阳性，不出现紫红色为阴性。

（三）参考区间

化学法和免疫法均为阴性。

（四）临床意义

粪便隐血检查在筛查和鉴别诊断消化道出血与肿瘤中有重要的临床意义。

1. 隐血实验阳性可见于消化道出血、胃炎、胃溃疡、溃疡性结肠炎、肠结核、结肠息肉、克罗恩病、钩虫感染、消化道恶性肿瘤等。

2. 鉴别消化道溃疡与肿瘤，消化道溃疡时隐血呈间断的阳性。治疗有效后，隐血阳性可持续 5 ～ 7d，隐血实验转阴，说明出血已经停止。在消化道恶性肿瘤中，可呈持续阳性。

四、粪便显微镜检测

（一）操作方法

1. 取洁净载玻片 1 张，滴加生理盐水 1 ～ 2 滴，用竹签挑取外观异常的粪便少量与生理盐水混合制成涂片。涂片面积应占玻片面积的 2/3，薄厚适宜。

2. 加盖盖玻片，在低倍镜下浏览全片，观察有无寄生虫卵、原虫、食物残渣等，再换高倍镜观察血细胞、吞噬细胞、上皮细胞。

（二）粪便中的有形成分形态及临床意义

1. 细胞粪便中常见的细胞为白细胞、红细胞，还可见吞噬细胞、上皮细胞等。

（1）白细胞：病理情况下粪便中白细胞增高。当中性粒细胞呈灰白色、胞体肿胀、坏死、结构不完整、胞质内充满细小颗粒时也称为脓细胞。

参考区间：正常粪便无或偶见白细胞。

临床意义：病理情况下，白细胞数量与炎症程度及病变部位有关。如肠炎时，白细胞常轻度增高；细菌性痢疾时，内细胞和脓细胞大量出现。

（2）红细胞：呈淡黄色双凹圆盘状，可有皱缩改变。

参考区间：正常粪便中无红细胞。

临床意义：上消化道出血时，由于消化液的作用，红细胞被破坏，因此粪便中很难找到红细胞。下消化道炎症或出血时，可见数量不等的红细胞。

（3）吞噬细胞：吞噬细胞来自血液中的单核细胞，胞体大，可为中性粒细胞的 3 倍以上，呈圆形或卵圆形。细胞内常含有吞噬的颗粒或细胞。

参考区间：正常粪便中无吞噬细胞。

临床意义：出现吞噬细胞可见于急性细菌性痢疾、急性出血性肠炎。

（4）上皮细胞：为肠黏膜上皮细胞，多呈卵圆形，细胞结构模糊，常夹杂于白细胞之间。

参考区间：正常粪便中少见上皮细胞。

临床意义：增多可见于假膜性肠炎。

2.食物残渣 正常粪便中食物残渣均已充分消化成无定形的细小颗粒。常见的食物残渣有以下几种。

（1）脂肪：粪便中的脂肪可分为中性脂肪、游离脂肪酸和结合脂肪酸。中性脂肪经苏丹Ⅲ染色后呈红色或橘红色。游离脂肪酸呈片状、针束状结晶，片状结晶苏丹Ⅲ染色后呈橘红色，针束状结晶不着色。结合脂肪酸不被苏丹Ⅲ染色。

（2）淀粉颗粒：外形为圆形、椭圆形大小不等的颗粒，加碘后呈蓝黑色，若水解则呈棕红色。

（3）肌纤维：有纤细横纹的条索状、片状物体。

（4）植物细胞及植物纤维：可呈螺旋小管状或蜂窝状，需要与寄生虫卵相鉴别。

3.结晶 粪便中如出现少量磷酸盐、草酸钙、碳酸钙结晶，一般无临床意义。但若出现折光性强的、呈梭形、大小长短不等的夏科—莱登结晶，则可见于胃肠道出血、阿米巴痢疾、钩虫病、过敏性肠炎等。

4.细菌检查 正常人粪便中可见较多的正常菌群，但在某些病理情况下可出现菌群失调，或出现一些病原微生物。

（1）正常菌群：多数为大肠埃希菌、厌氧杆菌、肠球菌。婴儿粪便中主要为双歧杆菌、葡萄球菌和肠杆菌。

（2）霍乱弧菌：通过悬滴法或染色法可见霍乱弧菌。见于霍乱弧菌感染，可导致痢疾。

（3）幽门螺旋杆菌（Helicobacter pylori，Hp）：可用酶免法检查粪便 Hp 抗原，或 PCR 扩增法检测粪便 Hp 基因。

（4）真菌：正常粪便中较少见到真菌。在长期应用广谱抗生素、激素、放射治疗、化学治疗患者的体内可检测到白假丝酵母菌。

（5）病毒：引起胃肠道炎症的病毒主要有轮状病毒、腺病毒。目前多用酶联法检测粪便中的轮状病毒抗原。

5. 寄生虫及虫卵检查粪便检测是确诊肠道寄生虫感染最直接和最可靠的方法。线虫类虫卵有蛔虫卵、钩虫卵、鞭虫卵、蛲虫卵。吸虫类有华支睾吸虫、血吸虫卵。绦虫除可见虫卵外，还能见到虫体妊娠节片。原虫有阿米巴原虫滋养体和包囊等。

五、粪便检测的质量管理

（一）分析前

粪便检测应及时送检，夏季不超过 1h 送检，冬天应保温，不超过 2h 送检。肠内原虫滋养体应立即检查，寄生虫和虫卵检查不宜超过 24h。

（二）分析中

1. 应保证试剂在有效期内使用，避免因试剂质量问题造成的假阴性。

2. 粪便隐血检查应进行室内质控。化学法要设置阴性、阳性对照，定期检测试剂的有效性。免疫法除设置阴性对照外，还应制备 3～4 个浓度的血红蛋白溶液作为阳性对照。

3. 粪便隐血检查有免疫法和化学法两种方法。免疫法检测的敏感性为 $0.1\mu g/mL$，能检测到少量的消化道出血。但当少量出血发生在上消化道时，红细胞会被酸性胃液或消化酶分解成血基质。免疫法能特异性地检测到血红蛋白（Hb）而不能检测到血基质，故单独做免疫法时可能因此产生假阴性。当病人粪便中血红蛋白含量很大时，免疫法由于抗原过剩也可能出现假阴性，此时需把粪便标本做 50～100 倍稀释复查。化学法检测的敏感性为 $50\mu g/mL$，故血红蛋白含量极少时可能产生假阴性。当患者食用大量肉类、动物血或某些药物时可使结果出现假阳性。一般而言，上消化道出血时化学法比免疫法阳性检出率高，下消化道出血时免疫法比化学法灵敏度高，而单独化学法或免疫法则可能因其方法学的某些缺陷而产生一定的漏检或假阳性结果。故出现消化道出血时应综合两种方法的结果并结合患者的临床症状进行诊断。

（三）分析后

若怀疑细菌感染应及时与医师沟通，并进行革兰染色，或通过细菌培养进行确定。

第六节 精液检测

精液检测是使用理学、化学、显微镜或计算机辅助精子分析的方法对精液进行的精子功能、精浆生化、免疫学、微生物学及遗传学等方面的检查。精液检测主要用于：评估男性生育功能、辅助诊断男性生殖系统疾病、输精管结扎术疗效观察、计划生育科研、为体外授精和精子库筛选优质精子及法医学鉴定等。学习本节应重点掌握精液标本的采集方法、理学检查及显微镜检查方法。了解精液的化学、免疫学及微生物学检查所包含的项目及临床意义。

一、精液标本的采集

1.手淫法采集者可直接在实验室或实验室附近的一个安静的房间，由本人通过手淫方法将 1 次射出的全部精液收入洁净、干燥的容器内。标本若用于微生物培养，需要无菌操作。

2.体外排精法此法会漏掉最初的数滴精子密度高的精液，故不主张采用。本法仅适用于手淫法采集不成功者。

二、精液一般性状检查

（一）实验原理

精液排出体外后将发生液化，液化是指精液由胶冻状转变成流动状的过程。采用简单的理学方法对液化前后精液的一般性状进行观察。

（二）操作方法

1.器材 刻度吸管、精密 pH 试纸、计时器、37℃水浴箱、玻璃棒。

2.材料 新鲜精液。

3.步骤

（1）精液外观和气味：观察新鲜精液的颜色和透明度，记录时间。

（2）精液量：使用 10mL 刻度吸管测定精液全量。

（3）精液液化时间：标本应放置在 37℃水浴中，15min 后进行检查，观察精液的流动性。以后每 5 分钟检查 1 次，直至完全液化，即精液由胶冻状转为流动状液体。记录时间，即为液化时间。

（4）黏稠度：①直接玻棒法，用玻璃棒挑起完全液化后的精液，观察有无拉丝，判断其黏稠度；②黏度计法，将 0.5mL 的液化精液倒入黏度计的毛细玻璃管内，用秒表计算 0.5mL 精液通过毛细管的时间。

（5）酸碱度：用精密 pH 试纸测试精液的酸碱度。

（三）参考区间

1. 外观和气味　正常人刚排出的精液呈灰白色或乳白色，有腥味。自行液化后呈半透明的乳白色。

2. 量　正常人一次排精量为 2 ～ 6mL，平均 3.5mL。

3. 液化时间　正常精液排出后在室温下 60min 内自行液化。在 37X：水浴中 30min 应完全液化，超过 60min 仍未液化或液化不完全应视为异常。

4. 黏稠度　①直接玻棒法：正常精液黏液丝不超过 2cm；②黏度计法，正常精液在室温条件下 30min 后通过内径为 0.725mm 毛细管的时间为（36.1±13.4）s，通过内径为 0.625mm 毛细管的时间为（41.2±11.4）s。

5. 酸碱度 7.2 ～ 7.8。

（四）临床意义

1. 红色精液提示前列腺炎、精囊炎、结核、肿瘤或结石。黄色或脓性精液提示精囊炎或前列腺炎。

2. 精液量 < 1mL 或 > 8mL 为异常。精液量减少影响受精，约占男性不育的 20%。常见于前列腺和精囊病变、射精管阻塞、先天性精囊缺如等。精液量增多精子稀释，也可导致不育，约占男性不育的 5%。

3. 精液液化后可见到具有活力的精子，液化不完全可抑制精子活力，从而减少受孕机会。精液不液化或液化不完全可见于前列腺炎、输精管缺如或先天性精囊缺如。

4. 精液黏度降低见于先天性精囊液流出受阻，可影响男性生育功能。

5. 酸碱度：当 pH < 7.0 伴有少精，常提示输精管堵塞、先天性精囊缺如或附睾病变。当 pH > 7.8 时，常见于急性前列腺炎、精囊炎或附睾炎。

三、精液的化学检测

（一）酸性磷酸酶

1. 参考值① 80 ～ 1000U/mL（速率法）；② > 200U/L 次射精（β - 硝基酚法）。

2. 临床意义有助于了解前列腺功能和对前列腺疾病的诊断。前列腺炎时 ACP 降低，此时精子活性减弱，影响受精。前列腺癌和前列腺肥大时，酸性磷酸酶（ACP）活性增高。

（二）乳酸脱氢酶同工酶 -X

1. 参考区间乳酸脱氢酶同 T- 酶 -X（LDH-X）相对活性≥ 40%，绝对活度（1430±940）U/L。

2. 临床意义 LDH-X 与生殖功能呈良好的正相关，是诊断男性不育的一项有价值的指标。活性减低或消失可见于睾丸组织萎缩、少精或无精症患者。

（三）精子顶体酶

1. 参考区间（37±21）U/L。

2. 临床意义 顶体酶活性与精子活力和活率正相关；与精子畸形率、内细胞数负相关。

（四）梓檬酸

1. 参考区间 50/ μ mol/L 次射精。

2. 临床意义精浆柠檬酸含量除与精液凝固及液化有关，还与睾酮水平相关，可用来评价前列腺功能、判断雄激素分泌状态。

（五）果糖

1. 参考区间① 9.11 ～ 17.67mmol/L（间苯二酚法）；②≥ 13 μ mol/L 次射精（吲哚比色法）。

2. 临床意义精浆果糖含量降低可见于精囊炎或雄激素分泌不足，精浆果糖含量为零时，见于先天性两侧输精管和精囊腺缺如、两侧输精管完全阻塞或逆行射精。

（六）锌

1. 参考区间 ①（163.02±45.26）μ g/mL（原子吸收光谱法）。②≥ 2.4 μ mol/L 次射精（比色）。

2. 临床意义严重缺锌可致不育症，可作为诊治男性不育症的参考指标之一。

四、精液的显微镜检查

（一）涂片检查

1. 操作方法

（1）仪器：光学显微镜或相差显微镜、离心机。

（2）材料：载玻片、染液（伊红 Y、台盼蓝）、新鲜精液。

（3）步骤：①涂片。将完全液化的精液充分混匀后，取 1 滴置于载玻片上，加盖玻片静置片刻；在低倍镜下观察有无精子及精子是否活动；若镜下未见精子，需将标本在相对离心力 600g 条件下离心 15min，取沉淀物重复检查。②计算精子活动率。在高倍镜下观察 100 个精子，计数活动精子与不活动精子的比例即为精子的活动率；活动率是检查精子活力的定性实验。③计算精子存活率。即观察精子的存活情况，以"活"精子比例表示；取 1 滴完全液化的精液置于载玻片上，加等量染液（伊红 Y、台盼蓝）混匀、放置片刻，推成薄片；在高倍镜下观察 100 个精子中不着色精子与着色精子的比例，即为精子存活率。④观察精子活力。精子活力是指精子向前运动的能力，能够反映精子质量；在高倍镜下观察 5 ～ 10 个视野，计数 200 个精子并进行活动力分级，以百分率表示；世界卫生组织（WHO）规定将精子活力分为 3 级，PR 为前向运动、NP 为非前向运动、IM 为不活动。

2. 参考区间

（1）精子活动率：排精 30 ～ 60min，精子活动率应＞ 70%。

（2）精子存活率：排精 60min 内，精子存活率 58% ～ 91%。

（3）精子活力：排精 60min 内，PR+NP40% ～ 78%，PR32% ～ 72%。

3. 临床意义通过直接涂片观察有无精子，可判断结扎手术是否成功。一般于术后第 6 周开始检查，每周 1 ～ 2 次，连续观察 3 次，若查不到精子则手术成功。精子活动率减低、存活率减低及精子活力减低都会影响男性生育功能。常见于精索静脉曲张、泌尿生殖系统感染或使用抗疟药、雌激素等。

（二）精子密度

1. 定义指单位体积中的精子数，即精子浓度。精子密度乘以 1 次射精量为 1 次射精的精子总数。

2. 实验原理使用碳酸氢钠破坏精液的黏稠度，使用甲醛溶液固定精子，利用计数板在显微镜下计数一定范围内的精子数，换算成每升精液中的精子数。

3. 操作方法

（1）仪器：显微镜

（2）材料：牛鲍计数板、小试管、精子稀释液、新鲜精液。

（3）步骤：①配制精子稀释液，碳酸氢钠 5g，40% 甲醛溶液 1mL，加蒸馏水至 100mL，混匀备用。②取精子稀释液 0.38mL 于小试管中。③加入混匀的液化精液 20μL。④取 1 滴精子悬液充入计数池内，静置 3 ～ 5min。⑤高倍镜下计数中央大方格内四角及中央 5 个中方格内的精子数。⑥精子计数 =5 个中方格内的精子数 $\times 10^9$/L；精子总数 = 精子数 /L× 精液量（mL）$\times 10^{-3}$。

4. 参考区间精子总数≥ 40X10^6/ 次，精子浓度（50 ～ 100）$\times 10^9$/L。

5. 临床意义精子数量生理性减低见于 50 岁以上的男性，病理性减低见于精索静脉曲张、先天或后天睾丸疾病、输精管缺如、重金属损害、长期服用抗癌药物。

（三）精子形态检查

1.实验原理正常精子呈蝌蚪状，完整的精子长 50 ～ 60 μm，由头、体、尾 3 部分组成。头部呈椭圆形，尾部可见弯曲。精子经瑞士染色后，在显微镜下观察 100 ～ 200 个精子，观察形态正常和异常精子数及其所占的百分比。

（1）仪器：显微镜。

（2）材料：载玻片、瑞士染液、新鲜精液。

（3）步骤：①取完全液化的精液 1 滴于载玻片上，自然干燥后进行瑞士染色；②油镜下计数 200 个精子，观察精子形态。

（4）结果判断：①头部异常，大圆头、小圆头、尖头、梨形头、锥形头、无头、双头、无顶体等；②体部异常，有 2 个体部呈分支状、体部肿胀粗大、体部缺如；③尾部异常，无尾、短尾、双尾、多尾、曲尾等；④联合缺陷，精子头、体、尾均有不同程度异常。

3.参考区间正常形态精子为 82% ～ 94%。

4.临床意义感染、外伤、化学药物或遗传因素等均可致精子形态异常。异常形态精子数量增多，可直接影响男性生育功能。

（四）其他细胞 1.未成熟生殖细胞

（1）定义：是指各阶段发育不完全的生精细胞，包括精原细胞、初级精母细胞、次级精母细胞及发育不全的精子细胞。

（2）操作方法：直接涂片检查。

（3）参考区间：未成熟生精细胞＜ 1%，精原细胞＜ 5×10⁹/L。

（4）临床意义：未成熟生精细胞增多可见于药物等因素所致的曲细精管受损。

2.红细胞、白细胞、上皮细胞和肿瘤细胞

（1）操作方法：直接涂片检查。

（2）参考区间：红细胞、白细胞、上皮细胞＜ 5 个 /HP。

（3）临床意义：红细胞、内细胞增多可见于生殖系统炎症、结核、恶性肿瘤等。精液中查到癌细胞是生殖系统恶性肿瘤诊断的依据。

五、精液的免疫学检测

正常情况下男性生殖道的血生精小管屏障将精子抗原与机体免疫系统相隔离，不会产生抗精子抗体。女性生殖道也存在屏障保护，不会产生抗体。当生殖系统炎症病变或机体免疫系统病变时，机体精液中会缺乏免疫抑制物并产生抗精子抗体，导致不易受孕。

精浆中的抗精子抗体主要为 IgA 和 IgG，只有很少董的 IgM。检测抗精子抗体的实验有混合抗免疫球蛋白抗体、免疫珠试验、精子凝集试验、精子制动试验等。

六、精液的病原学检测

进行微生物学检查的精液标本应严格执行无菌操作。一般使用无菌容器采集精液。涂片后使用革兰染色或抗酸染色的方法，进行需氧菌或厌氧菌的培养。精液中常见的微生物有淋病奈瑟球菌、金黄色葡萄球菌、链球菌、解脲脲原体、单纯疱疹病毒、巨细胞病毒、原虫等，可导致精子的异常凝集与制动。

七、计算机辅助精子分析

计算机辅助精子分析技术是利用计算机视屏技术，通过一台与显微镜相连的录像机，确定和跟踪个体精子细胞的活动和计算精子活动的一系列"运动学"参数。包括精子密度、活动精子百分率、精子头运动轨迹图、精子运动力度以及精子形态等。计算机辅助精子分析技术的应用有利于提高精液检验效率，提高检验结果的一致性，并能提供一些手工检验不能测定的参数。但是由于精子具有个体间异质性，对精液的检测仍主要依赖于具有专业技能、经验丰富的检验技术人员。

八、精液检测的质量管理

（一）分析前

1. 采集精液前应禁欲 3 ～ 5d，时间过长或过短都将影响精子的数量和活力。

2. 采集标本时应注意收集全部精液，置于洁净、干燥的容器内，采集后立即送检，防止干涸，送检的过程中应注意保温。

（二）分析中

1. 温度是影响精子活力和运动速度的重要因素，因此精液检测过程中应注意保温，以免影响精子活力。

2. 如果精子数≥ 10×10^9/L 直接涂片检查即可，若< 10×10^9/L，应 2000r/min，离心 15 ～ 20min 进行计数。

3. 目前人工镜检仍是精液检验的主要方法，因此不断提高检验人员精液形态学的识别能力十分重要。应定期进行人员的培训、比对与考核，以保证检验结果的准确性。

（三）分析后

1. 精子数量往往变异较大，一次精子计数结果不能成为诊断的依据。一般应在 2 ~ 3 个月分别取 3 份以上的精液检测，以得到更准确的结果。

2. 观察精子形态的同时也要注意观察有无未成熟生精细胞、红细胞、白细胞等。若发现未成熟生精细胞，应计算百分率，并报告临床。

3. 精液是多种疾病潜在的传染源，检验后的精液标本应使用有效氯浓度为 20000mg/L 的消毒液浸泡，并送交院部按照医疗垃圾统一焚毁。

第七节 前列腺液检测

前列腺液检测是应用理学、化学、显微镜学及微生物检查的方法对前列腺液进行检查，用于诊断慢性前列腺炎、病原微生物及性传播疾病。学习本节应重点掌握前列腺液标本采集的方法、正常前列腺液的理学性状及前列腺液的显微镜学检查。了解前列腺液检测的质量管理。

一、前列腺液标本的采集

由临床医师行前列腺按摩术后采集，前列腺液量少时可直接涂于载玻片上，量多时可弃去第 1 滴前列腺液后收集于洁净干燥试管中。若标本用于细菌培养，应注意无菌采集并立即送检。

二、前列腺液一般性状检查

1. 颜色形状：正常前列腺呈半透明乳白色。若呈黄色浑浊或脓性则提示前列腺炎。若呈红色则提示出血，可见于结石、结核、恶性肿瘤，或由于按摩不当导致。

2. 量：正常前列腺液一次量多为数滴至 1mL 左右。前列腺炎时可减少。

3.pH：正常前列腺液为弱酸性，pH6.3 ~ 6.5，随年龄增长 pH 可略高。

三、前列腺液显微镜检查

（一）操作方法

1. 仪器光学显微镜。

2. 材料显微镜、载玻片、盖玻片。

3. 步骤

（1）取新鲜前列腺液 1 滴置于洁净载玻片上，加盖玻片。

（2）低倍镜浏览全片，再换成高倍镜观察卵磷脂小体、前列腺颗粒细胞、淀粉样小体、白细胞、红细胞、精子、滴虫等。

（二）前列腺细胞形态

1. 卵磷脂小体呈圆形或卵形，可大可小，也可大小不均，有一定的折光性。

2. 前列腺颗粒细胞是吞噬了卵磷脂小体的吞噬细胞，体积较大。

3. 淀粉样小体圆形或卵圆形，具有同心圆线纹的层状结构，微黄或褐色，形似淀粉颗粒，故名淀粉样小体，其中心常含碳酸钙沉积物。

（三）参考区间

1. 卵磷脂小体量多、均匀分布。

2. 前列腺颗粒细胞＜ 1 个 /HP。

3. 淀粉样小体老年人易见，可随年龄增长而增多。

4. 红细胞＜ 5 个 /HP。

5. 白细胞＜ 10 个 /HP。

6. 滴虫无。

7. 精子无或少量。

（四）临床意义

1. 前列腺炎时可见卵磷脂小体减少，严重时可消失。

2. 前列腺颗粒细胞增多可见于老年人，前列腺炎时可大量增多，并伴有白细胞增多。

3. 淀粉样小体与胆固醇结合后可形成前列腺结石，可随年龄增长递增。

4. 红细胞增多时，除按摩手法过重，一般可提示前列腺炎、结石、结核或前列腺肿瘤。

5. 白细胞增多或成簇出现多提示前列腺炎。

6. 有滴虫存在时多为滴虫性前列腺炎。

7. 出现精子一般为前列腺按摩时精囊受压所致，无临床意义。

四、前列腺液检测的质量管理

（一）分析前

1. 检查前 3d 禁止性生活，以免白细胞数量的增加。

2. 前列腺结核、肿瘤或急性炎症且有明显压痛者为前列腺按摩的禁忌证，应禁止或慎重采集样本。

3. 标本采集后应加盖玻片并立即送检，以免标本干涸。

（二）分析中

先使用低倍镜浏览全片，再使用高倍镜辨别细胞成分。对有形成分或标本量较少的标本，应扩大镜检视野。

（三）分析后

1. 当镜检看到畸形细胞或疑似肿瘤细胞时，应及时与临床沟通，并通过巴氏染色或 HE 染色得到明确诊断。

2. 检验后的标本、载玻片应浸入消毒液中消毒。

第八节 阴道分泌物检测

阴道分泌物是女性生殖系统分泌的液体，又称为"白带"。检查方法有显微镜直接湿片检查、氢氧化钾（KOH）涂片检查、胺实验和革兰染色镜检等。阴道分泌物检测可辅助诊断女性生殖系统疾病。学习本节应重点掌握正常及病理情况下阴道分泌物的一般性状、检查项目及阴道分泌物清洁度的分级。了解阴道分泌物检测的质量管理。

一、阴道分泌物标本的采集

检查当天由妇科医务人员采集标本。一般采用消毒棉拭子自阴道深部或阴道后穹窿、宫颈口处取材。

二、阴道分泌物的一般性状检查

正常阴道分泌物为白色稀糊状、无气味、量多少不等。病理情况下阴道分泌物可呈以下性状改变。

1. 大量无色透明黏白带应用雌激素治疗或卵巢颗粒细胞瘤。

2. 脓性白带黄色或黄绿色，味臭，见于滴虫或化脓性感染。脓性泡沫状白带见于滴虫性阴道炎。

3. 豆腐渣样白带见于念珠菌性阴道炎，此类患者常伴有外阴剧烈瘙痒。

4. 血性白带内混有量多少不等的血液，可见于恶性肿瘤、宫颈息肉、老年性阴道炎等。

5. 黄色水样白带常见于组织变性坏死，如子宫黏膜下肌瘤、宫颈癌、输卵管癌等。

6. 奶油状白带常见于阴道加德纳杆菌感染。

三、阴道分泌物检测的操作方法

1. 采用 pH 试纸测定 pH。

2. 显微镜检查

（1）直接湿片检查：将 1 滴阴道分泌物加在载玻片上，加盖玻片，分别在低倍视野和高倍视野下观察。

（2）氢氧化钾涂片：将1滴阴道分泌物加在载玻片上，加1滴10%氢氧化钾溶液，可将上皮细胞和血细胞溶解，有利于发现真菌孢子和假菌丝。

（3）革兰染色法：将阴道分泌物沿一个方向均匀地涂抹到载玻片上，使用革兰染液进行染色。镜下观察阴道分泌物中各种有形成分，如细胞、细菌、真菌、寄生虫。

（4）阴道清洁度检查：标本加生理盐水1滴，涂片后高倍镜检查，根据上皮细胞、白细胞（脓细胞）、杆菌与杂菌的数量判断清洁度。

3.胺试验。将1滴阴道分泌物加在载玻片上，加1滴10%氢氧化钾溶液，检查有无鱼腥味。若出现明显鱼腥味则胺试验阳性。

4.念珠菌系统检测。使用无菌拭子取阴道分泌物，向拭子管中加入缓冲液。取1张凝集试验卡，将取样拭子倒置，停留2秒后向实验卡中间环内滴加1滴混匀后的标本，再滴2滴念珠菌系统特异性抗体，置于振荡器上8～10min若出现凝集颗粒则为阳性，不出现凝集为阴性。

四、阴道分泌物检测的结果判定

阴道清洁度根据上皮细胞、白细胞、乳酸杆菌和杂菌数量多少分成Ⅰ～Ⅳ度。

五、阴道分泌物检测的临床意义

Ⅲ度提示阴道炎、宫颈炎等；Ⅳ度提示炎症加重，如滴虫性阴道炎、淋球菌性阴道炎、细菌性阴道病等。单纯不清洁，且无滴虫和真菌者，可见于细菌性阴道病。

六、阴道分泌物检测的质量管理

（一）分析前

1.标本采集前24h患者应停止阴道灌洗或局部上药，禁止性交及盆浴。

2.月经期间不宜进行阴道分泌物的检查。

3.采集容器应清洁干燥，并不含任何润滑剂。

4.检查滴虫时应注意37℃保温，并立即送检。

（二）分析中

1.涂片应均匀平铺，不应聚集。

2.先在低倍镜下浏览全片，再用高倍镜确认异常形态。

（三）分析后

1.不同检验人员报告方式应统一。

2. 当怀疑有细菌、真菌或寄生虫感染时应积极与临床医师沟通，及时开具病原学检查申请。

3. 对报告结果与患者临床症状不符的标本要复查。

第九节 支气管肺泡灌洗液检测

支气管肺泡灌洗液检测是利用支气管镜，对肺段和亚肺段进行灌洗后，采集肺泡表面衬液，进行细胞学、可溶性物质、微生物、寄生虫、生物化学和免疫学的检查。支气管肺泡灌洗液检测可对下呼吸道疾病进行诊断定位、观察病情及预后判断。学习本节应重点掌握支气管肺泡灌洗液检测的主要内容和标本采集方法，熟悉支气管肺泡灌洗液检测的质量控制。

一、支气管肺泡灌洗液标本的采集

支气管肺泡灌洗液一般由临床医师使用纤维支气管镜采集。采集后的标本先用单层纱布过滤，除去黏液，然后 800r/min，离心 10min。上清液使用 EDTA 抗凝，可进行生化和免疫学检测，沉渣可用做细胞学检查。

二、支气管肺泡灌洗液的细胞检查

细胞计数和分类：

1. 实验原理

（1）细胞计数：①仪器计数法是以电阻抗法为基础，结合流式细胞术；②手工计数法是应用牛鲍氏计数板直接在显微镜下进行计数。

（2）细胞分类：瑞氏染料中含有亚甲蓝和伊红两种染料，前者为碱性，后者为酸性，它们与细胞内的各种物质具有不同的亲和力，使其显现出不同的色调，以便于辨认。细胞核染色质的核酸与强碱性的组蛋白、精蛋白等形成核蛋白。这种强碱性物质与瑞氏染料中的酸性染料伊红有亲和力，故染成红色；但核蛋白中还有少量的弱酸性蛋白及其氨基，它又与瑞氏染料中的亚甲蓝起作用，只因其量太少，而不显蓝色，故细胞核呈紫红色。较幼稚细胞之胞质和细胞核之核仁含有酸性物质，与瑞氏染料中的碱性染料亚甲蓝有亲和力，故染成蓝色；当酸碱性物质各半时，则染成红蓝色或灰红色，即所谓嗜多性。

2. 操作方法

（1）仪器：显微镜。

（2）材料：牛鲍计数板、瑞氏染液（瑞氏染料 1.4g，无水甲醇 500mL）、磷酸盐缓冲液 PH6.4、计数器、载玻片、推片、微量移液器、吸头。

（3）步骤：细胞计数方法同脑脊液细胞计数方法。

细胞分类方法：①制备拉片，取细胞灌洗液沉渣 1 滴拉片，进行瑞氏染色，低倍镜下观察瑞士染色情况，油镜下计数分类 200 个有核细胞。②取外周血，取耳血、指血或静脉血 1 滴置于载玻片一端，用推片以 30°～45°均匀推成厚薄适宜，头体尾清楚、长度 3～5cm 的血膜（血膜边缘距玻片边缘1cm 左右）。③瑞氏染色，将制好的血涂片放在染色架上，加瑞氏染液 1 将涂片全部盖上，静置 30s 左右，加磷酸盐缓冲液，比例 1：3 左右，用洗耳球充分混匀染液，染色 10～15min，用流水冲洗，滤纸轻轻吸干涂片上的水分，晾干待检。④镜检，先用低倍镜观察全片，查看取材、染色是否满意，并观察全片有无异常细胞、细菌及菌丝；如有可疑细胞换高倍镜下观察、标记；然后用油镜分类 200 个有核细胞，计算巨噬细胞、中性粒细胞、淋巴细胞、嗜酸粒细胞及上皮细胞百分比，对于异常细胞需进行数量和形态描述。

3. 参考区间

（1）细胞计数：有核细胞计数（5～10）×10^6/L，红细胞计数 0。

（2）细胞分类：巨噬细胞 85%～90%，淋巴细胞 10%～15%，中性粒细胞＜ 1%，嗜酸粒细胞≤ 1%。

4. 临床意义中性粒细胞百分比增高提示急性肺损伤、吸入性肺炎、化脓性感染、特发性肺纤维化、风湿性肺损伤、胶原血管疾病伴肺间质纤维化、石棉肺。淋巴细胞百分比增高提示过敏性肺炎、细胞性非特异性间质性肺炎、外源性过敏性肺泡炎、结节病。淋巴细胞百分比＞ 50% 伴肥大细胞＞ 1%、中性粒细胞＞ 3% 提示急性过敏性肺炎。嗜酸性粒细胞百分比增高见于急性或慢性嗜酸性粒细胞肺炎。出现鳞状上皮细胞提示受到上呼吸道分泌物污染，柱状上皮细胞＞ 5% 提示标本不合格。

三、支气管肺泡灌洗液中可溶性物质的检测

支气管肺泡灌洗液中含有的可溶性物质有蛋白（酶类）、脂类，如总蛋白、白蛋白、免疫球蛋白、转铁蛋白、癌胚抗原、胶原酶、前列腺素 E、血栓素 B 等。检查这些成分对肺部疾病的诊断与治疗有重要价值。

四、支气管肺泡灌洗液的病原学检测

支气管肺泡灌洗液中的非病原性杂菌很少，故涂片检测到病原菌时意义较大。支气管肺泡灌洗液可进行细菌、真菌、支原体、病毒等的分离培养。

五、支气管肺泡灌洗液的寄生虫学检测

支气管肺泡灌洗液中检测到卡氏肺孢子虫见于患者免疫功能低下，如AIDS感染者；检测到卫氏并殖吸虫卵则可诊断感染了卫氏并殖吸虫。

六、支气管肺泡灌洗液检测的质量管理

（一）分析前

1.用于微生物检查的标本应注意无菌操作。

2.标本中不应含有血液，红细胞数量＜10%；应控制上皮细胞数量＜3%。

（二）分析中

1.涂片应均匀平铺，不应聚集。

2.先在低倍镜下浏览全片，再用高倍镜确认异常形态。

3.若镜下发现异常细胞如癌细胞等，至少两位经验丰富的检验人员审核发放结果。

（三）分析后

1.当怀疑有细菌、真菌或寄生虫感染时应积极与临床医师沟通。

2.工作后的台面应消毒擦洗。

3.阅完的涂片必须保留2周。收集在锐器桶中，由工作人员上交院部统一处理。

4.液体标本48h后按血常规标本处理办法处理。

第十节 体液学检查质量管理

体液学检验涉及尿液、粪便、脑脊液、胸腹腔穿刺液、前列腺液、阴道分泌物等多个检查项目，其中有些项目可以使用仪器进行自动化检查，而多数项目还需要使用显微镜进行人工形态学鉴别。自动化仪器的使用有利于规范操作流程、提高检验效率、降低实验室生物安全隐患。虽然仪器法优点很多，也有其难以克服的缺点，如仪器始终不能完全替代检验人员进行细胞等有形成分形态学方面的识别。一直以来，形态学检验的金标准是人工镜检。所以检验人员的形态学识别能力是一切形态学检验中十分重要的环节。在体液学检验的质量管理中，除了对仪器的质量管理，最重要的就是对人员能力的管理。除此之外，能否报告出正确的检验结果，还依赖于标本的留取方法、保存及运输条件是否正确，检验者能否将患者的临床病情与检验结果综合分析得到合理结论，并能适当排除患者饮食、药物等对检验结果的影响，这就涉及对检验全过程的

质量管理。检验全过程即指检验前、中、后 3 个环节，其中包括人员、实验室设施和环境、仪器设备、试剂和耗材、室内质控、室间质评、结果报告等多方面内容。为了规范体液检验过程、提高检验人员能力、最终提高检验质量，2014 年 04 月 21 日，中国合格评定国家认可委员会（CNAS）发布了新版《医学实验室质量和能力认可准则在体液学检查领域的应用说明》（CNAS-CL41）。该文件对医学实验室体液学检查提出了明确的技术及质量要求，应作为每一个体液学检验实验室的制度性文件，并在实际工作中认真执行。

一、人员管理

1. 人员能力及资质①实验室负责人应具有中级及以上技术职称，从事体液学检验至少 3 年；②认可的授权签字人应具有中级及以上技术职称任职资格，从事申请认可授权签字领域专业技术工作至少 3 年；③有色视觉障碍的人员不应从事涉及辨色的体液检验。

2. 人员配备和岗位设置实验室的检验人员配置宜满足如下要求：每日 1 ~ 200 份体液学标本量时至少配备 2 人；每日 200 ~ 500 份体液学标本量时至少配备 3 ~ 4 人；若采用自动化仪器进行有形成分筛检，可适当减少人员数量。

3. 实验室员工能力评估应每年评估员工的工作能力。对新进员工，尤其是从事体液学形态识别的人员，在最初 6 个月内应至少进行 2 次能力评估。当职责变更时，或离岗 6 个月后再上岗时，或政策、程序、技术有变更时，应对员工进行再培训和再评估，合格后才可继续上岗，并记录。

二、设施和环境条件

1. 实验室温湿度条件

如使用尿干化学试条，其存放条件（如湿度）应符合要求。用以保存临床样品和试剂的设施应设置目标温度和允许范围，并记录。应依据所用分析设备和实验过程的要求，制定环境温湿度控制要求并记录。应有温湿度失控时的处理措施并记录。

2. 配置应急电源

必要时，实验室可配置不间断电源（UPS）和（或）双路电源以保证关键设备（如需要控制温度和连续监测的分析仪、冰箱等）的正常工作。

三、实验室设备与材料

1. 仪器建档及授权

应编制仪器及项目作业指导书，并建立仪器档案。仪器设备应有专业组长授权专人使用，在使用前后均需检查和记录仪器设备的功能状态。仪器由专人管理和保养维护，安全员定期检查仪器的安全状态。

2. 检定、校准及维修

（1）应按国家法规要求对强检设备进行检定。应进行外部校准的设备，如果符合检测目的和要求，可按制造商校准程序进行。应至少对分析设备的加样系统、检测系统、温控系统进行校准（适用时）。分析设备和辅助设备的内部校准应符合 CNAS-CL31《内部校准要求》。

（2）用于尿液有形成分分析的水平离心机应有盖；应能提供 400g 的相对离心力（RCF）。应每 12 个月对离心机进行校准。

（3）设备故障后，应首先分析故障原因，如果设备故障可能影响了方法学性能，故障修复后，可通过以下合适的方式进行相关的检测、验证：①可校准的项目实施校准验证，必要时，实施校准；②质控物检验；③与其他仪器或方法比对；④以前检验过的样品再检验。

3. 试剂和耗材管理

由试剂管理员验收确认合格后接收并做好接收及使用记录，使用人员应妥善保管，避免污染和损坏。一次领取试剂数量不可过多，保证不接收和使用过期试剂。检验人员使用试剂时应记录使用效期和启用日期，新配制的试剂不能与旧试剂混合使用。剧毒、易燃、易爆等试剂的存放和保管须遵守医院的有关规定。

四、能力验证或室间质评

1. 能力验证或室间质评

应按照 CNAS-RL02《能力验证规则》的要求参加相应的能力验证或室间质评。应保留参加能力验证或室间质评的结果和证书。实验室负责人或指定人员应监控室间质评活动的结果，并在结果报告上签字。

2. 实验室间比对

通过与其他实验室（如已获认可的实验室或其他使用相同检测方法的同级别或高级别实验室）比对的方式确定检验结果的可接受性时，应满足如下要求：①规定比对实验室的选择原则；②样品数量至少 5 份，包括正常和异常水平；③频率至少每年 2 次；④判定标准，应有≥ 80% 的结果符合要求。

五、检验过程中的质量管理

（一）检验前过程

1. 标本采集。应针对不同类型的体液样品规定不同的采集方法和要求。对自行采集样品的患者，实验室或相关医护人员应指导其正确采集样品。有特殊采集要求的样品，应在医师或护士的协助下完成采集。

2. 标本运送。所有体液样品应用密闭容器运送。

（二）检验过程

1. 尿液分析仪的性能。验证尿液干化学分析仪性能验证的内容至少应包括阴性和阳性符合率；尿液有形成分分析仪性能验证的内容至少应包括精密度、携带污染率和可报告范围。

2. 尿液有形成分。镜检如可行，尿液样品应全部进行显微镜有形成分检查；如使用自动化仪器做有形成分筛检，实验室应制订尿液有形成分分析的显微镜复检程序，并进行确认：①明确显微镜复检程序制定的依据、方法；②规定验证方法及标准，对复检程序进行验证，假阴性率应≤5%；③应至少使用 20 份健康人尿样品验证尿液有形成分分析仪检验项目的生物参考区间。

3. 室内质控尿液有形成分分析仪。红细胞、白细胞计数检验项目，可参照 GB/T20468-2006《临床实验室定量测定室内质量控制指南》进行室内质控。应至少使用 2 个浓度水平（正常和异常水平）的质控物，每检测日至少检测 1 次，应至少使用 13s、22s 失控规则。定性体液学检验项目应至少使用阴性和阳性质控物进行室内质控，每工作日至少检测 1 次，偏差不超过 1 个等级，且阴性不可为阳性，阳性不可为阴性。

4. 实验室内部比对。实验室内部结果比对应符合如下要求：①检验同一项目的不同方法、不同检测系统应至少 6 个月进行结果的比对；②尿液分析仪的比对应在确认分析系统的有效性及其性能指标符合要求后，至少使用 5 份临床样品（含正常和异常水平）进行比对；③定性检测偏差应不超过 1 个等级，且阴性不可为阳性，阳性不可为阴性；④尿液干化学分析仪、尿液有形成分分析仪如型号不同，则不宜比对；⑤对于尿液中有形成分检查，尿液干化学分析仪、尿液有形成分分析仪、尿液沉渣显微镜检查之间不宜进行比对；⑥应定期（至少每 6 个月 1 次，每次至少 5 份临床样品）进行形态学检验人员的结果比对、考核并记录；⑦比对记录应由实验室负责人审核并签字，并应保留至少 2 年。

（三）检验后过程

检验报告中的形态学检验项目，应只报告筛查后的最终唯一结果，必要时可另附相关说明。尿液沉渣显微镜检查宜以每高 / 低倍视野中的形态数量报告结果。

六、生物安全防护

1. 体液室应定期进行生物安全风险评估，针对生物、化学、放射及物理等危害制定防护性措施及合适的警告。

2. 应严格区分污染区与清洁区，实验设备及台面要每日使用消毒剂消毒。

3. 所有废弃的体液标本应使用消毒剂浸泡后再倾倒，载玻片等尖锐器具应置于锐器盒中统一处理。

第五章 临床免疫学检验及质量管理

第一节 临床免疫学检测常见的方法

临床免疫学检测是应用酶标仪、化学发光分析仪、特种蛋白分析仪等对机体内肝炎标志物、肿瘤标志物、TORCH 病毒及其他临床常见病原微生物抗原抗体、自身抗体进行检测。主要用于感染性疾病病原学、肿瘤疾病、免疫缺陷性疾病及自身免疫性疾病的诊断、鉴别诊断、疗效观察及预后评估。乙型肝炎病毒血清学标志物和肿瘤标志物需重点掌握，其他内容一般了解。

临床免疫学检测常用的方法有酶联免疫分析技术、化学发光免疫技术、胶体金快速免疫技术、免疫印迹技术、荧光免疫技术、自动化速率散射免疫分析、放射免疫技术和流式细胞分析免疫技术。本节重点掌握酶联免疫方法，一般了解其他免疫学检测方法。

一、酶联免疫分析技术

【实验原理】将抗体或抗原包被固相载体表面，受检标本和酶标抗原或抗体与固相载体表面的抗体或抗原反应，形成抗原抗体复合物，加入酶反应底物，底物被酶催化变为有色产物，产物的量与标本中受检物质的量直接相关，故可根据颜色反应的深浅进行定性或定量分析。酶联法主要有双抗体夹心法、间接法、竞争法、捕捉法 4 种类型。

【操作方法】

1.仪器酶标仪、洗板机、水浴箱、加样枪等。

2.材料反应孔、酶结合物、显色液、终止液等。

3.步骤

（1）双抗体夹心法用于检测抗原，又称"三明治"法。①加受检标本、孵育、洗涤，使之与固相抗体接触反应，标本中的抗原与固相载体上的抗体结合，形成固相抗原抗体复合物。洗涤除去未结合的物质。②加酶标抗体、孵育、洗涤，使固相免疫复合物上的抗原与酶标抗体结合后，彻底洗涤未结合的酶标抗体。③加底物，夹心式复合物中的酶催化底物成为有色产物。④加终止液，根据颜色反应程度进行抗原的定性或定量检测。

（2）间接法：检测抗体最常用的方法，是利用酶标记的抗体检测已与固相结合的受检抗体，故称为间接法。①加受检标本、孵育、洗涤，样本中的特异抗体与抗原结合，形成固相抗原抗体复合物，经洗涤后，固相载体上只留下特异性抗体；②加酶标抗体、孵育、洗涤，酶标抗体与固相复合物中的抗体结合；③加底物，颜色深度代表标本中受检抗体的量；④加终止液，根据颜色反应的程度进行抗原的定性或定量检测。

（3）竞争法：用于测定抗原，也可用于测定抗体。以测定抗原为例，受检抗原和酶标抗原竞争与固相抗体结合，因此，结合于固相的酶标抗原量与受检抗原的量呈反比。①待测管中加受检标本和一定量酶标抗原的混合溶液，使之与固相抗体反应。参考管中只加酶标抗原。保温后，酶标抗原与固相抗体充分结合，洗涤。②加底物显色，参考管中由于结合的酶标抗原最多，故颜色最深。参考管颜色深度与待测管颜色深度之差，代表受检标本抗原的量。③加终止液，根据颜色反应的程度进行抗原的定性或定量。

（4）捕获法测 IgM 抗体：血清中针对某些抗原的特异性 IgM 和特异性 IgG 同时存在，后者会干扰 IgM 抗体的测定。因此测定 IgM 抗体多用捕获法，即先将血清固定在包被有 IgM 抗体的固相上，去除 IgG 后，再测定特异性 IgM。

①加入稀释的血清标本、孵育、洗涤，保温反应后血清中的 IgM 抗体被固相抗体捕获，洗涤除去其他免疫球蛋白和血清中的杂质成分；②加入特异性抗原试剂、孵育、洗涤，特异性抗原只与固相上的特异性 IgM 结合，洗涤；③加入酶标抗体，使之与结合在固相上的抗原反应结合，洗涤；④加底物显色，如有颜色显示，则表示血清标本中有特异性 IgM 抗体存在，为阳性反应；⑤加终止液，根据颜色反应的程度进行抗体的定性或定量检测。

【几点说明】

1. 常用的酶及其底物见表 5-1。

表 5-1 常用的酶及其底物

酶	色原	显色反应	测定波长（nm）
辣根过氧化物酶	四甲基联苯胺	黄色	460
	邻苯二胺	橘红色	492
碱性磷酸酶	4-硝基酚磷酸盐	黄色	400

2. 酶标仪测定波长　酶标仪测定波长范围是 400 ～ 750nm，常用波长为 405nm 和 492nm，一般使用双波长比色，即 630nm 和 405nm 波长。

3. 洗板机　残留量小于等于 2μL/ 孔，每天使用后用双蒸水冲洗管路，定期维护、检修仪器及配件。

4.ELISA 免疫技术特点

（1）灵敏度相对较高。

（2）检测到 ng 水平。

（3）精密度差（批内 CV15% ～ 20%）。

5. 结果判定　定性测定结果确定的依据如下。

（1）P/N：大于等于 2.1。

（2）S/Co：Cut-off 大于等于 1。

定量测定结果依据系列浓度标准品测得的剂量反应曲线，即通常所谓的标准曲线。

（1）样品和试剂从冰箱取出后，应在室温下平衡 30min。

（2）确保样品加样量准确，建议采用微量移液器加所有组分。

（3）在操作过程中，避免反应微孔中有气泡产生。

（4）使用微量移液器手工加样时，每次应该更换吸头吸取样品。

（5）用水浴锅反应时，请将反应微孔板浸放在水中 1/3，底部以网格支撑物支撑，将水的温度控制在 37℃。

二、化学发光免疫技术

【实验原理】化学发光测定是以化学发光剂标记抗体 / 抗原，当标记抗体 / 抗原与相应抗原 / 抗体结合后，发光底物受发光剂作用，发生氧化还原反应，发光剂从激发态回到稳定态。发光所释放的能量，由超敏感光电流倍增管接受发光信号，检测发光强度。化学发光免疫分析分为以下三种。

1. 直接化学发光免疫分析　用吖啶酯直接标记抗体，与待测标本中相应的抗原发生免疫反应后，形成固相包被抗体—待测抗原—吖啶酯标记抗体复合物，这时只需加入氧化剂过氧化氢（H_2O_2）和氢氧化钠（NaOH），使成碱性环境，吖啶酯在不需要催化剂的情况下分解、发光。由集光器和光电倍增管接收、记录单位时间内所产生的光子能，这部分光的积分与待测抗原的量成正比，可从标准曲线上计算出待测抗原的含量。

2. 化学发光酶免疫分析（间接化学发光）化学发光酶免疫分析是用参与催化某一化学发光反应的酶，如辣根过氧化物酶（HRP）或碱性磷酸酶（ALP）来标记抗体，在与待测标本中相应的抗原发生免疫反应后，形成固相包被抗体—待测抗原—酶标记抗体复合物，经洗涤后，加入底物（发光剂），酶催化和分解底物发光，由光量子阅读系统接收，光电倍增管将光信号转变为电信号并加以放大，再把它们传送至计算机数据处理系统，计算出测定物的浓度。

3. 电化学发光免疫测定技术　磁性微粒为固相载体包被抗体，用三联吡啶钌标记抗体，在反应体系内待测标本与相应的抗体发生免疫反应后，形成磁性微粒包被抗体—待测抗原—三联吡啶钌标记抗体复合物，将上述复合物吸入流动室，同时引入三丙胺（TPA）缓冲液。当磁性微粒流经电极表面时，被安装在电极下面的电磁铁吸引住，而未结合的标记抗体和标本被缓冲液冲走。与此同时电极加压，启动电化学发光反应，使三联吡啶钌和 TPA 在电极表面进行电子转移，产生电化学发光，光的强度与待测抗原的浓度成正比。

【操作方法】

1. 仪器　化学发光免疫分析仪。

2. 材料　反应杯、酶结合物、发光物质。

3. 步骤　开机—机器自检—待机状态—校准—室内质控—质控合格后进行样本检测。

①分配样品，磁颗粒和试剂；②孵育使反应物结合；③清洗去除未结合物质；④加入底物产生信号；⑤孵育促使信号的产生；⑥信号检测。

【几点说明】

1. 直接化学发光剂。吖啶酯在碱性条件下，被 H_2O_2 氧化发出波长为 470run 的光具有很高的发光效率，其激发态产物 N- 甲基吖啶酮是该发光反应体系的发光体。

2. 酶促反应发光剂。鲁米诺及其衍生物、AMPPD 是利用标记酶的催化作用，使发光剂（底物）发光，这一类需酶催化后发光。

3. 电化学发光剂。三联吡啶钌 $[RU（bpy）3]^{2+}$ 是电化学发光剂，它和电子供体 TPA 在阳电极表面可同时失去 1 个电子而发生氧化反应。

4. 化学发光免疫技术特点

（1）敏感度高，可达 pg/mL 或 pmol/mL 水平。

（2）反应时间短，20min 至 1h 可完成测定。

（3）试剂稳定性好，2～5℃；可保持 1 年以上。

（4）可自动化检测。

三、胶体金快速免疫技术

【实验原理】胶体金是由氯金酸（HAuCl4）在还原剂的作用下，聚合成为特定大小的金颗粒，并由于静电作用成为一种稳定的胶体状态，称为胶体金。胶体金在弱碱环境下带负电荷，可与蛋白质分子的正电荷基团形成牢固地结合。胶体金标记，实质上是蛋白质等高分子被吸附到胶体金颗粒表面的包被过程。在金标蛋白结合处，当这些标志物在相应的配体处大量聚集时，肉眼可见红色或粉红色斑点。

1. 斑点金免疫渗滤实验（dot immunogold filtration assay，DIGTA）斑点免疫金银染色法（Dot—IGS/IGSS）是将蛋白质抗原直接点样在硝酸纤维膜上，与特异性抗体反应后，再滴加胶体金标记的第二抗体，结果在抗原抗体反应处发生金颗粒聚集，形成肉眼可见的红色斑点。

2. 斑点免疫层析实验（dot immunochromatographic assay，DICA）是在硝酸纤维膜下垫有吸水性强的垫料，即为渗滤装置。在加抗原（抗体）后，迅速加抗体（抗原），再加金标记第二抗体，由于有渗滤装置，反应很快，在数分钟内即可显出颜色反应。

【操作方法】

1. 仪器胶体金结果一般只需肉眼判读，不需要检测仪器。

2. 材料

（1）反应板。

（2）金标液。

（3）洗涤液。

3. 步骤

（1）测试前将样本与测试板放于室温，使其恢复至室温。

（2）取新鲜的血清标本加入反应板孔中间。

（3）在反应孔中间加入洗涤液。

（4）在反应孔中间加入金标液。

（5）在反应孔中间加入洗涤液，目测结果。阴性—质控点显示红色，固相条带上无红色斑点出现或仅为痕迹。阳性—质控点显示红色，固相条带上有红色斑点出现。

【几点说明】

1. 注意事项

（1）血清标本避免反复冻融。

（2）溶血、脂血影响结果。

（3）按规定时间判读结果。

2. 胶体金快速免疫技术特点

（1）操作简便。

（2）定性检测。

（3）敏感度低。

四、荧光免疫技术

【实验原理】用未知未标记的抗体（待检标本）加到已知抗原标本上，经过温育使抗原抗体充分结合，然后洗涤，除去未结合的抗体。然后加上荧光素（常用的有异硫氰酸荧光素，HTC）标记的抗球蛋白抗体或抗 IgG、IgM 抗体。如果第一次温育发生了抗原抗体反应，标记的抗球蛋白抗体就会和已结合抗原的抗体进一步结合形成荧光显微镜下所观察到的特异性荧光模式。

【操作方法】

1. 仪器荧光显微镜、全自动免疫荧光检测仪。

2. 材料

（1）缓冲甘油。

（2）突光标记抗 IgG 抗体。

（3）PBS 缓冲液。

（4）基质反应板

3. 步骤

（1）将稀释的样本加入基质反应板。

（2）孵育使反应物结合。

（3）清洗去除未结合物质。

（4）加入荧光标记抗 IgG 抗体；

（5）孵育使荧光标记抗 IgG 抗体结合。

（6）洗涤，用甘油封片。

（7）荧光显微镜下阅片，进行结果判读。荧光显微镜下，发出绿色荧光为阳性。

①定性判断：荧光亮度一般分为 4 级：-，无荧光或可见微弱荧光；+，仅能见明确可见的荧光；2+，可见明亮的荧光；3+，可见耀眼的荧光。

②抗体滴度的判断：滴度定义为与稀释相同倍数的阴性血清反应相比，可观察到的特异性荧光反应的最高稀释倍数。抗体滴度可根据不同稀释度血清所产生的荧光强度进行判断。

【几点说明】

（1）待测的患者血清样品可于 2 ～ 8℃：储存 14d，稀释后的样品需在 1 个工作日内检测。

（2）生物载片打开包装袋后，载片需要在 15min 内进行温育。

（3）荧光二抗在初次使用前请用加样器充分混匀。

（4）整个实验过程中不要接触到反应基质。

2.荧光免疫技术特点

（1）特异性强、敏感性高。

（2）主要缺点是非特异性染色问题，操作程序比较复杂。

五、免疫印迹技术

【实验原理】用特异抗体与硝酸纤维膜上的靶抗原反应，结合上的抗体可用与辣根过氧化物酶或碱性磷酸酶偶联的抗免疫球蛋白进行反应，最后通过与酶的底物发生显色反应来做检测。

【操作方法】

1.仪器全自动免疫印迹检测仪。

2.材料

（1）PBS 缓冲液。

（2）荧光标记抗 IgG 抗体。

（3）反应槽。

3.步骤

（1）在带有醋酸纤维膜条的反应槽内加入 PBS 缓冲液，再加入样本后室温或 37°C 温和振荡反应 1～2h。

（2）弃去液体，用 PBS 洗涤。

（3）加入荧光标记抗 IgG 抗体，37°C 或室温轻振荡 1～2h。

（4）弃去液体，用 PBS 再洗涤。

（5）加入显色液，观察显色反应。阳性反应将在靶蛋白相对应的位置上出现有颜色的条带，而其余位置无显色条带出现。

【几点说明】

1.注意事项

（1）洗涤要充分，避免背景过高，产生假阳性结果。

（2）操作完成后，反应条带上的质控带不出现，提示试剂无效。

2.技术特点

（1）高分辨力。

（2）高特异性和敏感性。

（3）方法简便。

（4）标本可长期保存。

（5）结果便于比较。

六、速率散射免疫分析

【实验原理】在液相中可溶性抗原、抗体特异性结合，形成一定大小的复合物粒子，当入射光沿水平轴照射在粒子颗粒上时，光线被颗粒吸收或折射，发生偏转，其偏转的角度与发射光的波长和复合物颗粒大小和多少有关。散射光的强度与复合物的含量成正比，即待测抗原越多，形成的复合物越多，散射光就越强。

【操作方法】

1.仪器全自动特种蛋白分析仪。

2.材料

（1）不同项目检测试剂盒。

（2）反应杯。

3.步骤按仪器说明书或 SOP 文件进行操作。

（1）建立每个检验项目的标准曲线。

（2）进行 2～3 个水平室内质控品检测。

（3）室内质控在控后，进行样本检测。

【几点说明】

1.注意事项

（1）溶血、乳糜血会使结果升高。

（2）抗原过剩，会出现假阴性结果。

（3）应维持反应管中抗体蛋白始终过剩。

2.速率散射免疫分析技术特点

（1）自动化免疫分析稳定性好，敏感性高达 ng/L。

（2）快速、简便，结果回报时间短。

七、放射免疫技术

【实验原理】放射免疫测定法（RadioimmUnoassay，RIA）是用放射性核素标记 Ag 进行的免疫学检测技术。它将放射性核素显示的高灵敏性和 AgAb 反应的特异性结合，使检测的敏感性达 pg 水平。常用于标记的放射性核素有 ^{125}I 和 ^{131}I。

【操作方法】

1.仪器 7 闪烁计数仪。

2.材料

（1）不同项目检测试剂盒。

（2）反应杯。

3. 步骤

（1）建立每个检验项目的标准曲线。

（2）进行 2～3 个水平室内质控品检测。

（3）室内质控在控后，进行样本检测。

【几点说明】

1. 注意事项

（1）放射性核素对人体存在着一定潜在的危害性，操作时做好安全防护。

（2）实验废弃物按照国家法律法规处理。

2. 放射免疫技术特点

（1）优点：灵敏、特异、精确、用量少、测定方法规范化、自动化。

（2）缺点：需特殊设备、放射性污染、试剂效期短。

八、流式细胞技术

【实验原理】流式细胞技术（Flow Cytometry，FCM）是在细胞水平上，应用荧光标记的单克隆抗体标记单个细胞或生物颗粒上相应的抗原，进而对其进行的多参数定量分析的技术。主要由光学系统、液流系统、数据处理系统组成。

【操作方法】

1. 仪器流式细胞仪。

2. 材料

（1）不同项目检测试剂盒。

（2）流式专用管。

3. 步骤（以细胞表面直接免疫荧光染色为例）

（1）将单细胞悬液加入 2mL 圆底离心管中，1500r/min，离心 5min，弃上清液。

（2）以冷 PBA 1mL，离心洗涤，弃上清液。

（3）加入用 PBA 稀释的荧光素标记的抗体 200ml。用微量移液器轻轻吹打混匀，4℃或置冰上孵育 30min 至 1h。

（4）离心弃上清液。

（5）加入冷 PBS 1mL，离心洗涤 2 次，以除去未结合的多余抗体成分。

（6）向细胞中加入冷 PBS 500mL，吹打混匀，置流式管中，上机自动检测。

【几点说明】

1. 注意事项

（1）血液、骨髓、体液等标本应当天采集，6h 之内进行免疫荧光染色。

（2）活化血小板检测应在采血后立即染色与固定。

2.流式细胞分析技术特点

（1）分离速度快（5000 ～ 10000 个 /s）。

（2）纯度高（达 90% ～ 100%）。

（3）对同一细胞即可进行多参数定量测定和综合分析。

第二节 感染性疾病标志物检测

感染性疾病标志物检查一般是通过酶联免疫法、化学发光法、胶体金法对血清或血浆中的抗原或抗体进行定性或定量分析。本节重点掌握各项检查的实验原理，入 ELISA 法检测甲型肝炎病毒抗体、乙型肝炎病毒标志物、丙型肝炎病毒抗体、人类免疫缺陷病毒抗体的实验原理，梅毒螺旋体抗体凝集实验原理等。熟悉各项检查的操作方法并了解其注意事项。

一、甲型肝炎病毒抗体检测

【定义】甲型病毒性肝炎的病原体即甲型肝炎病毒（hepatitis A virus, HAV），在人感染 HAV 后的血液中最先出现的抗体是 IgM 类抗体（抗 HAV-IgM），其在发病后 2 ～ 3 周达高峰，是诊断甲型肝炎的早期特异性血清学指标。

【实验原理】采用 ELISA 捕获法检测抗 HAV-IgM。以抗人 IgM（抗 μ 链）包被固相载体，捕获样本中的 IgM 抗体，与抗 p 链形成复合物，通过洗板去除未与抗 p 链结合的物质，加入酶标记抗 HAV 抗体，形成抗 p 链 -HAV-IgM-HAV- 酶标记抗 HAV 复合物，洗板加入显色剂，复合物上的辣根过氧化物酶（HRP）催化显色反应，生成蓝色产物，加入终止液后变为黄色，样本中如无 HAV-IgM 抗体，则不显色。

【操作方法】

1.仪器 移液器、电热恒温箱、洗板机、酶标仪。

2.材料 微孔反应板（包被有抗人 IgM）、酶结合物（含 HAV-Ag 与 HRP 标记的 HAV-Ab），HAVAb 阴性对照、HAVAb 阳性对照、显色剂 A（过氧化物）、显色剂 B（TMB）、终止液（2mol/L 硫酸）、洗涤液（含表面活性剂）、封板膜。

3.步骤

（1）配制洗涤液：用蒸馏水（或去离子水）将浓缩洗涤液 20 倍稀释。

（2）加样：加入 50μL 待测样本和阴、阳性对照和质控品于反应孔中，并设一空白对照孔，用封板膜覆盖反应板并置 37℃孵育 20min。

（3）加酶：取出反应板，撕去封板膜，在已加入待测样本和阴、阳性对照的孔中加入 100μL 酶结合物，轻轻振荡 10s，用封板膜覆盖反应板并置 37℃孵育 40min。

（4）洗板：将配制好的洗涤液装入洗板机的洗液瓶，重复洗 5 次。

（5）显色：每孔加显色剂 A 液、B 液各 50μL，轻轻振荡以充分混匀，用封板膜覆盖反应板并置 37℃孵育 15min。

（6）终止：每孔加入 50m1 终止液，轻轻振荡反应板 5S，使之充分混匀。

（7）比色：使用酶标仪比色，波长 450nm（使用双波长的酶标仪比色，参考波长 630nm）先用显色剂空白对照孔校零，然后读取各孔 OD 值。

（8）判定检测的有效性：阴、阳性对照符合要求：阴性对照均值小于等于 0.100，阳性对照均值大于等于 0.800。若有 1 孔阴性对照值＞0.100，应舍弃，若 2 孔或 2 孔以上阴性对照值＞0.100，则应重复实验。

（9）结果计算：Cutoff 值（COV）= 阴性对照平均 OD 值×2.1（阴性对照 OD 值小于 0.05 按 0.05 计算，高于 0.05 按实际值计算。）

样本 OD 值＜COV，说明该样本 HAVAb 检测结果为阴性。

样本 OD 值≥COV，说明该样本 HAVAb 检测结果为阳性。

对于待测样品 50μL 加样结果判断为阳性的样本，应对其用生理盐水 1：1000 稀释后重复实验并判断结果。

【参考区间】阴性，提示没有检测到甲型肝炎病毒感染相关的抗 HAV-Ab。

【临床意义】抗 HAV-IgM 阳性提示近期感染 HAV，结合临床可作为甲型病毒性肝炎诊断标准。

【注意事项】

1. 本实验所用样本为血清或血浆，含 EDTA、肝素或枸橼酸钠等抗凝血的样本可用于本实验。

2. 接收样本后在置 1～2h 后将样本离心分离出血清或血浆，避免溶血。样本在室温（15～25℃）下可稳定 48h，在普通冰箱中（2～8℃）稳定 7d，长期保存应低温冻存，避免反复冻融。使用前应将样本室温平衡 30min 以上，冷冻样本需混匀后使用。

3. 不能检测含叠氮钠的样品，因叠氮钠抑制辣根过氧化物酶的活性；不能检测含悬浮纤维蛋白或聚集物、重度溶血的样品。

4. 本实验所用试剂应视为有传染性物质，需按传染病实验室操作规程处埋。

5. 不同试剂盒的组分不可混用。

二、乙型肝炎病毒标志物检测

【定义】乙型病毒性肝炎的病原体即乙型肝炎病毒（hepatitis B virus，HBV），其血清学检测主要针对的是对 HBV 标志物进行检测，临床最常检测的 HBV 标志物为"乙肝两对半"，包括乙型肝炎病毒表面抗原（hepatitis B virus surface agtigen，HBsAg）、乙型肝炎病毒表面抗体（hepatitis B virus surface antibody，HBsAb）、乙型肝炎病毒 e 抗原（hepatitis B virus e agtigen，HBeAg）、乙型肝炎病毒 e 抗体（hepatitis B virus e antibody，HBeAb）、乙型肝炎病毒核心抗体（hepatitis B virus core antibody，HBcAb），常用检测的方法有 ELISA 法、胶体金法和化学发光法，HBV 标志物的检测在 HBV 感染的诊断及疗效监测中具有重要意义。

【实验原理】

1.ELISA 法双抗体夹心法检测 HBsAg、HBeAg，双抗原夹心法检测 HBsAb，竞争法检测 HBeAb、HBcAb。

2.胶体金法胶体金免疫层析夹心法检测 HBsAg、HBsAb 与 HBeAg，胶体金免疫层析竞争抑制法检测 HBeAb 与 HBcAb。

3.化学发光法直接免疫化学发光法检测 HBsAg、抗 -HBs、HBeAg、HBeAb、HBcAb，其中 HBeAb 为竞争法。

上述反应原理见第一节。

【操作方法】

1.仪器

（1）ELISA 法：移液器、电热恒温箱、酶标仪。

（2）胶体金法：计时器。

（3）化学发光法：全自动化学发光免疫分析仪。

2.材料

（1）ELISA 法：微孔反应板、酶结合物、阴性对照、阳性对照、显色剂A、显色剂 B、终止液、洗涤液（蒸馏水 1∶25 稀释）、封片纸。

（2）胶体金法：乙型肝炎病毒标志物（含 HBSAg、HBeAg、HBSAb、HBeAb、HBcAb 五项）检测试剂卡，一次性塑料吸管。

（3）化学发光法：HBsAg、HBeAg、HBsAb、HBeAb、HBcAb 分别独立包装试剂盒、手工稀释液、预激发液、激发液、清洗缓冲液、防腐剂。

3.步骤

（1）ELISA 法：检测 HBsAg：①洗涤液配制：将浓缩洗涤液用蒸馏水做1∶25 稀释。②加样：加入 75μL 待测样本和阴、阳性对照、质控品于反应孔中空白对照1孔，用封片纸覆盖反应板后，将反应板置37℃孵育60min。③取出反应板，撕去封片纸，在孔中加入50μL酶结合物；轻轻振荡10s；用封片纸覆盖反应板后，将反应板置37℃孵育30min。④洗板：将配制好的洗涤液装入洗板机的洗液瓶，重复洗5次。⑤显色：每孔加显色剂A液、B液各50mL，充分混匀后封板，置37℃孵育30min。⑥终止：每孔加入50μL终止液，振荡反应板5s，使之充分混匀。⑦比色：使用酶标仪比色，波长450nm（使用双波长的酶标仪比色，参考波长630nm或630nm相近的波长）。如需扣除显色剂空白，则先用显色剂空白对照孔校零，然后读取各孔OD值。⑧判定实验的有效性：阴、阳性对照符合要求为PC均值≥1.000，NC均值≤0.100。显色剂空白符合要求：双波长读数，显色剂空白≤0.040，单波长读数，显色剂空白≤0.080。实验无效时需重新检测。⑨结果计算：Cutoff值（COV）=阴性对照平均OD值+0.100，当S/COV≥1.0，结果为阳性；当S/COVC≥1.0，结果为阴性。

检测HBSAb、HBeAg、HBeAb与HBcAb：①洗涤液配制：将浓缩洗涤液用蒸馏水做1∶25稀释。②加样：空白孔不加样本及酶结合物只加显色剂A液、B液和终止液，样本孔加入待测标本每孔5μL（HBcAb样本用生理盐水1∶30稀释），阳性和阴性对照孔各加对照液1滴，然后加入酶结合物每孔1滴，充分混匀后，封板，于37℃水浴箱孵育30min。③洗板：将配制好的洗涤液装入洗板机的洗液瓶，重复洗5次。④显色：每孔加显色剂A液、B液各50μL，充分混匀后封板，置37℃孵育15min。⑤终止：每孔加入50μL终止液，振荡反应板5s，使之充分混匀。⑥比色：使用酶标仪比色，波长450nm（使用双波长的酶标仪比色，参考波长630nm或630nm相近的波长），若需扣除显色剂空白，则先用显色剂空白对照孔校零，然后读取各孔OD值。⑦判定检测HBsAb与HBeAg实验的有效性：阴、阳性对照符合要求，PC均值≥1.000；NC均值≤0.050，显色剂空白符合要求：双波长读数，显色剂空白≤0.015。判定检测HBeAb与HBcAb实验的有效性是阴、阳性对照符合要求，PC均值≤0.05；NC均值≥1.000，显色剂空白符合要求为双波长读数，显色剂空白≤0.015，实验无效时需重新检测。⑧HBsAb与HBeAg结果计算：Cutoff值（COV）=阴性对照平均OD值×2.1（阴性对照OD值＜0.05按0.05计算，高于0.05按实际值计算），当S/COV≥1.0，结果为阳性。当S/COV＜1.0，结果为阴性。HBeAb结果计算：Cutoff值（COV）=（阴性对照平均OD值＋阳性对照平均OD值）/2，阴性对照OD值＜0.05按0.05计算，高于0.05按实际值计算。当S/COV≤1.0，结果为阳性。当S/COV＞1.0，结果为阴性。HBcAb结果计算：Cutoff值（COV）：原倍血清COV=阴性对照平均 OD 值 ×0.3；1：30 稀释血清 COV= 阴性对照平均 OD 值 ×0.5，当 S/COV ≤ 1.0，结果为阳性，当 s/cov ＞ 1.0，结果为阴性。

（2）胶体金法：①从包装铝箔袋中取出试剂，并在 1h 内使用；②用吸管吸取样本，逐滴（每孔 2 ～ 3 滴）加入试剂的 5 个加样孔中，同时开始计时；③等待红色条带的出现，结果应在 15 ～ 30min 判读，30min 后判定无效；④判定结果：HBsAg、HBsAb、HBeAg 检测结果判定。

（3）化学发光法：①开机，确认电源线、电脑及打印机已正确连接，检查所需试剂及耗材是否充足；②常规运行室内质控，待确认质控结果均在控后方可进行样本检测；③输入样本信息：将样本编号后在实验室信息系统中输入样本信息；④将样本条码朝外依次插入样本架的空位后放入全自动化学发光免疫分析仪的样本位中，仪器将自动识别条码，对申请的项目进行检测，如样本条码破损或无条码，则需在仪器的显示器上手工输入样本架号、样本位置、样本编号及检测项目；⑤检测结束后系统将自动运算结果并传输到实验室电脑终端，操作者在仪器的显示器和实验室信息系统中均可查阅到检测结果；⑥检测结束后，运行日维护并关机。

【参考区间】

1.ELISA 法

（1）HBsAg、HBsAb、HBeAg：S/CO ＜ 1，阴性。

（2）HBeAb、HBcAb：S/CO ＞ 1，阴性。

2. 胶体金法阴性。

3. 化学发光法

（1）HBsAg：＜ 0.05U/mL。

（2）HBsAb：≤ 10mU/mL。

（3）HBeAg、HBcAb：S/CO ＜ 1.0。

（4）HBeAb：＞ 1.0.

【临床意义】

1. 血清中的 HBV 标志物在患者感染 HBV 的不同阶段及机体免疫功能的不同状态下会发生相应的动态变化，HBsAg 阳性最早在感染 HBV 感染 2 周后即可出现。HBsAb 是一种保护性抗体，表示曾经感染过 HBV，已经得到恢复。注射乙肝疫苗者多可产生 HBsAb。HB-cAb-IgM 一般在 HBV 感染早期出现。HBeAg 阳性提示有 HBV 复制和传染性高。HBeAb 阳性提示 HBV 复制水平低。HBV 抗原、抗体的不同组合模式也有其不同的临床意义。

2. 被 HBV 阳性患者血液、体液污染的锐器刺伤处理流程

（1）局部紧急处理。①用肥皂液和流水清洗污染的皮肤，用生理盐水冲

洗黏膜；②如有伤口，应在伤口旁端轻轻挤压，尽可能挤出损伤处的血液，再用肥皂液和流水冲洗，禁止进行伤口的局部挤压；③受伤部位的伤口冲洗后，应当用消毒液（如 75% 乙醇或 0.5% 碘仿）进行消毒，并包扎伤口。

（2）立即上报医院相关部门，并做好登记。

（3）应在 24h 内注射乙型肝炎免疫球蛋白（0.06mg/kg），同时进行乙型肝炎病毒标志物检测，HBsAg 和 HBsAb 均阴性者注射乙型肝炎疫苗，如 HBsAb 阳性但＜ 10U/mL，则只需注射加强乙型肝炎疫苗 1 次（5μg）。

【注意事项】

1. 对检测结果可能有干扰的样本应拒收，包括严重溶血、严重浑浊的标本。

2. 本实验所用试剂应视为有传染性物质，需按传染病实验室操作规程处理。

3. 不同试剂盒的组分不可混用。

三、丙型病毒肝炎标志物检测

【定义】丙型病毒性肝炎的病原体即丙型肝炎病毒（hepatitis C virus，HCV），人体感染 HCV 后产生的抗 HCV 是 HCV 感染的标志物，它并不是保护性抗体，临床用其作为诊断丙型肝炎及肝硬化的实验室指标。目前实验室常用的 HCV 标志物筛选实验有 ELISA 法、胶体金法以及化学发光法。

【实验原理】

1. ELISA 法　采用 ELISA 间接法，用基因表达 HCV 抗原包被反应板，加入待测标本，再加入 HRP 标记的羊抗人 -IgG 的酶标记抗体与之结合，当标本中存在抗 -HCV 时，该抗 -HCV 与包被 HCVAg 结合并与酶结合物结合形成 HCVAg- 抗 -HCV- 羊抗人 IgG-HRP 复合物，加入 TMB 底物产生显色反应，显色程度与样本中 HCVAb 含量成正比。反之则无显色反应。

2. 胶体金法　采用胶体金免疫层析间接法原理定性检测人血清（浆）中 HCV 抗体。在玻璃纤维素膜上预包被金标小鼠抗人 IgG 抗体，在硝酸纤维素膜上检测线和对照线处分别包被重组丙肝抗原和人 IgG 抗体。检测阳性样本时，血清样本中 HCV-Ab 与胶体金标记小鼠抗人 IgG 抗体结合形成复合物，由于层析作用复合物沿纸条向前移动，经过检测线时与预包被的抗原结合形成 "Au-anti-IgG Ab-HCV Ab-HCV Ag" 夹心物而凝聚显色，游离金标小鼠抗人 IgG 抗体则在对照线处与人 IgG 抗体结合而富集显色。

3. 化学发光法　采用间接化学发光法检测 HCV 抗体。HCV 抗原包被在微孔板上，标本中的 HCV 抗体与微孔板上包被的 HCV 抗原结合。酶结合物将会与 HCV 抗体结合，形成 HCV 抗原—抗体—酶标二抗结合物。在微孔板中加入一种含发光底物及一种电子转移物的试剂。辣根过氧化物酶催化发光衍生物发生氧化反应，产生光电子转移物，增强了光产生的强度，系统读取光信号。辣根过氧化物酶结合物的水平与标本中存在的抗 -HCV 抗体水平成正比。

【操作方法】

1. 仪器

（1）ELISA 法：移液器、电热恒温箱、洗板机、酶标仪。

（2）胶体金法：计时器。

（3）化学发光法：全自动化学发光免疫分析仪。

2. 材料

（1）ELISA 法：微孔反应板、酶结合物（含辣根过氧化物酶标记的羊抗人 -IgG）、HCVAb 阴性对照、HCVAb 阳性对照、显色剂 A（过氧化氢）、显色剂 B（TMB）、终止液（2mol/L 硫酸）、洗涤液（蒸馏水 1：19 稀释）、HCV 样品稀释液、封片纸。

（2）胶体金法：①HCV 胶体金试纸条 / 卡；②样本稀释液；③塑料滴管。

（3）化学发光微粒子免疫分析法：1 个试剂包含有 100 个包被好丙型肝炎病毒重组抗原的反应杯，18.2mL 的含有抗微生物物质的缓冲液分析试剂，20.6mL 酶结合物试剂。

3. 步骤

（1）ELISA 法：①洗涤液配制：将浓缩洗涤液用蒸馏水做 1：25 稀释。②加样：空白孔不加样本与酶结合物只加显色剂 A 液、B 液和终止液，样本孔加入 100μL 样品稀释液，加入待测样本每孔 10μL，阳性对照孔和阴性对照孔各加对照液 10μL，于 37℃水浴箱（或温箱）孵育 25min，然后加入酶结合物每孔 1 滴，充分混匀后，封板，于 37℃水浴箱（或温箱）孵育 30min。③洗板：将配制好的洗涤液装入洗板机的洗液瓶内，开机后洗板 5 次。④加入 100μL 酶结合物，轻轻振荡 10s，用封片纸覆盖反应板后，置 37℃孵育 25min。⑤洗板：用洗板机洗板 5 次。⑥显色：每孔加显色剂 A 液、B 液各 50μL，充分混匀后封板，置 37℃孵育 15min。⑦终止：每孔加入 50μL 终止液，振荡反应板 5s，使之充分混匀。⑧比色：使用酶标仪比色，波长 450nm（使用双波长的酶标仪比色，参考波长 630nm 或 630nm 相近的波长），若需扣除显色剂空白，则先用显色剂空白对照孔校零，然后读取各孔 OD 值。⑨判定实验的有效性：阴、阳性对照符合要求：PC 均值≥ 0.5，NC 均值≤ 0.080。实验无效时应重新检测。⑩结果计算：Cutoff 值（COV）= 阴性对照平均 OD 值 ×2.8，阴性对照 OD 值＜ 0.05 按 0.05 计算，高于 0.05 按实际值计算。样本 OD 值≥ COV，结果为阳性，样本 OD 值＜ COV，结果为阴性。

（2）胶体金法：①将胶体金测试卡从包装盒中取出，打开铝箔包装袋，平置于台面上；②用加样枪加 10μL 样本血清或血浆，加到测试卡中的 S 孔；③随即滴加 2 滴（约 100μL）样本稀释液到测试卡上的 D 孔；④加样后，阳性标本可在 1～15min 检测出；⑤结果判定：试纸条 / 卡在检测区和对照区位置出现 2 条紫红色条带为阳性结果，试纸条 / 卡只在对照区位置出现 1 条紫红色条带为阴性结果。对照区（C）未出现紫红色条带时，表明不正确的操作过程或试剂盒已变质损坏，在此情况下，应再次仔细阅读试剂盒说明书，并用新的试剂盒重新测试。

（3）化学发光法：①开机，确认电源线、电脑及打印机已正确连接，检查所需试剂及耗材是否充足。②常规运行室内质控，待确认质控结果均在控后方可进行样本检测。③输入样本信息，将样本编号后在实验室信息系统中输入样本信息。④将样本条码朝外依次插入样本架的空位后放入全自动化学发光免疫分析仪的样本位中，仪器将自动识别条码，对申请的项目进行检测，如样本条码破损或无条码，则需在仪器的显示器上手工输入样本架号、样本位置、样本编号及检测项目。⑤检测结束后系统将自动运算结果并传输到实验室电脑终端，操作者在仪器的显示器和实验室信息系统中均可查阅到检测结果。⑥检测结束后，运行日维护并关机。

【参考区间】

1.ELISA 法 S/CO ＜ 1。

2. 肢体金法 阴性。

3. 化学发光法 S/CO ＜ 1。

【临床意义】

1.HCVAb-IgM 在 HCV 感染初期出现，一般感染后 4 周即可出现，阳性率可达 64.0% 以上，持续 4～48 周。该抗体阳性为急性丙型肝炎的重要诊断指标，6 个月内痊愈者血清 HCVAb-IgM 转阴，反之则发展为慢性丙型肝炎。

2. 被抗 -HCV 阳性病人血液、体液污染的锐器刺伤处理流程

（1）局部紧急处理：①用肥皂液和流水清洗污染的皮肤，用生理盐水冲洗黏膜；②如有伤口，应在伤口旁端轻轻挤压，尽可能挤出损伤处的血液，再用肥皂液和流水冲洗，禁止进行伤口的局部挤压；③受伤部位的伤口冲洗后，应当用消毒液（如 75% 乙醇或 0.5% 碘伏）进行消毒，并包扎伤口。

（2）立即上报医院相关部门，并做好登记。

（3）在暴露当时、暴露后 6 个月检测抗 -HCV 及丙氨酸氨基转移酶水平，每 2 周做 1 次 HCVRNAPCR 检测，在暴露后每 3 个月或一旦通过 PCR 方法发现 HCVRNA 阳性时检查抗 -HCV，如果复查 HCVRNA 仍为阳性，则建议

到肝病科接受随访及治疗。

【注意事项】

1.对检测结果可能有干扰的样本应拒收，包括严重溶血、严重浑浊的标本。

2.本实验所用试剂应视为有传染性物质，请按传染病实验室操作规程处理。

3.不同试剂盒的组分不可混用。

四、人类免疫缺陷病毒抗体检测

【定义】人类免疫缺陷病毒抗体是人感染人类免疫缺陷病毒（human immunodeficiency virus，HIV）后产生的抗体，常在感染后的 3 ～ 8 周才能被检测出来，目前临床最常用的判断 HIV 感染的分析方法就是检测血清中的 HIV 抗体，检测方法主要分为初筛实验与确证实验两类，常见的初筛实验有 ELISA 法、胶体金法，确证实验主要有免疫印记实验、放射免疫实验等。

【实验原理】

1.ELISA 法 采用双抗原夹心法检测人血清或血浆中的 HIV 抗体，用 HIV-1/HIV-2 抗原包被微孔板，若待测样本中含有 HIV 抗体，则可与微孔板上的抗原相结合，形成抗原抗体复合物，再加入酶标记的 HIV-1/HIV-2 抗原及显色剂，显色程度与待测样本中 HIV 抗体水平成正相关。

2.胶体金法 采用胶体金免疫检测层析技术，在玻璃纤维膜上预包被金标记 HIV 抗原，在硝酸纤维膜检测线和质控线上分别包被 HIV 抗原和抗体等，检测时，样本中 HIV 抗体可与金标记 HIV 抗原结合物形成复合物。若样本中含有可被检测的 HIV 抗体，则与检测线预包被的 HIV 抗体结合成"金标记 HIV 抗原 -HIV 抗体 -HIV 包被抗原"复合物而凝聚显色；若样本中无 HIV 抗体或 HIV 抗体的含量低于检测线时，则不形成复合物而不显色。

【操作方法】

1.仪器

（1）ELISA 法：移液器、电热恒温箱、洗板机、酶标仪。

（2）胶体金法：移液器、计时器。

2.材料

（1）ELISA 法：微孔反应板（包被有 HIV-1/HIV-2）、酶结合物（辣根过氧化物酶标记的 HIV-1/HIV-2）、HIV 阴性对照、HIV-1 阳性对照、HIV-2 阳性对照、显色剂 A（含过氧化脲的柠檬酸盐—磷酸盐缓冲液）、显色剂 B（TMB）、终止液（2mol/L 硫酸）、洗涤液（蒸馏水 1∶20 稀释）、封板膜。

（2）胶体金法：HIV（1/2）抗体胶体金试纸条 / 板、样品稀释液。

3. 步骤

（1）ELISA 法：①加样：将所需数量的板条固定于板架，设阴性对照 3 孔，抗 -HIV-1 阳性对照 2 孔，抗 -HIV-2 阳性对照 2 孔，设空白对照 1 孔，分别加入阴、阳性对照各 50μL，空白对照孔不加样品，其余每孔加入待测样本 50μL；②温育：置（37±1）t 温育 60min；③洗涤：将浓缩洗涤液用蒸馏水（或去离子水）做 20 倍稀释后装入洗板机的洗液瓶，洗板 6 次；④加酶：除空白对照孔外每孔加入 50μL 酶标志物；⑤温育：置 37℃温育 30min；⑥洗涤：用洗板机洗板 6 次；⑦显色：每孔加入显色剂 A、B 各 50μL，轻轻振荡混匀，置 37℃温育 30min；⑧终止：每孔加入终止液 50μL，轻拍混匀；⑨读值：用酶标仪读值，双波长 450nm/630nm 下读取各孔 A 值；⑩判定结果：首先判定实验的有效性：阴、阳性对照需符合要求，即 PC 均值 > 0.8；NC 均值 ≤ 0.12。若阳性对照 < 0.8，阴性对照 > 0.12，则实验无效需重新检测。结果计算：Cutoff 值（C ○ V）=0.15+ 阴性对照平均值，若阴性对照平均值 < 0.08 时，按 0.08 计算。当 S/COV ≥ 1.0，阳性。当 3/COV < 1.0，结果为阴性。

（2）胶体金法：①将密封袋打开，取出所需试纸条 / 板；②不同样本检测均取 40M1 待检样本加在试纸条 / 板的加样区，在近加样区上方滴加 1 滴样品稀释液；③ 30min 观察并记录实验结果：若为强阳性标本，则在数分钟即可判断结果；若为弱阳性标本，则在 30min 内观察结果有效。阳性结果：在试纸条 / 板的检测线和质控线位置各出现 1 条紫红色带。阴性结果：仅在试纸条 / 板的质控线位置上出现 1 条紫红色带。无效结果：在试纸条 / 板的检测线和质控线位置上均未出现紫红色带，需要重做。

【参考区间】

1.ELISA 法 S/CO < 1，阴性。

2. 肢体金法 阴性。

【临床意义】

1. 抗 HIV 抗体阳性提示

（1）感染了 HIV，可作为传染源将 HIV 传播他人。

（2）抗 HIV 阳性者（除外 18 个月的婴儿），5 年之内将有 10% ～ 30% 的人发展为艾滋病。

（3）对抗 HIV 阳性的母亲所生婴儿，如 18 个月内检测血清抗 HIV 阳性，不能诊断为 HIV，尚需用 HIV 核酸检测或 18 个月后的血清抗体检测来判断。

2.HIV 职业暴露后的处理方法

（1）局部紧急处理：①有损伤皮肤的暴露，用肥皂和清水清洗伤口，不要使用强性洗涤液（如漂白剂等），让伤口流血通畅，伤口大时实行包扎及缝合；②眼暴露，用生理盐水彻底冲洗眼，不要使用肥皂或其他清洁剂，如果戴有隐形眼镜，首先冲洗眼，然后把隐形眼镜去掉，并按正常的方法清洗镜片；③口腔暴露：吐出口里的物质，用盐水或清水数次漱口，每次均要吐净；④鼻孔或耳的暴露，用盐水或清水彻底清洗。

（2）立即将暴露时间上报医院主管部门，并逐层上报区疾病控制中心及省疾病控制中心。

（3）由省里专家组根据暴露级别和暴露源的病毒载量水平进行评估，制定相应的预防性用药方案。

（4）预防性用药最好在 4h 内实施，最迟不得超过 24h，但即使超过 24h，也应适当预防性用药。

（5）暴露后当日、第 4 周、第 8 周、第 12 周、第 6 个月应做 HIV 相关血液学检测。

（6）对服用药物的毒性进行监控和处理，随访检测咨询。

【注意事项】

1. 对检测结果可能有干扰的样本应拒收，包括严重溶血、严重浑浊的样本等。

2. 整个 HIV 检测必须符合《全国艾滋病检测技术规范》，严格防止交叉感染。操作时必须戴手套、穿工作服，严格健全和执行消毒隔离制度。未使用完的预包被板条应置于有干燥剂的封口袋中密封保存。洗涤时各孔均需加满洗液，以防止孔口有游离酶标记物未被洗净。本实验所用各种试剂及废弃物应按传染性物品处理。

3. 不同批号试剂盒中的组分不可混用。

4. HIV 抗体初筛实验室结果为阳性时，应重新取样进行双孔复检，复检结果任何一孔为阳性时均报告检验结果"待复查"，上报确认实验室进一步通过确证实验来确认结果是否为阳性。

五、梅毒螺旋体抗体检测

【定义】梅毒螺旋体是梅毒的病原体。人感染梅毒螺旋体后产生特异性与非特异性两类抗体，其中 IgM、IgG 抗体属于特异性抗梅毒螺旋体抗体，IgM 抗体存在时间短，IgG 抗体可携带终身，实验室常用的检测梅毒螺旋体抗体的实验有密螺旋体颗粒凝集实验（treponemal pallidum particle assay，TPPA）、胶体金法等。非特异性抗体又称反应素，常用检测方法为快速血浆反应素实验（rapid plasma regain card test，RPR）。

【实验原理】

1. 颗粒凝集法 TPPA 是将梅毒 Treponema Pallidum（Nichols 株）的精制菌体成分包被在人工载体明胶粒子上，该致敏粒子与样本中的梅毒螺旋体抗体反应后发生凝集，由此可以检测出血清和血浆中的梅毒螺旋体抗体，并且可用来测定抗体效价。

2. 肢体金法 采用胶体金免疫检测技术和层析原理，定性检测血清（浆）样本中的梅毒螺旋体抗体。检测时，样本中梅毒抗体可与胶体金标记抗原结合形成抗原抗体复合物，经过检测线时与预包被的抗原结合形成"Au-TP Ag-TP Ab-TP Ag"夹心物而凝聚显色。游离的胶体金标记梅毒抗体原则在对照线处与预包被的免抗 TP 抗体结合而富集显色。阴性标本则仅在对照线处显色。

3. 梅毒快速血浆反应素 梅毒患者血清中存在着能与 VDRL 抗原发生凝集反应的反应素，将 VDRL 抗原吸附于药用炭活性炭颗粒表面，当待测血清中存在反应素时，即与其发生凝集反应，出现肉眼可见的黑色凝块。

【操作方法】

1. 仪器

（1）TPPA：微量移液器、计时器。

（2）胶体金法：微量移液器、计时器。

（3）梅毒快速血浆反应素：微量移液器、RPR 旋转仪、计时器。

2. 材料

（1）被动凝集法：致敏粒子、未致敏粒子、微量滴管、稀释液、反应板。

（2）胶体金法：HIV 试条 / 卡、样品稀释液。

（3）梅毒快速血浆反应素 RPR 试剂、梅毒阳性对照、梅毒阴性对照、纸卡、专用滴管。

3. 步骤

（1）TPPA

①方法一：A 用微量移液器在微量反应板第 1 孔中加入血清稀释液 100μL，从第 2 孔至第 4 孔各 25ml；B 用微量移液器在第 1 孔中加入 25ml 样本，然后用微量移液器以 2^n 的方式从第 1 孔稀释至第 4 孔；C 在第 3 孔中加入 25μL 未致敏粒子，在第 4 孔中加入 25μL 致敏粒子；D 轻轻振荡微量反应板使试剂与样本混合 30s，加盖后于室温（15 ～ 30°C）下水平静置，2h 后，在观察镜上记录并观察其反应图像，或者利用免疫稀释判定装置进行测定。

在方法一中判定为阳性的样品，请再用具有确定意义的方法二进行检测。

②方法二：A 用微量移液器在微量反应板第 1 孔中加入 100μL 血清稀释液，第 2 孔至最后一孔各加入 25μL；B 用微量移液器在第 1 孔中加入 25μL 样本。然后用微量移液器以 2^n 的方式从第 1 孔稀释至最后一孔；C 在第 3 孔中加入 25μL 未致敏粒子，从第 4 孔至最后一孔各加入 25μL 致敏粒子；D 轻轻振荡微量反应板使试剂与样本混合 30S，加盖后于室温（15～30℃）下水平静置，2h 后，在观察镜上记录并观察其反应图像，或者利用免疫稀释判定装置进行测定。

③结果判定：A 被动凝集法。

反应图像的判定：在白色背景下静置微量反应板，观察粒子的反应图像。将反应图像与介质对照的图像进行比较，并参照进行判断。

阳性：未致敏粒子（最终稀释倍数 1∶40）的反应图像判定为（一），致敏粒子（最终稀释倍数 1∶80 以上）的反应图像判定为（＋）时，最终判定为阳性，进行方法二的测定时，将显示出反应图像为（＋）时的最终稀释倍数作为抗体效价。

阴性：无论未致敏粒子呈现何种反应图像，只要致敏粒子（最终稀释倍数 1∶80）的反应图像显示为（一）时，最终判定即为阴性。

保留：未致敏粒子（最终稀释倍数 1∶40）的反应图像判定为（一）且致敏粒子（最终稀释倍数 1∶80）的反应图像判定为（±）时，最终判定为保留。

注：通过本试剂判定为抗体阳性或保留时，经过一段时间再进行检查要与其他的检查结果和临床症状结合起来加以综合判断。

（2）胶体金法：在进行测试前将试剂盒和待测样本恢复至室温（18～25℃）。①将试剂置于干净平坦的台面上，使用微量移液器在加样孔（S）内加入 100μL 样本；②（20±2）min 观察并记录实验结果；③结果判定：阳性，在检测区和对照区位置出现 2 条紫红色条带。如检测的条带隐约可见，建议对该样本重复试验，并使用其他方法确认。阴性，只在对照区位置出现 1 条紫红色条带。失效，检测区不出现紫红色条带，表明操作过程不正确或试剂已变质损坏或者是样本中的抗体含量过高。在此情况下，应再次仔细阅读试剂盒说明书，并将待测样本稀释后用新的试剂盒重新测试。如果问题仍然存在，应立即停止使用此批号产品，并与当地供应商联系。

（3）梅毒快速血浆反应素：①在纸卡的圆圈中分别加入待测样本、梅毒阳性对照和阴性对照各 50μL；②用试剂盒中的专用针头、滴管吸取 RPR 试剂，分别垂直滴加 1 滴于上述反应圆圈中；③设置 RPR 旋转仪 100r/min，水平转动纸卡 8min，然后 3min 内在光线充足处判断结果；④结果判断：阴性反应（一），可见均匀的抗原颗粒而无凝集物；弱阳性反应（+ ～ ++），可见较小的黑色凝集物；阳性反应（+++ ～ ++++），可见中等或较大的黑色凝块，溶液清亮。判定实验的有效性：阴、阳性对照符合要求，实验无效时需重新检测。

【参考区间】

1. 被动凝集法 阴性。

2. 胶体金法 阴性。

3. 梅毒快速血浆反应素 阴性。

【临床意义】

1. TPPA 与 RPR 在临床诊疗中的意义

（1）RPR（+）→ TPPA（+）→梅毒。

（2）RPR（-）→ TPPA（+）→感染过梅毒。

（3）RPR（+）→ TPPA（-）→体进一步观察→ TPPA（-）→排除。

↘ TPPA（+）→确诊。

（4）RPR（+）可见于 SLE、IM、TB、PSS。

2. 被梅毒阳性患者血液、体液污染的锐器刺伤处理流程

（1）局部紧急处理：①用肥皂液和流水清洗污染的皮肤，用生理盐水冲洗黏膜；②如有伤口，应在伤口旁端轻轻挤压，尽可能挤出损伤处的血液，再用肥皂液和流水冲洗，禁止进行伤口的局部挤压；③受伤部位的伤口冲洗后，应当用消毒液（如 75% 乙醇或 0.5% 碘仿）进行消毒，并包扎伤口。

（2）立即上报医院相关部门，并做好登记。

（3）暴露后检测：在暴露当时、暴露后 6 周、10 周时检测梅毒螺旋体抗体。

（4）预防性用药：给予苄星青霉素 240 万 U 深部肌内注射，每周 1 次，连续使用 3 周。

【注意事项】

1. 对检测结果可能有干扰的样本应拒收，包括严重溶血、严重浑浊的样本。

2. TPPA 仅适用于个体的血清或血浆样本检测，不适用于混合血清或血浆样本及其他体液样本。检测高度溶血的样本，血液没有完全凝固的血清样本、有微生物污染的样本和使用叠氮钠防腐的样本可能会有错误结果。试剂盒中的阳性对照不能作为灵敏度的考核指标，阳性对照仅用于在严格按照说明书操作步骤时，验证试剂盒中各组分是含有效。

3. 本实验所用试剂应视为有传染性物质，应按传染病实验室操作规程处理。

六、感染性疾病标志物检测质量管理

（一）检验前

1.样本收集和储存　实验所用样本为血清或血浆（含 EDTA、肝素或枸橼酸钠等抗凝血药）。接收样本后在置 1 ～ 2h 将样本离心分离出血清或血浆。对检测结果可能有干扰的样本应拒收，包括严重溶血、严重浑浊的标本。样本在室温（15 ～ 25℃）下可稳定 48h，在普通冰箱中（2 ～ 8℃）稳定 7d，长期保存应低温冻存，避免反复冻融。使用前应将样本室温平衡 30min 以上，冷冻样本需混匀后使用。

2.试剂的准备及储存　试验前提前将所需试剂从冰箱中取出，室温平衡30min，不同批号、相同批号不同试剂盒、同一试剂盒内的不同组分不宜混用，使用后将试剂存放于 2 ～ 8℃冰箱中。

3.仪器的操作及维护　实验前应确认仪器所处位置及环境的温湿度均符合要求，有条件的实验室可配置不间断电源（UPS）和（或）双路电源以保证设备正常工作。

（二）检验中

1.操作注意事项　检测时应严格按照仪器及检测项目的标准操作规程进行操作，本节实验所涉及的样本与试剂应视为有传染性物质，实验过程中应做好必要的生物安全防护，如按要求戴口罩、手套等。

2.质量控制　①胶体金法、斑点法等定性实验，除检测装置的内对照外，应在每检测日或分析批使用弱阳性和阴性质控物进行质控；②根据滴度或稀释度判定阴阳性结果的试验，如凝集试验，每检测日或分析批，应使用弱阳性和阴性质控物进行质控；③ ELISA 与化学发光法质控物宜选择稳定性好（一定保存条件下可保存 6 个月以上）的人血清基质，避免工程菌或动物源性等的基质，弱阳性质控物浓度宜在 2 倍临界值左右，阴性质控物浓度宜 0.5 倍临界值左右，运行质控时应将质控物应随机放置，分析频率的选择应满足临床要求的分析范围的测定。

（三）检验后

1.医疗废物的处理　本节实验所涉及的样本与试剂应视为有传染性物质，需按传染病实验室操作规程处理。

2.仪器的维护保养　实验结束后运行常规保存程序，及时关机并切断电源。

第三节 呼吸道病原体感染免疫检测

支原体和衣原体肺炎的临床表现和胸部 X 线检查并不具特征性，单凭临床表现和胸部 X 线检查无法做出诊断。若要明确诊断，需要进行病原体的检测。目前，检测支原体方法有分离培养和血清学试验，国内支原体肺炎的诊断主要依靠血清学检测，样品类型有患者的痰或咽拭子和血清。衣原体方法有病原体分离培养和直接检出，核酸检测和血清学实验。

本节应用被动凝集法、酶联免疫吸附法、间接免疫荧光法检测血清中的抗肺炎支原体抗体、抗肺炎衣原体抗体、九项呼吸道病原体 IgM 抗体。重点掌握支抗肺炎支原体抗体凝集模式的判断、抗肺炎衣原体抗体检验结果的计算和九项呼吸道感染病原体 IgM 抗体荧光模式判断。一般了解上述检测项目的临床意义。

一、肺炎支原体抗体检测

【定义】肺炎支原体抗体是指人体在受到肺炎支原体（M.Pneumonia）感染后，身体免疫系统中的 B 细胞特异性识别 Ag 后，增殖分化成为浆细胞，所合成分泌的一类能与相应抗原特异性结合的、具有免疫功能的球蛋白。肺炎支原体抗体检测是采用抗原抗体凝集反应中的被动凝集法。

【实验原理】被动凝集法：用肺炎支原体细胞膜成分致敏人工明胶粒子制造而成，致敏粒子与人血清中存在的肺炎支原体抗体发生凝集反应，由此可以检测出血清中的肺炎支原体抗体并且可以用来测定抗体效价。

【操作方法】

1.仪器肉眼判读。

2.材料肺炎支原体抗体检测试剂盒（内含致敏粒子和未致敏粒子）、吸头、U 形反应板、滴管及移液器。

3.步骤

（1）在微量反应板第 1 孔中加入 1000 血清稀释液，第 2 孔至最后一孔各加入 25 μL。

（2）在第 1 孔中加入 25 μL 样本，然后用微量移液器以 2^n 的方式从第 1 孔稀释至最后一孔。

（3）在第3孔中加入25μL未致敏粒子，从第4孔至最后一孔各加入25μL致敏粒子。

（4）轻轻振荡微量反应板使试剂与样本混合30s，加盖后于室温（15～30℃）下水平静置。3h后，肉眼观察结果。

（5）检验结果判断

阳性：样品与未致敏颗粒（稀释为1∶20）反应，显示为（一）；但与致敏颗粒（稀释为1∶40）反应，显示为（+）或以上，最终抗体稀释度为（+）的模式。

阴性：样品与致敏颗粒（稀释为1∶40）反应，显示为（一）。

可疑：样品与未致敏颗粒（稀释为1∶20）反应，显示为（一）；与致敏颗粒反应，显示为（±）。

【参考区间】阴性：＜1∶40。

【临床意义】

1.肺炎支原体IgM抗体出现于初期感染阶段，一般感染后2～3周。

2.肺炎支原体IgG抗体在发病第5周后才达到最大浓度，因为IgG抗体反应是肺炎支原体感染最可靠，也是最晚期的反应，所以仅有IgG检测通常被视作确诊的标志。

二、肺炎衣原体抗体检测

【定义】肺炎衣原体（Chlamydia pneumoniae，Cpn）感染是由肺炎衣原体引起的感染性疾病，主要引起成人及青少年的非典型肺炎，亦可引起支气管炎、咽炎及扁桃体炎等急性呼吸道感染。在呼吸系统感染的患者中检测血清肺炎衣原体抗体，肺炎衣原体抗体检测是采用间接酶联免疫法。

【实验原理】间接酶联免疫法：在微孔板上包被有抗人IgG抗体，在加入样本后，样本中含有的肺炎衣原体抗体就会被微孔上包被的抗人IgG单克隆抗体所捕获，加入辣根过氧化物酶（HRP）标记的抗人IgG多克隆抗体，在有结合复合物存在的条件下，无色底物被水解为可检测其光密度值，并与样品中存在的肺炎衣原体数量成比例的有色终产物。

【操作方法】

1.仪器酶标仪、移液器、恒温水浴箱。

2.材料肺炎衣原体抗体检测试剂、蒸馏水、吸头、试管。

3.步骤

（1）准备：从冰箱取出试剂盒，恢复至室温；按说明书配制相关试剂，稀释待测血清。

（2）加样：按加样方案向相应微孔板孔分别加标准血清、阳性对照、阴性对照和稀释后待检血清各加 100μL。

（3）温育：室温温育 60min。

（4）清洗：每次加 30μL 清洗缓冲液，保留 30S，清洗完后在滤纸上拍板。

（5）加酶：加 10μL 酶结合物至每一微孔板孔。

（6）温育：室温温育 30min。

（7）清洗：用稀释后的清洗缓冲液洗 3 次，每次 300μL。

（8）加底物：加 100μL 底物至每一微孔板孔。

（9）温育：室温避光温育 30min。

（10）加终止液：加 100μL 终止液至每一微孔板孔。

（11）比色：波长为 450nm，参考波长为 630nm，加终止液后 30min 内比色。

（12）结果计算：酶标仪检测光密度值。

有效性判断：阴性质控，标准品，阳性质控对应在试剂盒上所标注的自身范围校准的质控标准。

结果计算：通过计算待测样本 OD 值和临界质控物 OD 值的比（或 S/Co）对实验结果进行判定。

【参考区间】阴性，S/Co < 1.0。

【临床意义】人类感染肺炎衣原体后会出现抗肺炎衣原体血清抗体，初次感染时，约在发病 3 周后出现 IgM 抗体，6～8 周出现 IgG 抗体，再次感染或重复感染后，常在 1～2 周出现较高水平的 IgG 抗体。肺炎衣原体主要引起人的非典型性肺炎。

三、九项呼吸道感染病原体 IgM 抗体检测

【定义】同时检测人血清中呼吸道感染主要病原体的 IgM 抗体，可检的病原体包括：嗜肺军团菌血清 1 型、肺炎支原体、Q 热立克次体、肺炎衣原体、腺病毒、呼吸道合胞病毒、甲型流感病毒、乙型流感病毒和副流感病毒 1 型、2 型和 3 型。

【实验原理】间接免疫荧光法：样本中存在的特异性抗体和与吸附在载玻片上的抗原发生的反应，抗原—抗体复合物与荧光素标记的抗人球蛋白反应，在荧光显微镜下观察发出特异荧光。

【操作方法】

1.仪器荧光显微镜、移液器、恒温水浴箱。

2.材料呼吸道感染病原体 IgM 抗体检测试剂、蒸馏水、吸头、试管。

3.步骤

（1）准备：从冰箱取出试剂盒，恢复至室温；按说明书配制相关试剂，稀释待测血清。

（2）加样：在载玻片的每孔中加 15μL 吸附剂处理过的血清。在一个载玻片的每孔中加入 15μL 不稀释的阳性质控，在另一个载玻片的每孔中加入 15μL 不稀释的阴性质控。

（3）温育：将载玻片放入湿盒中，37℃温育 90min。

（4）清洗，晾干：用 PBS 的缓慢水流简单冲洗载玻片后，浸泡在 PBS 中并放置在振荡器上轻轻摇动 10min。将载玻片在蒸馏水中简单蘸洗，载玻片自然风干。

（5）加样：每孔加入 15μL 抗人 IgM FITC 结合物溶液（不需稀释）。

（6）温育：将载玻片放入湿盒，37℃温育 30min。

（7）清洗，晾干：用 PBS 的缓慢水流简单冲洗载玻片后，浸泡在 PBS 中并放置在振荡器上轻轻摇动 10min。将载玻片在蒸馏水中简单蘸洗，载玻片自然风干。

（8）封片：每孔加 1 小滴封闭介质，小心盖上盖玻片。

（9）阅片：荧光显微镜 400 倍放大率下镜检。

（10）检验结果判断

有效性判断：每一次试验都应设立阳性和阴性质控，以确认试验和试剂盒的有效性。观察到的荧光模式应为：

检验结果定性判断：①阳性结果，可以观察到腺病毒、流感病毒、呼吸道合胞病毒或副流感病毒对阳性血清的 1%～15% 细胞的细胞核和胞质出现苹果绿色荧光（在副流感病毒和呼吸道合胞病毒中能同时观察到着色的合胞）；军团菌、衣原体或立克次体中所有的细菌呈现出苹果绿色荧光；支原体对阳性血清在细胞外围呈现苹果绿色荧光。②阴性结果，可观察到军团菌、肺炎衣原体和立克次体没有荧光，支原体、腺病毒、甲型和乙型流感病毒、呼吸道合胞病毒和副流感病毒的细胞呈现红色。

【参考区间】阴性。

【临床意义】

1.嗜肺军团菌 10% 的肺炎是由嗜肺军团菌血清 1 型引起的。

2.肺炎支原体 肺炎支原体引起的肺炎在儿童和青少年中最为常见。

3.Q 热立克次体 引起发热、非典型性肺炎、肝炎或心内膜炎。

4.肺炎衣原体 极易造成呼吸系统感染，在老年人中发病率较高。

5.腺病毒 能引起上呼吸道疾病，伴随有急骤发热和轻度呼吸道感染。

6.呼吸道合胞病毒 是两岁以下幼儿呼吸道感染的主要病原体，在冬季暴发流行。

7.流感病毒 引起流感，由于它易于与其他呼吸道疾病混淆，所以在流行期临床诊断很困难。因此，实验室诊断就显得非常重要。

8.副流感病毒 副流感病毒1型、2型和3型可在2—4岁儿童中能引起喉气管支气管炎。

四、呼吸道病原体感染免疫检测质量管理

（一）检验前

参考自身抗体检测质量管理。

（二）检测中

1.肺炎支原体抗体检验结果判断时，如未致敏粒子和致敏粒子同时阳性时，应进行吸收操作。

2.九项呼吸道病原体感染IgM抗体检验结果判断时，应注意抗核抗体阳性的干扰。如果所有细胞或第10孔出现荧光，表明存在抗核或抗细胞抗体，不能判为阳性，应用其他方法进行检测，当质控孔中无荧光时一定要查明原因。

3.由于非军团菌感染的患者中经常出现交叉抗体，阳性结果需结合临床症状综合评价，建议做较高稀释度的检测来提高阳性预测值。

（三）检测后

参考自身抗体检测质量管理。

第四节　病毒感染免疫检测

由于成人TORCH感染的临床症状不明显，无法自我感觉到是否受到感染，因此孕前及孕早期诊断对优生优育十分重要。目前，国际上公认的最方便、最先进的早期诊断方法是检测人体血清中的特异性IgM、IgG抗体，以判断受到感染的情况。检测方法有形态学，光镜下检查；病原学，培养/接种；血清学，酶联免疫法（抗体）、化学发光法；分子生物学，PCR。标本有怀孕母亲：血液、尿液、乳汁、宫颈内分泌物等。胎儿，胎盘组织、绒毛、羊膜、羊水。新生儿，脐血、鼻咽/外耳道分泌物、脑脊液、尿液。

人体感染EBV后能诱生抗EBNA抗体，抗EA抗体，抗VCA抗体及抗MA抗体。已证明抗MA抗原的抗体能中和EBV。上述体液免疫系统能阻止

外源性病毒感染，却不能消灭病毒的潜伏感染。一般认为细胞免疫（如 T 淋巴细胞的细胞毒反应）对病毒活化的监视和清除转化的 B 淋细胞起关键作用。EBV 分离培养困难，一般用血清学方法辅助诊断。在有条件的实验室可用核酸杂交和 PCR 等方法检测细胞内 EBV 基因组及其表达产物。

本节应用酶联免疫吸附法检测血清中的抗 TORCH 病毒抗体、抗 EB 病毒抗体，应用胶体金法检测人轮状病毒抗原。重点掌握 TORCH 病毒的内涵、抗 TORCH 病毒抗体检测结果的解释及临床意义、五项抗 EB 病毒抗体内涵、五项抗 EB 病毒抗体检测结果的解释及临床意义。一般了解抗 TORCH 病毒 IgG 和 IgM 抗体和五项抗 EB 病毒抗体检测方法及区别，人轮状病毒抗原检测原理、检验结果判断及临床意义。

一、TORCH 病毒抗体检测

【定义】"TORCH"是由多种引起宫内感染的微生物和病毒英文名称的第一个字母组成的。"T"是刚地弓形虫或弓形虫（Toxoplasma），"O"是其他病原微生物或病毒（Other），包括沙眼衣原体，柯萨奇病毒，梅毒螺旋体和艾滋病病毒等，"R"是风疹病毒（Rubella vinis）"C"是巨细胞病毒（Cytomega10 virus），"H"是单纯疱疹病毒 I 型和 U 型（Herpes virus）。

【实验原理】

1. TORCH 病毒抗体 IgM 检测　捕获法：详见第一节。

2. TORCH 病毒抗体 IgG 检测　间接酶联免疫法：详见第一节。

【操作方法】

1. 仪器　酶标仪、移液器、恒温水浴箱。

2. 材料　抗单纯疱疹病毒 1+2 型、抗风疹病毒、抗巨细胞病毒和抗弓形虫 IgG 抗体检测试剂（包括，微孔板、标准品、对照血清、浓缩洗涤液、样品稀释液、酶结合物、色原 / 底物、硫酸）和抗单纯疱疹病毒 1+2 型、抗风疹病毒、抗巨细胞病毒和抗弓形虫 IgM 抗体检测试剂（除冻干抗原外，其余同 IgG 检测试剂），试管、吸头、试剂、蒸馏水。

3. 步骤

（1）检测前准备：①配制洗液：用蒸馏水将浓缩缓冲液 20 倍稀释，上下颠倒混合；②溶解对照血清或标准品：溶解瓶中内容物所需体积因批号不同而异，请根据标签上所示的确切体积进行溶解；③配制 IgM 酶复合物：用 1.9mL 抗原稀释液溶解冻干 TORCH 抗原小瓶中的内容物，使冻干物充分溶解，然后加 0.1mL 到已溶解的抗原小瓶中，于振荡器上轻轻混合。

（2）IgG、IgM 抗体检验步骤：①待检样品按 1：101 倍稀释，即 10μL

血清与1000μL稀释液混合；②100μL阳性、阴性对照加入反应板中，取100μL已稀释好的被检血清，加入反应孔中，37℃水浴60min；③甩尽板中液体，洗涤5次拍干；④加酶结合物100μL，37℃水浴60min；⑤甩尽板中液体，洗涤5次拍干；⑥加底物100μL混匀，室温20min；⑦加入终止液100fμL，30min内检测完毕；⑧在酶标仪450nm，630nm处读光密度值。

（3）IgM抗体确认实验检测步骤：①按照上面相关部分中描述的方法制备酶复合物，该试剂称作溶液A；②然后将25μL浓缩酶结合物稀释在50CV1抗原稀释液中（1：20倍稀释），并在振荡器上轻轻混匀。在该程序中，请勿使用任何冻干弓形体抗原。该试剂被称作溶液B；③将A1孔留出做空白对照；④在B和C1孔加入阴性对照，用于计算Cut-off值与S/Co值；⑤将待确认的样品（稀释比例为1：101）加入D1与E1中；⑥37℃孵育60min；⑦清洗后，将A1空白孔留空；⑧将100μL的溶液A加入B+C1+D1孔中；⑨将100μL溶液B加入E1孔中；⑩37μL孵育60min；⑪清洗后，在所有孔中加入100μL底物，于室温下孵育20min；⑫在所有孔中加入100μL终止液；⑬在酶标仪450nm，630nm处读光密度值。

（4）检验结果判断：①试验有效性：阴性质控，标准品，阳性质控对应在试剂盒上所标注的自身范围校准的质控标准；②结果计算：计算临界OD值，通过待测样品的OD值和临界OD值的比（或S/Co）来对实验结果进行判定。

【参考区间】阴性，S/Co＜1.0。

【临床意义】

1.TORCH感染在围生医学中称为TORCH综合征，这五种病毒染有许多共同的特征。妊娠期感染不仅危害母体，而且对胎儿和新生儿也造成严重影响。通过胎盘可以引起宫内感染，导致流产、死胎、早产、先天畸形和智力障碍等各种异常结果；通过产道或母乳可以引起新生儿感染。

2.IgM是早期感染的标志，是判断现症感染的重要标志，对IgM抗体血清学结果判读时必须考虑其在体内的存在时间，适用于TORCH感染的早期诊断。

3.IgG是单次血清阳性是既往感染的标志，配对血清（急性期/恢复期）抗体效价升高4倍及以上升高，提示急性感染。

二、EB 病毒抗体检测

【定义】EB病毒（Epstein-Barrvirus，EBV）是Epstein和Barr于1964年首次成功地在Burkitt非洲儿童淋巴瘤细胞发现，并用电镜观察到疱疹病毒颗粒,因此得名。EB病毒仅能在B淋巴细胞中增殖。被病毒感染的细胞可产生各种抗原,已确定的有:EBV核抗原(EBNA),早期抗原(EA),膜抗原(MA),衣壳抗原(VCA),淋巴细胞识别膜抗原(LYDMA)。

【实验原理】间接酶联免疫法:将EB病毒早期抗原、衣壳抗原、核抗原吸附于固相上,通过孵育使已稀释样本中的特异性抗体与抗原结合,洗涤去除与固相结合的抗体,加入用辣根过氧化物酶标记的抗人免疫球内酶联物,孵育。去除未结合的酶联物,加入TMB底物,孵育,然后加入终止液。产生的颜色与检测样本中的特异性抗体浓度成正比。

【操作方法】

1. 仪器酶标仪、移液器、恒温水浴箱。

2. 材料EB病毒早期抗原IgG抗体、EB病毒早期抗原IgM抗体、EB病毒衣壳抗原IgG抗体、EB病毒衣壳抗原IgM抗体、EB病毒核心抗原IgG抗体检测试剂、试管、吸头、蒸馏水。

3. 步骤

(1)检测前准备:①将试剂盒和样本从冰箱中取出,平衡至室温(30min)。②配制洗液:将浓缩洗液用蒸馏水进行稀释,并将溶液温和上下颠倒混合备用。在配制期间,避免气泡,因为气泡对洗涤的效果产生影响。③样品准备:用样品稀释液按照稀释比例进行稀释,混匀。

(2)EB病毒早期抗原IgG抗体检测步骤:①设空白对照、阴性和阳性对照,用微量加样器依次加入阴性对照、阳性对照各100μL,其余孔加入样品稀释液100μL,然后加入待检样品10μL,轻轻振荡充分混匀后,贴上板贴;②置37℃温育30min;③甩尽孔内液体,用洗液充满各孔,静置5s后弃去,如此反复洗涤6次拍干;④每孔加入酶结合物100μL,贴上板贴(空白孔不加酶);⑤置37℃温育20min;⑥甩尽板中液体,洗涤6次拍干;⑦每孔加底物50μL混匀,立即加入显色剂50μL,轻轻混匀,置37℃温育10min;⑧每孔加入终止液50μL,终止反应;⑨用酶标仪450nm单波长检测,以空白孔调零测定各孔的吸光值,或直接采用450/(620~630)nm双波长测定各孔的吸光值。

(3)EB病毒早期抗原IgM抗体步骤:①设空白对照1孔、阴性对照2孔、阳性对照2孔和临界对照2孔,依次加入样本稀释液、阴性质控物、阳性质控物、临界质控物100μL,其余各孔加入已稀释好的待检血清10μL,封板,37℃孵育45min;②弃去各孔中液体,分别加入300μL洗涤液,静置数秒后弃去,如此重复洗涤4次拍干;③向每孔中加入酶联物100μL,封板,37°C孵育45min;④重复步骤②;⑤向每孔中加TMB底物100μL,室温避光 15min；⑥向每孔中加入终止液 100μL，30min 内于 450nm，630nm 测定 OD 值。

（4）EB 病毒衣壳抗原 IgG 抗体检测步骤：同（3）。

（5）EB 病毒衣壳抗原 IgM 抗体检测步骤：同（3）。

（6）EB 病毒核心抗原 IgG 抗体检测步骤：同（3）。

（7）检验结果判断：酶标仪检测光密度值：①有效性判断：阴性质控，标准品，阳性质控对应在试剂盒上所标注的自身范围校准的质控标准；②结果计算：计算临界 OD 值，通过待测样品的 OD 值和临界 OD 值的比（或 S/Co）来对实验结果进行判定。

【参考区间】EB 病毒早期抗原 IgG 抗体，阴性 S/CO ＜ 1.0；灰区，1.0 ～ 1.2；阳性，S/CO ＞ 1.2；EB 病毒早期抗原 IgM 抗体、EB 病毒衣壳抗原 IgG 抗体、EB 病毒衣壳抗原 IgM 抗体、EB 病毒核心抗原 IgG 抗体，阴性，S/CO ＜ O.9；可疑，0.9 ～ 1.1；阳性，S/CO ＞ 1.1。

【临床意义】EB 病毒感染引起的相关疾病：非肿瘤性疾病，如传染性单核细胞增多症（IM）、口腔白斑、病毒相关性噬红细胞增多症。肿瘤性疾病如 Burkitt 淋巴瘤、霍奇金病（HD）、鼻咽癌（NPC）等疾病。

三、人轮状病毒抗原检测

【定义】轮状病毒（rotavirus，RV）是婴幼儿秋冬腹泻的主要病原菌，常导致水电解质酸碱平衡紊乱，严重危害患儿身心健康甚至危及生命，腹泻患者粪便中病原的检测是人类轮状病毒感染的特异诊断。

【实验原理】免疫层析技术：在检测卡硝酸纤维薄膜的测试区上包被有抗轮状病毒抗体，对照区上包被有抗鼠 IgG 抗体。在样品端的反应垫上吸附有轮状病毒抗体胶体颗粒结合物和鼠 IgG 胶体金颗粒标记的轮状病毒抗体结合，与 T 线上的抗体形成抗体—抗原—抗体胶体金颗粒复合物，并显示出红线。

【操作方法】

1. 仪器肉眼判断。

2. 材料轮状病毒抗原检测试剂卡、吸管。

3. 步骤

（1）旋开滴管，取出采便勺，从粪便中收取 1 勺样本（约 100mg），放入装有样本稀释液的滴管中，旋紧滴管。

（2）振荡混匀，折断滴管上的盖帽。

（3）将测试卡置于干燥桌面上。

（4）垂直而缓慢滴加 2 ～ 3 滴混匀后的样本（约 8μL）至测试卡加样端

中心。

（5）检测结果判断：在规定时间内判断结果。

①质控线（C线）出现，表明反应正常；②阴性结果，检测区内只出现 1 条对照线（C线）；③阳性结果，检测区内出现 2 条色线（T线和C线）。

【参考区间】阴性。

【临床意义】引起婴幼儿急性肠胃炎，当婴幼儿的免疫功能减退时，急性肠胃炎可变为慢性，患儿粪便中长期排出病毒，而成为本病的传染源。

四、病毒感染免疫检测质量管理

1. 检验前 参考自身抗体检测质量管理。

2. 检测中 TORCH 病毒 IgM 抗体检测时，如阳性，应进行确认实验，以避免假阳性的结果。胶体金法检测人轮状病毒抗原时，应在规定的时间内进行结果判断。

3. 检测后 对感染有 TORCH 病毒的孕妇进行随访时，应确认阳性结果，以排除假阳性结果的危险和不必要的保护措施。

第五节 细菌感染免疫检测

细菌学检查是细菌感染检测的金标准，但是由于涂片敏感性低，培养时间较长，因此"金标准"对细菌感染的检测存在局限性。近年来细菌感染的免疫学诊断研究进展很快，免疫学检测检测、快速，且不需要昂贵的仪器，易于掌握和普及。

本节应用胶体金法和蛋白芯片法检测血清中的抗结核分枝杆菌抗体、应用酶联免疫斑点实验方法检测结核杆菌反应的效应 T 细胞数 M，应用凝集法检测抗伤寒杆菌或抗副伤寒杆菌的抗体，应用酶联免疫吸附法检测抗幽门螺杆菌抗体。重点掌握胶体金法和蛋内芯片法检测抗结核分枝杆菌抗体检测抗体的区别及临床意义，一般了解结核感染 T 细胞斑点试验、肥达反应、抗幽门螺杆菌抗体检测原理、结果判断及临床意义。

一、抗结核分枝杆菌抗体检测

【定义】结核病是由结核分枝杆菌（mycobaceterium tuberculosis，MTB）感染引起的一种慢性传染病。其血清学诊断技术检测主要为特异性结核抗体检测，用于结核病的辅助诊断，此法具有特异性强、灵敏度高、重复性好、使用方便、显示结果快捷、易于保存等优点。其中，针对 CFP10、ESAT-6、

LAM、38KD、16KD 是目前应用较多的几项指标，检测方法主要为胶体金法和蛋白芯片法。

【实验原理】

1. 胶体金法　血清或血浆中的结核分枝杆菌抗体与包被 NC 膜的结核分枝杆菌 38KD、16KD 抗原和胶体金的鼠抗人 IgG 结核，形成紫红色反应带。

2. 蛋白芯片法　结核分枝杆菌生物微矩阵（芯片）检测系统由芯片和试剂两部分组成。芯片以微孔滤膜为载体，同时固相高纯度（CFP10、ESAT-6、LAM、38KD、16KD）抗原，利用微孔滤膜的渗滤、浓缩、凝集作用，使抗原抗体反应在固相膜上快速进行，反应结果通过芯片阅读系统的专用软件进行分析。

【操作方法】

1. 仪器　移液器。

2. 材料　抗结核分枝杆菌抗体试剂、吸头。

3. 步骤

（1）加样：胶体金法用移液器加入 5μL 样品；蛋白芯片法用滴管垂直滴入 3 滴样品。

（2）加缓冲液：加入 2 滴缓冲液。

（3）检测结果判断：在规定时间内判断结果：①阴性结果，仅出现 1 条红色质控线；②阳性结果，出现反应线和质控线 2 条红线；③无效，不出现红线或仅出现 1 条反应线红线，实验结果为无效结果，应重试。

【参考区间】阴性。

【临床意义】在人感染结核分枝杆菌后，结核杆菌感染造成的浓度明显高于接种卡介苗所产生的浓度，因此可以区分结核菌感染阳性还是卡介苗接种阳性。16KD 抗体的并列检测，可以提高 38KD 指标检测的敏感度，亦可以作为儿童结核的早期诊断指标。

二、结核感染 T 细胞斑点试验

【定义】应用酶联免疫斑点试验（enzyme-linked immunospot assay，ELISPOT）方法检测结核杆菌反应的效应 T 细胞数量，从而判断是否存在结核杆菌感染。

【实验原理】结核感染 T 细胞斑点试验是利用结核杆菌感染者外周血单核细胞（PBMC）中存在结核特异性 T 细胞，这些淋巴细胞在受到结核杆菌特异抗原刺激后分泌 IFN。PBMC、结核特异的混合抗原 A 和混合抗原 B 与对照试剂一起加入预先包被抗抗体的微孔培养板进行培养。当 PBMC 中存在特异性 T 细胞时，培养液中加入的结核杆菌特异混合抗原多肽 A 和 B 将刺激其分泌。分泌的被微孔板上的抗 IFN-y 捕获，再次加入的碱性磷酸酶标记并针对不同表位的抗体与被捕获的结合，滞留在微孔板表面，显色底物溶液在反应部位被酶分解形成不溶性色素沉淀斑点。每 1 个斑点代表 1 个结核特异的效应 T 细胞，根据斑点数可以推测体内是否存在对结核杆菌反应的效应 T 细胞，而对结核杆菌感染进行辅助诊断。

【操作方法】

1. 仪器生物安全柜、二氧化碳培养箱、移液器。

2. 材料结核感染 T 细胞斑点检测试剂、淋巴细胞分离液（FicoH）、AIM-V 培养液、1640 细胞培养液、台盼蓝、PBS 液、蒸馏水。

3. 步骤

（1）每份样本准备 10mL 离心管 2 支，编号 1 号、2 号。

（2）在 1 号管中加 3mLFicoH，2 号管中加 4mL 全血和 3mL1640 细胞培养液，颠倒混匀。

（3）将 2 号管中液体 7mL 慢慢加入 1 号管中（让血加在 FicoⅡ上面），1000g 离心 22min。

（4）将离心好的 1 号管中的淋巴细胞层由下向上慢慢吸取约 5mL（尽量将细胞吸取干净），加入新的 10mL 离心管中，并加 1640 至 10mL，颠倒混匀后 600g 离心 7min。

（5）离心后尽快倒掉上清液，先加 1mLAIM-V 培养液，吹打把细胞打开，再加 AIM-V 至 10mL，混匀。

（6）350g 离心 7min，倒掉上清，加入 500μL AIM-V，振荡混匀。

（7）计数细胞，取 100μL 台盼蓝于 96 孔板中，再加入 25fμLAIM-V，吹打混匀，取出 10μL 加在细胞计数板上，显微镜下计数活细胞。

（8）根据样本数取试剂盒中的微孔板，每份样品用 4 个检测孔，顺序标记各孔：阴性对照、抗原 A、抗原 B、阳性对照，每条微孔板标记号样品序号。

（9）按顺序加入阴对（AIM-V）、抗原 A、抗原 B、阳对，各 50μL，每孔加 100μL 配制好的细胞液。全部加完后，标注时间，放入二氧化碳培养箱培养 16～20h。

（10）次日准备 PBS 液，用 200μLPBS 洗涤，重复洗 4 次。

（11）根据样品量先计算好酶结合物工作液所需的量，以 1∶200 的比例将酶结合物原液与 PBS 液混合，制成酶结合物工作液，每孔加 50μL，4～8°C 孵育 1h。

（12）每孔用 PBS 液洗涤 4 次，然后加显色液 50μL，暗处静置 7min，加蒸馏水终止反应。

（13）结果判断：①阴性结果，阴性对照孔中无斑点时，A孔和B孔2个孔中斑点数均＜6个；阴性对照孔有斑点时，A孔和B孔2个孔中斑点数减去阴性对照孔中斑点的数目后的斑点数＜6个；②阳性结果，阴性对照孔中无斑点时，A孔和B孔任何一孔中斑点数＞6个；阴性对照孔有斑点时，A孔和B孔任何一个孔中斑点数减去阴性对照孔中斑点的数目后的斑点数＞6个。

【参考区间】结核特异抗原A斑点数量＜6SFCs/$2.5×10^5$PBMC，结核特异抗原B斑点数量＜6SFCs/$2.5×10^5$PBMC。

【临床意义】结核感染T细胞斑点试验结果阳性，提示机体感染结核杆菌。

三、肥达反应

【定义】肥达反应是用已知伤寒菌的鞭毛抗原H和菌体抗原O及甲型与乙型副伤寒沙门菌的标准液与患者血清做凝集试验，用于伤寒副伤寒的辅助诊断或用于流行病学调查的免疫凝集试验。

【实验原理】凝集法：用标准伤寒、副伤寒沙门菌菌液与稀释的待测血清反应，根据凝集效价，判定待测血清中有无抗伤寒杆菌或抗副伤寒杆菌的抗体。

【操作方法】

1. 仪器移液器。

2. 材料肥达反应检测试剂、试管、吸头、生理盐水。

3. 步骤

（1）将每种诊断菌液以生理氯化钠溶液10倍稀释成含菌$7.0×10^8$/mL的悬液。

（2）将待检样品以生理氯化钠溶液稀释成1：10、1：20、…，1：1280（每管0.5mL）每个稀释度稀释5管，每次试验应设阴、阳性对照各5管，阴性对照每管分别加0.5mL生理氯化钠，阳性对照每管分别加0.5mL阳性对照血清。

（3）分别将每种已稀释的诊断菌液逐管加入每个稀释度的样品管（1：10、1：20、…，1：1280）和阴、阳性对照管中，每管0.5mL，最终血清样品稀释度为1：20，1：40、…，1：2560，充分振荡使其混匀，于35～37℃放置16～20h判定结果。

（4）检测结果判断：阴性对照（5管）均无凝集（试管底部为一沉淀点或呈均匀浑浊液），阳性对照（5管）凝集强度均达++以上，试验成立。

根据凝集反应的强弱火有无，分别以 ++++、+++、++、+、±、- 记录，以能清晰见到凝集反应（+）的最高稀释度为凝集效价。一般情况下，待检血清针对伤寒 O901 凝集效价≥1：80，伤寒 H901≥1：160 时，或甲型副伤寒、乙型副伤寒、丙型副伤寒凝集效价≥1：80 时，才有临床诊断价值。

【参考区间】H901＜1：160，O901＜1：80，甲型副伤寒＜1：80，乙型副伤寒＜1：80，丙型副伤寒＜1：80，

【临床意义】

1. 当伤寒 O901 的效价＞1：80、伤寒 H901＞1：160 时有诊断意义。

2. 接种过伤寒疫苗者体内伤寒 H901 抗体可明显升高，因此单独出现伤寒 H901 效价增高无诊断意义。

3. 无论伤寒或副伤寒甲或乙患者，血清中伤寒 O901 抗体效价均升高，故伤寒 O901 抗体效价增高时，只能拟诊为伤寒类感染，而不能区别伤寒或副伤寒。

4. 伤寒杆菌与副伤寒杆菌甲、乙、丙 4 种的"H"抗原各不相同，所产生的"H"抗体各异，因此，当某种"H"抗体增高超过参考范围时，结合伤寒 O901 效价升高，则可诊断为伤寒或副伤寒中的某一种感染。

5.Widal 反应必须动态观察，每周检查 1 次，如效价显著递升，诊断意义更大。

6. 约有 10% 的伤寒患者始终不出现 Widal 阳性反应。

四、抗幽门螺杆菌抗体检测

【定义】幽门螺杆菌（Hp）是人体胃黏膜内的一种螺旋状的革兰阴性细菌，易黏附在幽门附近的胃窦部及胃体部的黏膜上，位于胃黏液的深层，不与胃酸直接接触。幽门螺杆菌感染是慢性活动性胃炎、消化性溃疡、胃黏膜相关淋巴组织（MALT）淋巴瘤和胃癌的主要致病因素。幽门螺杆菌抗体是直接检测人体胃幽门螺杆菌的特异性抗体。临床上可根据患者血液中胃幽门螺杆菌特异抗体的存在来辅助诊断胃幽门螺杆菌的感染。

【实验原理】间接酶联免疫法：在微孔反应板中包被已经纯化的基因工程表达幽门螺杆菌（Hp）的 Cag-A（Ⅰ型）和 HSp-58（Ⅱ型）抗原，特异性地与待测血清中的抗体结合，加入过氧化物酶标记的抗人 IgG 抗体后，以 TMB 为底物显色，通过酶标仪测定吸光 OD 值，以测定血清中幽门螺杆菌特异性抗体的存在。

【操作方法】

1. 仪器酶标仪、移液器。

2. 材料抗幽门螺杆菌抗体检测试剂、蒸馏水、吸头、试管。

（1）准备：从冰箱取出试剂盒，恢复至室温；按说明书配制相关试剂，稀释待测血清。

（2）加样：将样品稀释液 100μL 加到包被板孔内，将待检血清取 5μL 加入反应孔内。阴性对照 1～3 孔，阳性对照 1 孔，各加入 100μL 对照血清。空白对照 1 孔空置。

（3）温育：置 37℃ 温箱或水浴反应 30min。

（4）清洗：每次加 30μL 清洗缓冲液，保留 30S，清洗完后在滤纸上拍板。

（5）加酶：加 100μL 酶结合物至每一微孔板孔。

（6）温育：置 37℃ 温箱或水浴反应 30min。

（7）清洗：用稀释后的清洗缓冲液洗 3 次，每次 30μL。

（8）加底物：每孔加底物 A、B 液各 50μL 混匀，37℃ 避光显色 10min。

（9）温育：37℃ 避光显色 10min。

（10）加终止液：加 50μL 终止液至每一微孔板孔。

（11）比色：波长为 450nm，参考波长为 630nm，加终止液后 30min 内比色。

（12）结果计算：酶标仪检测光密度值。①有效性判断：阴性质控，标准品，阳性质控对应在试剂盒上所标注的自身范围校准的质控标准；②结果计算：临界值（Co）=NC+0.15，通过计算待测样本 OD 值和临界质控物 OD 值的比（或 S/Co）来对实验结果进行判定。

【参考区间】阴性，S/Co ＜ 1。

【临床意义】抗幽门螺杆菌抗体阳性提示机体感染幽门螺杆菌。

五、细菌感染免疫检测质量管理

1. 检验前　参考自身抗体检测质量管理。

2. 检测中　胶体金法检测抗结核分枝杆菌抗体时，应在规定的时间内进行结果判断。

3. 检测后　参考自身抗体检测质量管理。

第六节 自身抗体检测

自身免疫（autoimmunity）是指机体免疫系统自身成分发生免疫应答，在此过程中伴随着自身抗体和致敏淋巴细胞的产生。自身免疫病（autoimmune diseases）是在内因与外因的共同作用下，机体的自身免疫反应应答失控，反应过度，直接或间接破坏自身组织，并引起相应器官病变或临床症状的一类疾病。自身抗体（autoantibodies）是自身免疫性疾病患者中针对自身组织器官、细胞及细胞内成分的抗体，是自身免疫性疾病的重要标志。每种自身免疫性疾病都伴有特征性的自身抗体，高效价自身抗体是自身免疫性疾病的特点之一，也是临床确诊自身免疫性疾病的重要依据。

本节应用间接免疫荧光法、免疫印迹法、酶联免疫吸附法检测血清中的抗核抗体、抗双链 DNA 抗体、抗核提取物抗体、抗中性粒细胞胞质抗体、抗髓过氧化物酶抗体、抗蛋白酶 3 抗体、抗组织细胞抗体、抗磷脂抗体、抗环瓜氨酸肽抗体、抗核周因子抗体、抗角蛋白抗体、类风湿因子分型、糖尿病自身抗体、自身免疫性肝病抗体谱、慢性炎症性肠病抗体。重点掌握抗核抗体、抗双链 DNA 抗体、抗中性粒细胞胞质抗体、自身免疫性肝病抗体谱检验结果判断及荧光模式判断，抗核提取物抗体检验结果判断及临床意义，抗环瓜氨酸肽抗体、抗磷脂抗体检验结果计算及临床意义，了解糖尿病自身抗体、抗组织细胞抗体、抗角蛋白抗体及抗核周因子抗体、慢性炎症性肠病自身抗体检测项目内涵及临床意义。

一、抗核抗体检测

【定义】抗核抗体（antixiudear antibody，ANA）是一组将自身真核细胞的各种细胞核成分作为靶抗原的自身抗体的总称，主要是 IgG，其次是 IgM 和 IgA，无器官和种属特异性。ANA 在大多数自身免疫性疾病中均可呈阳性，如 SLE、RA、MCTD、SS、硬皮病、慢性活动性肝炎等，正常老年人也可有低滴度的 ANA。ANA 检测在临床自身免疫病诊断与鉴别诊断中是一个重要的筛查试验。

【实验原理】间接免疫荧光法：将稀释后的待检血清或脑脊液、胸腔积液、腹水等体液样品滴加在抗原基质上，如果被检血清中存在抗细胞抗原成分的抗体，则可以特异性地和抗原基质片中的抗原成分结合形成抗原抗体复合物（主要是 IgG 类），再与兔或羊抗人免疫球蛋内 IgG 荧光标记抗体结合，在荧光显微镜下可观察到基质细胞核和（或）细胞质抗原位置发出特异的亮绿荧光。

【操作方法】

1.仪器 荧光显微镜、移液器。

2.材料 抗核抗体检测试剂盒、蒸馏水、吸头、试管。

3.步骤

（1）准备：从冰箱取出试剂盒，恢复至室温。按说明书配制相关试剂，稀释待测血清。

（2）加样：按顺序分别滴加 25μL 稀释后的血清样品加至加样板的每一反应区上，应避免产生气泡。加完所有待测样品后再开始温育。

（3）温育：将生物载片有生物薄片的一面朝下，盖在加样板的凹槽里，反应立即开始。应确保每一样品均与生物薄片接触且样品间互不接触。室温（18 ~ 25℃）温育 30min。

（4）冲洗：用 PBS 吐温缓冲液冲洗载片 1s，然后立即将生物载片浸入装有 PBS 吐温缓冲液的洗杯中，浸泡至少 5min。有条件可使用旋转摇床进行振荡。

（5）加样：将 20μLFITC 标记的抗人 IgG（荧光二抗）加至洁净加样板的反应区上，待加完所有的荧光二抗后开始温育。

（6）温育：在 5s 内用吸水纸擦去生物载片背面和边缘的水分后，立即盖在加样板的凹槽里。注意，为避免破坏基质，不要擦拭反应区的间隙部分。应确保生物薄片与液滴接触良好，然后继续下一张。室温温育 30min，从此时开始，应避免阳光直射载片。

（7）冲洗：用 PBS 吐温缓冲液冲洗载片 Is，然后立即将生物载片浸入装有 PBS 吐温缓冲液的洗杯中，浸泡至少 5min。有条件可使用旋转摇床进行振荡。

（8）封片：将盖玻片直接放在泡沫板的凹槽里。滴加封片介质至盖玻片，每一反应区约 10μL。从洗杯中取出一张生物载片，用吸水纸擦干背面和边缘的水分后（注意不要擦拭反应区的间隙部分）。将生物载片有生物薄片的一面朝下放在已准备好的盖玻片上，立即检查盖玻片是否已嵌入到载片的凹槽里。如有必要，可轻轻调整盖玻片的位置。

（9）阅片：荧光显微镜下观察核型，观察组织器官时用 20X 物镜，观察细胞基质用 40X 物镜。

（10）检验结果判断：①检验结果定性判断，荧光显微镜下镜检，细胞核或细胞质显示特异性荧光模式，报告抗 ANA 抗体为阳性；细胞核或细胞质不显示特异性荧光，报告抗 ANA 抗体为阴性。②检验结果滴度判断，抗体滴度可根据不同稀释度血清所产生的荧光强度进行判断。③检验结果荧光模式判断（Hep-2 细胞），a. 细胞核均质型：细胞核均匀着染荧光，有些核仁部位不着色，分裂期细胞染色体可被染色出现荧光。主要抗体为抗 ds-DAN 抗体、抗核小体抗体、抗组蛋白抗体。b. 细胞核颗粒型；细胞核内出现颗粒状荧光，分裂期细胞染色体无荧光显色。主要抗体为 U1-nRNP 抗体、Sm 抗体、SSA-抗体、SS-B 抗体。c. 核仁型。荧光着色主要在核仁区，分裂期细胞染色体无荧光着色。主要抗体为 ScL-70、PM-ScL-70、RNA 多聚酶 I 抗体、原纤维蛋白抗体。d. 核膜型。荧光着色主要在细胞核的周边形成荧光环，或在均一的荧光背景上核周边荧光增强；分裂期细胞染色体区出现荧光着色。主要抗体为抗 ds-DNA 抗体、抗 gp210 抗体。e. 细胞质颗粒型。荧光着色主要在胞质区。主要抗体为抗线粒体抗体、Jo-1 抗体、SRP 抗体、抗溶酶体抗体、抗高尔基抗体。f. 细胞核浆点型：细胞核产生的细的、大小相同或者不同的颗粒状荧光。主要抗体为着丝点抗体，核点型抗体。g. 细胞骨架型。在细胞质中可观察到束状纤维性结构，或纤维性网状荧光；主要抗体为肌动蛋白抗体、波形蛋白抗体。h. 混合核型。几种核型同时出现。

二、抗双链 DNA 抗体检测

【定义】抗双链 DNA 抗体又称为天然 DNA 抗体，是针对双链 DNA 的抗体，是抗核抗体的一种，红斑狼疮患者该抗体升高。

【实验原理】间接免疫荧光法：包被有绿蝇短膜虫的生物薄片和稀释的血清样本温育。如果样本是阳性的，特异性 IgG、IgA 和 IgM 抗体与鞭毛虫抗原结合。在第二次温育时，荧光素标记的抗人抗体与结合在生物基质上的抗体反应，形成荧光显微镜下所观察到的特异性荧光模式。

【操作方法】

1. 仪器荧光显微镜、移液器。

2. 材料抗双链 DNA 抗体试剂盒、蒸馏水、吸头、试管。

3. 步骤

（1）～（9）同抗核抗体检测步骤。

（10）检验结果判断。①检验结果定性判断：荧光显微镜下镜检，可观察到鞭毛虫动基体均质和部分环形荧光，报告为抗双链 DNA 抗体阳性；动基体不显示荧光，仅细胞核、鞭毛基体或细胞质的荧光，报告为抗双链 DNA 抗体阴性。②检验结果滴度判断：抗体滴度可根据不同稀释度血清所产生的荧光强度进行判断。

【参考区间】阴性,抗体滴度＜1∶10。

【临床意义】

1. 抗 dsDNA 抗体为 SLE 重要诊断标准之一。

2. 但是,抗 dsDNA 阴性并不能排除 SLE 的诊断。

3. 抗体滴度和疾病活动度相关,因此抗体滴度的测定为监控治疗提供了有效的依据。

4. 首次检测到抗 dsDNA 抗体的健康人群中有 85% 的人在 5 年内发展为 SLE。

三、抗核提取物抗体检测

【定义】抗核提取物(Extractable nucler antigen,ENA)抗体是针对核内能溶解于盐水中可提取性核抗原的多种自身抗体,有数十种,主要有抗核糖核蛋白(RNP)、抗 nRNP、抗 Sm、抗 SS-A(天然 SS-A 和 Ro-52)、抗 SS-B、抗 Scl-70、抗 PM-Scl、抗 Jo-1、抗 CENPB、抗 PCNA、抗 dsDNA、抗核小体、抗组蛋白、抗核糖体 P 蛋白和抗 AMA 抗体等。

【实验原理】免疫印迹法:将平行包被有数种纯化的、生化性质明确的抗原线的膜条作为固相,然后将膜条像固定生物薄片一样固定到合成的薄膜上。若是阳性,则已稀释血清中的特异性抗体将与固相上的抗原结合。结合的抗体与碱性磷酸酶标记的抗人抗体反应,加入的可产生颜色反应的色原/底物液使已结合的抗体着色。如果血清样品中存在特异性抗体,相应抗原线将呈现一条深色的阳性带。

【操作方法】

1. 仪器 移液器、振荡器或摇床或全自动免疫印迹仪。

2. 材料 抗 ENA 抗体试剂盒、蒸馏水、吸头、试管。

3. 步骤

(1)准备:从冰箱取出试剂盒,恢复至室温;按说明书配制相关试剂,稀释待测血清。

(2)加样:滴定 1500μL 已稀释血清至加样板反应区,避免产生气泡,在开始温育前加完所有样品。

(3)温育:在摇床上室温温育 30min。

(4)清洗:1.5mL;清洗缓冲液,温育 5min,吸干,共 3 次。

(5)加酶:滴加 1500ml 已稀释的酶结合物(碱性磷酸酶标记的抗人 IgG)于加样板的每个反应区。在开始温育前加完所有反应区。

（6）温育：在摇床上室温温育 30min。

（7）清洗：1.5mL 清洗缓冲液，温育 5min，吸干，共 3 次。

（8）加底物：滴加 1500μL 底物于加样板的每个反应区。在开始温育前加完所有反应区。

（9）温育：在摇床上室温温育 10min。

（10）清洗：用去离子水或蒸馏水冲洗，晾干。

（11）检验结果判断：肉眼判断条带。

【参考区间】阴性。

【临床意义】

1. 高滴度的抗 U1-nRNP 抗体是混合性结缔组织病的标志，阳性率为 95%～100%，抗体滴度与疾病活动性相关。在 30%～40% 的系统性红斑狼疮患者中也可检出抗 U1-nRNP 抗体，但伴有抗 Sm 抗体。

2. 抗 Sm 抗体是系统性红斑狼疮的特异性标志，与抗 dsDNA 抗体一起，是系统性红斑狼疮的诊断指标，但阳性率仅为 5%～10%。

3. 抗 SS-A 抗体与各类自身免疫性疾病相关，最常见于干燥综合征（40%～80%）、也见于系统性红斑狼疮（30%～40%）和原发性胆汁性肝硬化（20%）中，偶见于慢性活动性肝炎。此外，在 100% 的新生儿红斑狼疮中可出现抗 SS-A 抗体。该抗体可经胎盘传给胎儿引起炎症反应和新生儿先天性心脏传导阻滞。

4. 抗 SS-B 抗体仅见于干燥综合征（40%～80%）和系统性红斑狼疮（10%～20%）的女性患者中，男女比例为 1：29。在干燥综合征中抗 SS-A 抗体和抗 SS-B 抗体常同时出现。

5. 抗 PM-Scl 抗体在进行性系统性硬化症（弥散型）中的阳性率为 3%，在多肌炎和皮肌炎中的阳性率为 8%。

6. 抗 Jo-1 抗体见于多肌炎，阳性率为 25%～35%。常与合并肺间质纤维化相关。

7. 抗着丝点抗体与局限型进行性系统性硬化症有关，阳性率为 70%～90%。

8. 抗 PCNA 抗体对系统性红斑狼疮具有很高的特异性，但其阳性率仅为 3%。

9. 抗 dsDNA 抗体对系统性红斑狼疮具有很高的特异性。

10. 抗核小体抗体对 SLE 的特异性几乎为 100%。

11. 抗组蛋白抗体在药物诱导的红斑狼疮中阳性率为 95%，在 SLE 的阳性率为 30%～70%，类风湿关节炎的阳性率为 15%～50%。

12. 抗核糖体 P 蛋白抗体是系统性红斑狼疮的特异性标志。

13. 高滴度的抗 M2 抗体是原发性胆汁性肝硬化的标志。另外，在其他慢性肝疾病（30%）和进行性系统性硬化症（7% ～ 25%）中也可检出抗 M2 抗体，但主要为低滴度。

四、抗中性粒细胞胞质抗体筛查检测

【定义】抗中性粒细胞胞质抗体（ANCA）是一种以中性粒细胞和单核细胞胞质成分为靶抗原的自身抗体，对系统性血管炎、炎症性肠病等多种疾病的诊断和鉴别诊断具有重要的意义，已成为自身免疫性疾病的一项非常重要的常规检测项目。

【实验原理】间接免疫荧光法：稀释后的待检血清或脑脊液、胸腔积液、腹水等体液样品滴加在抗原基质上，如果被检血清中存在抗细胞抗原成分的抗体，则可以特异结合抗原成分形成抗原抗体复合物（主要是 IgG 类），再与兔或羊抗人免疫球蛋内 IgG 荧光标记抗体结合，在荧光显微镜下可观察到基质细胞核和（或）细胞质抗原位置发出特异的亮绿荧光。

【操作方法】

1. 仪器荧光显微镜、移液器。

2. 材料抗中性粒细胞胞质抗体检测试剂、蒸馏水、吸头、试管。

3. 步骤

（1）～（9）同抗核抗体检测步骤。

（10）检验结果判断：①检验结果定性判断，荧光显微镜下镜检，细胞核或细胞质显示特异性荧光模式，报告抗 ANCA 抗体为阳性；细胞核或细胞质不显示特异性荧光，报告抗 ANCA 抗体为阴性；②检验结果滴度判断，抗体滴度可根据不同稀释度血清所产生的荧光强度进行判断；③检验结果荧光模式判断，乙醇固定的粒细胞可区分出 2 种相关的抗中性粒细胞胞质抗体（ANCA）。胞质型抗粒细胞胞质抗体（cANCA）：显示均匀分布在整个中性粒细胞胞质中的颗粒型荧光，细胞核无荧光；核周型抗粒细胞胞质抗体（pANCA）：在中性粒细胞核周显示光滑的带状荧光。

【参考区间】阴性，抗体滴度＜ 1 ：10。

【临床意义】

1. 原发性系统性血管炎诊断及鉴别诊断，疾病活动性和疗效判断的标准。

2. 克罗恩病与溃疡性结肠炎的鉴别诊断及早期诊断。

3. 原发性硬化性胆管炎的诊断及鉴别诊断的指标。

五、抗中性粒细胞胞质抗体确证检测

【定义】抗中性粒细胞胞质抗体（ANCA）确证实验是通过酶联免疫或免疫印迹技术，用已知靶抗原检测患者体内是否存在抗 ANCA 抗体的实验。目前已知的 ANCA 的靶抗原有数十种，常见的有蛋白水解酶 3（PR3）、髓过氧化物酶（MPO）、杀菌 / 通透性增高蛋白、组织蛋白酶 G、溶菌酶、天青杀素等。

【实验原理】酶联免疫法：将样加入到微孔板中，样本中的抗体与微孔中抗原相结合，用辣根过氧化物酶（HRP）或碱性磷酸酶（ALP）标记的 IgG 抗体，用以标记与固相抗原相结合的自身抗体。在 TMB 底物存在下呈现蓝色，颜色的深浅程度与样本所含待测抗体浓度成正比。

【操作方法】

1. 仪器 酶标仪、移液器。

2. 材料 抗髓过氧化物酶抗体检测试剂、抗蛋白酶 3 抗体检测试剂、蒸馏水、吸头、试管。

3. 步骤

（1）准备：从冰箱取出试剂盒，恢复至室温；按说明书配制相关试剂，稀释待测血清。

（2）加样：按加样方案向相应微孔板孔分别加标准血清、阳性对照、阴性对照和稀释后待检血清各加 100μL。

（3）温育：室温温育 30min。

（4）清洗：每次加 300μL 清洗缓冲液，保留 30s，清洗完后在滤纸上拍板。

（5）加酶：加 100μL 酶结合物至每一微孔板孔。

（6）温育：室温温育 15min。

（7）清洗：用稀释后的清洗缓冲液洗 3 次，每次 30μL。

（8）加底物：加 100μL 底物至每一微孔板孔。

（9）温育：室温避光温育 15min。

（10）加终止液：加 100μL 终止液至每一微孔板孔。

（11）比色：波长为 450nm，参考波长为 630nm，加终止液后 30min 内比色。

（12）结果计算：①试验有效性：阴性质控，标准品，阳性质控对应在试剂盒上所标注的自身范围校准的质控标准；②四参数拟合曲线：选择性光密度和浓度数据归纳方法。

【参考区间】阴性，＜ 5U/mL。

【临床意义】MPO 是 p-ANCA 的靶抗原，PR3 是 c-ANCA 的靶抗原，抗MPO、PR3 抗体主要用于原发性系统性血管炎的诊断与鉴别诊断，抗体滴度与疾病活动性无关。

第七节 特殊蛋白质检测

特种蛋白，也称作特殊蛋白，是体内含有的一类具有特殊功能的蛋白质，多存在于人体的血液，尿液，脑脊液，泪液等体液中，其含量变化反映机体体液免疫功能状态并与多种疾病有密切关系。

特种蛋白检测的目的是应用全自动蛋白分析仪对血清（浆）、尿液和脑脊液等体液样本中的特殊蛋白进行定量检测。血液中主要的特殊蛋白包括：免疫球蛋白 G（IgG）、免疫球蛋白 A（IgA）、免疫球蛋白 M（IgM）、免疫球蛋白 E（IgE）、免疫球蛋白 G 亚类 1-4（IgG_1、IgG_2、IgG_3 和 IgG_4）、补体 C_3（C_3）、补体 C_4（C_4）、超敏 C 反应蛋白（hs CRP）、抗链球菌溶血素"O"（ASO）、类风湿因子（RF）、转铁蛋白（TRF）、可溶性转铁蛋白受体（sTfR）、铜蓝蛋白（CER）、a_2- 巨球蛋白（a_2-MG）、β_2 微球蛋白（β_2-MG）、κ 轻链（kap）、λ 轻链（lam）等。尿液中特殊蛋白：尿 a1 微球蛋白（a_1-MU）、尿 β_2 微球蛋白（β_2MU）、尿白蛋白（ALBU）、尿 k 轻链（lapU）、尿入轻链（lamU）、尿免疫球蛋白 G（IgGU）等。脑脊液中特殊蛋白：脑脊液免疫球蛋白 G（IgGC）、脑脊液白蛋白（ALBC）。

目前一般采用免疫散射比浊法自动化分析仪检测特种蛋白，其稳定性好，实验时间较短，结果准确，线性范围大，试剂成本低。其原理为一定波长的光沿水平轴照射，通过溶液使遇到抗原抗体复合物粒子，光线被粒子颗粒折射，发生偏转，光线偏转的角度与发射光的波长和抗原抗体复合物颗粒大小和多少密切相关。散射光的强度与复合物的含量成正比。

本节重点掌握血清中特种蛋白检验项目包括：IgG、IgA、IgM、C_3、C_4、RF、hs CRP 及 ASO 的临床应用及检验全过程中的质量管理，了解血清、尿液和脑脊液中其他特种蛋白检验项目。

一、免疫球蛋白及亚型测定

【定义】人类免疫球蛋内（immunolobulimlg）是由浆细胞合成、分泌的一组具有抗体沽性或化学结构与抗体相似的球蛋 S，能与相应抗原特异性结合。主要存在于血液中，约占血浆蛋白总量的 20%，也可存在于其他体液和分泌液中。Ig 分子是由 2 条相同的重链和 2 条相同的轻链通过二硫键连接而成，按其重链性质共分为 5 类：IgG（γ）、IgA（α）、IgM（μ）、IgD（δ）和 IgE（ε），其相应重链分别称为 γ 链、α 链、μ 链、δ 链和 ε 链。

血清中 5 种 Ig 的含量各不相同，IgG、IgA、IgM 的含量为 g/L 水平，而 IgD、IgE 和体液中的 IgG、IgA、IgM 含量仅为 mg/L 水平。

IgG 有 4 个亚型（IgG_1、IgG_2、IgG_3、IgG_4），正常人体血中含量依次减少，IgG_1 最多，IgG_4 最少。IgG 亚类之间的差异反映在抗原识别、补体激活以及细胞表面受体结合等各种生物学功能上。IgA 除有 IgA_1 和 $IgA_2$2 个亚型外，还有分泌型 IgA（sIgA），它们的单体结构基本相同。IgM 有 2 个亚型 IgM_1 和 IgM_2。

【实验原理】免疫比浊法，人体液标本中的 IgG/IgA/IgM/IgG 亚类 1 ～ 4 会与特异性的抗体形成免疫复合物。这些免疫复合物会使穿过标本的光束发生散射。散射光的强度与标本中 IgG/IgA/IgM/IgG 亚类 1 ～ 4 的浓度成正比。与已知的标准浓度对比就可得出 IgG/IgA/IgM/IgG 亚类 1 ～ 4 的含量。

包被有抗人 IgE 特异性抗体的聚苯乙烯颗粒与含有人 IgE 的样品混合时会发生聚集。这些聚集物会将穿过样品的光束散射出去。散射光的强度与样品中 IgE 的含量成比例，因此，通过与已知的标准浓度对比就可得出 IgE 的含量。

【操作方法】

1. 仪器全自动蛋白分析仪。

2. 材料 IgG/IgA/IgM/IgE/IgG 亚类 1 ～ 4 测定试剂盒；蛋白校准品；辅助试剂；反应缓冲液；稀释液；SCS 清洗液。

3. 步骤

（1）样本准备：血清和肝素、EDTA 抗凝血浆样本，不能含有任何颗粒和纤维蛋白。血脂很高的样本或融化后浑浊的冷冻样本在检测前必须离心（15000r/min，离心 10min）使变澄清。

（2）开机前准备：装载稀释条、检查缓冲液、稀释液的液量水平、准备反应试剂。

（3）开机：将位于分析仪左侧盖板上的主开关拨到 ON 打开，打开 PC。装载反应试剂。

（4）定标：装载定标品，测定，仪器自动绘制校准曲线，定标通过后，可进行检测。

（5）质控：装载高、低水平质控品，进行质控检测，质控结果在控方可检测样本。

（6）样本测定：输入与装载样本。

（7）结果报告：按照检验报告审核制度，判断检验结果可靠后发出。

（8）仪器维护保养：进行每日、每周、每月保养程序。

【参考区间】

成人血清 IgG：7.0 ～ 16.0g/L。

成人血清 IgA：0.7 ～ 4.0g/L。

成人血清 IgM：0.4 ～ 2.3g/L。

成人血清 IgE：0 ～ 100IU/mL。

【临床意义】

1. 血清 IgG

（1）增高：见于系统性红斑狼疮、慢性活动性肝炎、类风湿关节炎、IgG型多发性骨髓瘤、某些感染性疾病、IgG 型单克隆丙种球蛋白病等。

（2）减少：见于抗体缺乏症、免疫缺陷综合征、非 IgG 型多发性骨髓瘤、肾病综合征等。

2. 血清 IgA

（1）增高：反复感染三联综合征、IgA 型多发性骨髓瘤、肝硬化、系统性红斑狼疮等。

（2）减少：多见于自身免疫性疾病、继发性免疫缺陷、原发性丙种球蛋内血症等。

3. 血清 IgM

（1）增高：多见于初期病毒性肝炎、肝硬化、类风湿关节炎、原发性巨球蛋白血症、IgM 型多发性骨髓瘤等。

（2）减少：多见于非 IgM 型多发性骨髓瘤、原发性丙种球蛋白血症、蛋白丢失胃肠病、联合免疫缺陷病、免疫抑制疗法后、淋巴系统肿瘤、肾病综合征等。

4. 血清 IgE

（1）增高：见于非变态反应性疾病，如 IgE 型多发性骨髓瘤、寄生虫感染、重链病等；

（2）减低：见于丙种球蛋白缺乏症、恶性肿瘤、长期应用免疫抑制药等。

5. 血清 IgG 亚类 1 ～ 4 测定

（1）IgG 亚类缺陷：反复呼吸道感染、腹泻、中耳炎、鼻窦炎、支气管扩张症及哮喘等。IgG 亚类测定比总 IgG 更有价值。

（2）IgG 亚类异常增高：见于 I 型变态反应，如变应原可刺激机体使 IgG，含量增加，见于皮炎变态反应、哮喘、丝虫病、血吸虫病，养蜂者天疮疱等。

【注意事项】

1. 样本中的浑浊和颗粒会干扰测定。因此，带有颗粒的样本应在检测前进行离心。

2. 高浓度钩状效应的作用，可能获得低于这些水平的假性低结果。这些样本应该用 1∶100 的稀释度进行测定。

3. 患者样本中可能带有异嗜性抗体，会影响免疫分析并产生假性增高或降低的结果。

二、补体测定

【定义】补体（complement，C）是一组存在于血清及组织液中具有酶样活性、不耐热和功能上连续反应的糖蛋白，是抗体发挥溶细胞作用的必要补充条件，故称为补体。补体是由补体及其调节因子和相关膜蛋白以及补体受体共同组成的补体系统。补体系统由 30 余种活性成分组成，即：①补体系统固有成分，共 9 种，命名为 C1 ～ C9；②调节和控制补体系统活化的成分，多以其功能命名；③补体受体，以其结合对象来命名。正常血清中补体各组分含量相差较大，其中 C3 含量最高，达 1 ～ 2mg/mL，C4 属于补体激活的传统途径。

补体可以通过经典途径和旁路途径发挥作用，广泛参与机体的抗感染防御反应，具有介导细胞溶解、调理吞噬、免疫黏附及参与炎症反应引起机体免疫损伤等作用。

【实验原理】免疫比浊法：人体液标本中的补体 C，/C4 会与特异性的抗体形成免疫复合物。这些免疫复合物会使穿过标本的光束发生散射。散射光的强度与标本中补体 C3/C4 的浓度成正比。与已知的标准浓度对比可得出补体 C3/C，的含量。

【操作方法】

1. 仪器全自动蛋白分析仪。

2. 材料补体 C3/C4 测定试剂盒；蛋白校准品；反应缓冲液；稀释液。

3. 步骤同一。

【参考区间】补体 C3：0.9 ～ 1.8g/L；补体 C4：0.1 ～ 0.4g/L。

【临床意义】

1.c3、c，增高 c3 为急性时相蛋白，急性炎症疾病的患者中血清浓度升高。

2.C3、C，减少主要见于活动性系统性红斑狼疮（SLE）、各种免疫复合疾病。

【注意事项】

1. 样本中的浑浊和颗粒会干扰测定。因此，带有颗粒的样本应在检测前进行离心。

2. 补体性质不稳定，易受各种理化因素的影响，加热、紫外线照射、机械振荡、酸碱和乙醇等因素均可破坏补体。故补体活性检测应尽快进行。标本保存应置于 -20℃以下。

第八节 肿瘤标志物检测

肿瘤是由于正常的组织细胞异常增生而形成的赘生物细胞群。肿瘤免疫学是研究机体免疫状态与肿瘤存在的关系，以及免疫学方法在肿瘤的诊断、治疗过程中的应用的学科。其研究内容主要涉及肿瘤的发生发展的免疫机制、机体抗肿瘤的免疫效应及肿瘤的相关免疫检验学。因此，肿瘤的免疫检验是良、恶性肿瘤诊断的重要手段之一。本节对于肿瘤标志物进行了定义、实验原理、分类、作用等的概述。

一、肿瘤标志物的定义

肿瘤标志物（tumor marker，TM）是由肿瘤细胞本身合成、释放，或是机体对肿瘤细胞反应而产生或升高的一类物质，存在于血液、细胞、组织或体液中，反应肿瘤的存在和生长。

肿瘤标志物的定量检测可以作为肿瘤筛查、鉴别诊断、治疗后病情监测及预后判断的依据。目前临床常用的肿瘤标志物检测共 12 项，分别是癌胚抗原（CEA）、甲胎蛋白（AFP）及甲胎蛋白异质体、糖类抗原 125（CA125）、糖类抗原 15-3（CA15-3）、糖类抗原 19-9（CA19-9）、糖类抗原 72-4（CA72-4）、神经元特异性烯醇化酶（NSE）、细胞角蛋白 19 片段（Cyfre21-1）、前列腺特异性抗原（PSA）、高尔基体蛋白 73（GP73）、人附睾蛋白 4（HE4）及鳞状上皮细胞癌抗原（SCC）等。

二、肿瘤标志物检测的实验原理

临床多采用电化学发光法检测肿瘤标志物，实验原理详见第一节。

三、肿瘤标志物检测的操作方法

1. 仪器全自动电化学发光仪

2.材料不同项目配套试剂盒，包括 M（包被链霉亲和素的磁珠微粒、防腐剂）、R_1（生物素化的单克隆抗体、磷酸盐缓冲液）、R_2（钌标记的单抗、防腐剂、磷酸盐缓冲液）、质控品、校准品、反应缓冲液、稀释液。

3.步骤

（1）原始样本采集：血清。

（2）仪器准备，包括调试、校准等。

（3）实验项目定标、质控。

四、肿瘤标志物检测的注意事项

1.肿瘤标志物检测结果与检测方法密切相关。因此实验室结果报告应注明检测方法，不同检测方法间的结果不能直接比较，以免引起临床解释的错误。在疗效观察过程中，如果检测方法变动，必须使用原检测方法同时平行测定。

2.前列腺按摩可导致 PSA 升高，故进行该检测前 1 周应避免做前列腺按摩等检查手段。

五、肿瘤标志物检测质量管理

（一）检验前

1.肿瘤标志物的复查间隔时间应以其生物半衰期为依据。

2.原始样本类型一般为血清。

3.前列腺按摩、肛门指检、膀胱镜检查等会引起 PSA 释放入血，故进行 PSA 检验前 1 周应避免以上诊断行为。

4.由于 NSE 也存在于正常的红细胞中，故进行 NSE 检验的血清标本不应久置，应尽快离心，并且溶血标本将会干扰检验结果的正常判断。

5.唾液污染的标本 CEA 及 CA19-9 结果会有升高。

（二）检验中

1.严格按照制造商提供的操作手册上注明的仪器日、周、月保养规程进行仪器保养。

2.定期校准仪器使之处于最佳状态，达到厂商规定的标准。

3.参加卫生部和省临床检验中心室间质评活动，并对反馈的室间质评成绩进行认真分析总结，及时纠正存在的问题。

4.按照室内质控方案进行室内质控，只有质控合格后方能进行样本检测。

（三）检验后

1.确保检验报告的及时性、有效性和正确性。

2. 临床医师对检验结果有异议，要阐述存在的可能性，如干扰物质的存在、试验的特异性和精密度问题、不同检测系统检测结果的不可比性等。

3. 对检验后的样本 2 ～ 8℃保存 7d，到期后按医用垃圾处理。

4. 按生物安全要求对实验台面进行清洁、消毒。

第九节 免疫学检验的质量管理

免疫学检验要保证检验结果的准确、可靠、及时、有效，并尽可能使各实验室间检验结果有可比性，这是免疫检验质量保证的基本目的。免疫学检验既有定量检测，又有定性检测。尽管不同检测项目及目的，质量控制的方法及手段不尽相同，但以下基本原则应充分重视和保证。

一、人员管理

1. 人员能力及资质①医学检验专业背景，或相关专业背景经过医学检验培训。②实验室负责人至少应具有以下资格，即中级技术职称，医学检验专业背景，或相关专业背景经过医学检验培训，2 年临床免疫工作经验。从事特殊检验项目的实验室还应符合相关规范的要求。③认可的授权签字人应至少具有中级以上专业技术职务任职资格，从事申请认可授权签字领域专业技术工作至少 3 年以上。④临床免疫学实验室特殊岗位（如抗 HIV 初筛、产前筛查、新生儿疾病筛查等）工作人员应取得相应上岗证。

2. 每年评审员工的工作能力①对新进员工在最初 2 个月内应至少进行 2 次能力评审（间隔为 30d），保存评审记录当职责变更时，或离岗 6 个月以上再上岗时，或政策、程序、技术有变更时，应对员工进行再培训和再评审；③没有通过评审的人员应经再培训和再评审，合格后才可继续上岗，并记录；④工作人员对患者隐私及结果保密。

二、设施及环境条件

1. 实验室应有充分工作空间，包括：①实验台和设备的放置；②试剂、样品和记录的储存；③危险物品储存与处理；④废弃物的处理；⑤实验操作；⑥合理独立的办公区域；⑦员工便利设施（洗涤间、茶水间、个人物品存放处等）。

2. 实施安全风险评估，如果设置了不同的控制区域，应制定针对性的防护措施及合适的警告。

3. 依据所用分析设备和实验过程对环境温湿度的要求，制定温湿度控制要求并记录。应依据用途（如，试剂用水、生化仪用水）制定适宜的水质标准（如，电导率、微生物含量等），并定期检测。应对稳压电源等电力系统的设施设备定期维护。

4. 应有足够的、温度适宜的储存空间（如冰箱），用以保存临床样品和试剂，设置目标温度和允许范围，并记录。应有温度失控时的处理措施。

5. 应有指定内务管理人员（如：保洁人员），应有地面、台面的维护、清洁和消毒计划及相关的记录。

三、实验室设备与材料

1. 实验室仪器设备的相关管理应符合如下要求。①提供仪器校准清单、计划、校准状态；设备新安装时应按法规或制造商建议进行校准，并保留性能测试记录；投入使用之后的校准周期应按法规或制造商建议进行。②性能标准及校准程序至少应按制造商规定，对分析设备校准的基本项目至少应包括加样系统、检测系统和温控系统。③保存维护保养手册及相关记录。④选用有国家批准文号的试剂，特殊项目如艾滋病抗体初筛试剂应有批批检定合格证书。应保留制造商提供的试剂性能参数。⑤定量试验应有校准品和质控品，定性试验应有质控品；质控品可以自制，但应有制备程序包括稳定性和瓶间差的评价方案，以及配制、评价记录。⑥新批号试剂和（或）新到同批号试剂应与之前或现在放置于设备中的旧批号、旧试剂平行检测以保证患者结果的一致性。比对方案应至少利用一份已知阳性、一份弱阳性和一份已知阴性的患者样本。⑦不同批号、相同批号不同试剂盒、同一试剂盒内的不同组分不宜混用，如果混用则实验室应提供混用的方法及确认程序和结果。⑧检验项目校准及校准验证周期应遵循制造商建议的时间，至少每 6 个月 1 次；在试剂批号改变、失控处理涉及时、仪器重要部件更换后性能验证涉及时应做项目校准。

2. 提供试剂和耗材检查、接收或拒收、储存和使用的记录。商品试剂使用记录还应包括使用效期和启用日期。自配试剂记录包括：试剂名称或成分、规格、储存要求、制备或复溶的日期、有效期、配制人。

3. 必要时，实验室可配置不间断电源（UPS）和（或）双路电源以保证关键设备（如需要控制温度和连续监测的分析仪、培养箱、冰箱等）的正常工作。

4. 设备故障修复后，应首先分析故障原因，如果设备故障影响了方法学性能，可通过以下合适的方式进行相关的检测、验证。①可校准的项目实施校准或校准验证；②质控品检测结果在允许范围内；③与其他仪器的检测结果比较；④使用留样再测结果进行判断。

四、检验过程中的质量控制管理

1. 内部质量控制。①纯定性试验除检测装置的内对照外，每检测日或分析批，应使用弱阳性和阴性质控物进行质控。实验室应定义自己的质控批长度。质控判定规则为阴、阳性质控品的检测结果分别为阴性和阳性即表明在控，相反则为失控。②根据滴度或稀释度判定阴阳性结果的试验，如凝集试验，每检测日或分析批，应使用弱阳性和阴性质控物进行质控。实验室应定义自己的质控批长度。阳性质控结果在均值上、下一个滴度或稀释度以及阴性质控结果为阴性即为在控，否则为失控。③用数值判定结果的项目如ELISA、发光技术等质控物的类型、浓度和位置、稳定性，分析频率的选择应满足临床要求的分析范围的测定。④用数值判定结果的项目可使用 Levey-Jemiixigs 质控图，质控图应包括以下信息：分析仪器名称和唯一标识，方法学名称，检验项目名称，试剂生产商名称、批号及有效期，质控品生产商名称、批号和有效期；横坐标每个点表明的是分析批或检测日期，当检测日有多个批次时均应标出；纵坐标用吸光度值或含量点图。质控物批号改变时应重新绘制新的质控图，不应随试剂批号的改变而绘制新质控图。中间精密度较大的免疫项目可用试剂批号作为质控批号，但批长度应＞2个月，每12个月需评价中间精密度。定量项目使用 Westgard 质控规则：至少利用其多规则中一个偶然误差及一个系统误差规则。⑤应制订程序对失控进行分析并采取相应的措施，应检查失控对之前患者样品检测结果的影响。

2. 室间质量评价。按照 CNAS-RL02《能力验证规则》的要求参加相应的能力验证或室间质评。①使用相同的检测系统检测质控样本与患者样本；②由从事常规检验工作的人员实施能力验证或室间质评样品的检测；③禁止与其他实验室核对上报能力验证或室间质评结果；④保留参加能力验证或室间质评的结果和证书；⑤实验室应对"不满意"质评结果进行分析并采取纠正措施，并记录。

3. 对没有开展能力验证或室间质评的检验项目，实验室应通过与其他实验室比对的方式判断检验结果的可接受性，并应满足如下要求：①规定比对实验室的选择原则。②至少5份，包括正常和异常水平。③至少每年2次。④应有＞80%的结果符合要求。⑤当实验室间比对不可行或不适用时，实验室应制定评价检验结果与临床诊断一致性的方法，判断检验结果的可接受性。每年至少评价2次，并记录。

4. 应至少每年1次进行实验室内部比对，包括人员和不同方法/检测系统间的比对，至少选择 10 份阴性标本（需有其他标志物阳性的 4 份以上）、10 份阳性标本（至少含弱阳性 5 份、强阳性 1 份）进行比对，评价比对结果的可接受性。

5. 比对记录应由实验室负责人审核并签字，并应保留至少 2 年。

6. 定期进行检验方法分析性能验证，内容至少应包括：检出限，精密度（包括重复性和中间精密度）、符合率。

7. 按照制造商的说明或定义定期评审临界值或阈值（CUTOFF 值）。

8. 特殊检验项目的结果报告要符合相关要求。①当 HIV 抗体筛查试验呈阳性反应时，应报告"HIV 抗体待复检"；②当 HIV 抗体确证试验呈现不是阴性反应，但又不满足阳性判断标准时，应报告"HIV 抗体不确定（±）"，并在备注中注明"4 周后复查"；③产前筛查报告应由两个以上相关技术人员核对后方可签发，其中审核人应具备副高级以上检验或相关专业的技术职称。

9. 免疫学检验对标本的要求。①标本采集时应尽量避免溶血；②凝固不完全的标本易造成假阳性；③避免血清反复冻融；④避免标本间的污染；⑤避免"勾状效应"引起的假阴性结果。

五、生物安全防护

1. 实验室的工作人员操作时应戴手套，必要时（如对初筛阳性标本进行复测和确认时，或直接对 HIV 毒种进行操作时）戴防护眼镜，以防污染暴露的皮肤和衣物。

2. 不要用戴上手套的手触摸暴露的皮肤、口唇、眼、耳和头发等；操作时手套破损，应立即丢弃、洗手，并戴上新手套；禁止采用口腔吸液管，必须使用移液器来操作实验室的所有液体；操作中有标本、检测试剂外溅时应及时消毒。

3. 对大量派出浓度高的传染物在清洁之前应先用 1% 次氯酸钠溶液浸泡，然后戴上手套擦净。工作完毕，要对工作台面消毒。工作台面应当用 0.1%～0.2% 次氯酸钠溶液消毒；用消毒液清洗后要干燥 20min 以上。

4. 工作完毕，脱去手套后洗手，再脱去工作衣，用肥皂和流动水洗手。血清及其他体液样品均应严格按照要求妥善保存，HIV 抗体阳性样品应做好标记，单独保存。

5. 避免利器的使用尽量避免在实验室使用针头、刀片、玻璃器皿等利器，以防刺伤。如果必须使用，在处理或清洗时应采取措施防止刺伤或划伤，并应对用过的物品进行消毒处理。禁止用手直接接触使用后的针头、刀片等锐器。

第六章 临床细胞病理学检验与质量管理

第一节 细胞病理学标本取材技术

从人体标本上按照病理检查的目的和要求切取适当大小的组织块，供制片进行显微镜检查。为了达到诊断的目的，取得适量的组织是关键 3 这不仅要求材料要尽可能新鲜，而且要有一定的数量和良好的质量 = 实验动物研究的标本的取材要求新鲜、准确、适用，应根据研究的目的切取组织，不能盲目取材，否则造成人力、物力的浪费。

一、对送检组织的要求

送检组织标本在手术切除或活检后应立即放入 10% 中性甲醛溶液中固定。尸检标本应争取在死亡后尽可能短的时间内取材固定。送检组织需全部取材者应在送检单上注明，有特殊要求（如细菌培养、结石的化学分析等）须事先联系，在标本未固定前进行处理。接受临床手术切除或活检标本应注意：

1. 认真核对每一例申请单和送检标本及其标志是否一致。包括姓名、性别、年龄、住院号、床号、送检科室和日期，患者临床病史和其他检查（检验、影像学）结果、手术所见以及临床诊断、取材部位及标本件数。并仔细核对病理检查申请单所注明的标本是否与实物相符。如不符时应立即与送检医师联系，并在申请单上注明。

2. 送检医师必须将原始标本完整送检。标本干涸、严重自溶或腐败者，应与送检医师联系后予以退回，对送检医师将一份标本分送两家医院病理科或以上者，应拒绝接收。对标本较小，难以制作切片或其他可能影响病理检查可行性和诊断准确性的情况，应予送检医师说明或不予接收。

3. 核对病理检查申请单中的重要项目，未填写或漏填写，应立即与送检科室联系或退回重填。

4. 核对无误后签收，并对符合规定的标本进行编号登记。

5.对验收后的标本如固定液不足，应添加新鲜配制的10%中性甲醛固定液，对较大标本应切开后浸泡固定，对空腔脏器应剪开冲洗后浸泡固定。

6.病理科应建立与送检方交接申请单和标本的手续制度。符合要求的标本，应由专人在已验收的申请单上签名并注明验收日期，及时、准确编号（病理检验号），并逐项录入活检标本登记簿或计算机内。

二、取材

在对送检组织标本进行详细检查的基础上，应根据诊断的需要，确定取材的部位和块数。切取的组织要按不同部位分别给予不同编号或标记，以便镜检时核对。有条件的单位，尽可能在取材前对有意义的标本进行表面及剖面进行摄影，并编号存档。用于教学的标本，应尽量保留原标本的形态，取材后另行放置。

三、注意事项

1.注意防止人为因素的影响切取组织时，取材用刀、剪要锋利，刀刃宜薄，并足够长。切取组织块时，一般从刀的根部开始，向后拉动切开组织，避免用钝刀前后拉动或用力挤压组织。用镊子夹取组织时动作应轻柔，不宜过度用力，否则会挫伤或挤压组织，引起组织结构变形和损伤。应避免使用有齿镊。

2.标本大小　一般标本，切取的组织块厚度0.2～0.3cm，根据实际情况可略作调整。若过厚固定不好，组织结构不佳：过薄则切片张数有限。大小以1.5cm×1.5cm×厚（0.2～0.3）cm为宜。用于免疫组织化学染色的组织块，以1.0cm×1.0cm×厚0.2cm为宜，不要太大，以免浪费试剂。对于冷冻切片组织块略厚0.3～0.4cm。

3.取材时间　原则上，应尽快取材，但对于外科手术切除标本较大，如胃、肺、肠等器官，最好先固定再取材。

4.注意包埋方向　需要指定包埋面时应做记号标明。如有皮肤组织，包埋面必须与表面垂直，这样才能保证皮肤的各层结构都能被观察。

5.边缘标记　肿瘤标本的边缘可涂以10%硝酸银或碳素墨汁作为镜检时的标记。

6.小标本的处理方式　胃镜下取的材料和各种穿刺材料等一般组织块较小，常用易透水的薄纸包好，在取材时将标本染上伊红液，以免包埋过程中遗失。

7.注意特殊情况　取材应避免过多的坏死组织或凝血块，如有线结应拔除，有钙化时，应经脱钙后再取材，否则切片时会损伤切片刀，影响制片质量；组织块上如有血液、黏液、粪便等污物，应先用水冲洗干净再取材。

8. 取材数量 不同的标本取材的组织块多少不同，原则是可疑处均应取材，不要遗漏，如标本为数块不规则的肿瘤组织，应选择组织的致密区，疏松区、出血区和坏死区分别取材。一般肿瘤标本的取材，应选择肿瘤主体部分、肿瘤组织及其邻近的组织（包括表面、基底面和侧面）及其肿瘤两端的切缘组织分别取材，远离病灶的正常组织也应取材。注意切取肿瘤组织和正常组织交界处。刮宫得到的宫内膜标本，大多是成堆的碎片，在测量其总体积后，组织较少时，一般包起后全部包埋，若组织量大可留出一部分。有膜状组织应取 1～2 块。

9. 重复取材 第一次取材组织不能做出明确诊断时，须再次甚至多次取材。每次取材均应将送检单加以记录。

10. 清除多余成分 取材时，应注意清除组织周围的多余脂肪组织，否则会对以后的切片和观察带来一定影响。

11. 核对 取材完毕，应核对无误，并签署取材者和记录者的姓名和记录日期。

12. 组织存放 取材完毕，标本应按序存放，并加足量固定液以备复查之用。通常需保留 1 个月后。

13. 每次取材后，刀具、台面和地面等要清洗干净，防止污染。

14. 取材后剩余的病理标本属于污染源，应按有关规定处理。

四、不同组织取材方法

（一）尸检组织的取材

对成年人尸检取材时，各器官组织的取材部位
和组织块数大致如下。

1. 心和大血管 左心室、右心室各一块，主动脉 1 块，可距主动脉瓣 5cm 处取材。

2. 肺 右下叶 1 块，切成正方形，左下叶 1 块，切成长方形。

3. 肝 右叶 1 块，切成正方形，左叶 1 块，切成长方形。

4. 脾 1～2 块。

5. 胰 1 块。

6. 肾 右肾 1 块，切成正方形，左肾 1 块，切成长方形。都包括皮、髓质和肾盂。

7. 膀胱 1 块。

8. 肾上腺 左、右各取 1 块。

9. 消化道 食管、胃窦部、小肠、小肠淋巴结和直肠各取 1 块。

10. 皮肤 1～2 块。

11. 骨 脊椎骨 1 块，胸骨 1 块。

12. 胸腺 1 块。

13. 子宫 宫颈 1 块，宫体 1～2 块。

14. 睾丸或卵巢 1 块。

15. 脑 左侧运动区、左侧豆状核和小脑各 1 块。

16. 脑垂体 1 块，前叶或包括前后叶。

注意如某些脏器有严重病变，或有特殊情况，应增加取材组织块数，尤其有医疗纠纷的尸检，可疑处应尽量多取，以便彻底检查，明确诊断。

（二）活检标本的取材

多用于临床肿瘤组织，除以上各点外（见前述），还应注意病变的部位、形状、大小、颜色以及与周围组织的界限，有无完整的包膜。取材时应取病变部位、病变的切缘、病变与正常组织交界处以及远离病灶的正常组织．取材时用的刀、剪应锋利，避免挤压组织，组织的切面应平整，组织切忌过大、过厚，大小一般在 2cm×1.5cm×0.3cm，否则不仅浪费试剂，还会造成脱水不彻底，影响制片和镜下观察。

新鲜标本的保存，一般在 30min 内完成，如果要进行分子生物学检测，更应严格掌握无菌和时间，以避免组织内的 mRNA 的降解和抗原的弥散，手术标本离体后，立即取材，并保存在冻存管中，编号，带回实验室保存在液氮或 -80℃的冰箱内备用。

肾穿刺标本的取材 穿刺得到的标本立即用生理盐水或 PBS 冲洗去除血迹，并迅速判断所取组织是否为肾组织（肾组织应为暗红色），当确定是肾组织后立即将组织放在木板上，测定其长度并记录。肾活检标本一般要分为三部分，供光学显微镜、免疫病理学和电子显微镜检查，各部分标本采用不同的固定保存方法。供光学显微镜检查的标本要有足够数量的肾小球。据统计，用包含 5 个肾小球的标本来判断全部肾小球的状态，准确率仅为 65%，包含 15 个肾小球的标本，则准确率可达 95%，所以光学显微镜检查的标本应超过 10 个肾小球为好。而供免疫荧光和电镜检查的标本含少数肾小球即可。由于大多数病人对肾穿刺均有所顾虑，且费用较高，一般只同意行一次肾穿刺活检，如果取材失误，其肾病理将有可能终身不能了解明确，直接影响其诊疗及判断预后。所以在肾穿刺时，取得组织后，应立即在解剖镜或放大镜下观察和判断是否为肾组织。肾组织特点为：髓质色暗红，皮质稍浅，镜下髓质隐约可见条状髓放线，皮质部可见分布不规则、模糊的红色小点即为肾小球。若不是肾组织或取材不足，当场即可根据病人的情况再次穿刺，尽可能保证取材成功。此外，若供光学显微镜检查的标本不足，可尝试将供免疫荧光和电镜检查的多余组织重制石蜡切片，以供光学显微镜检查，弥补石蜡切片标本中肾小球少而难以做出病理诊断的不足。

小标本的取材　活检小标本常见于宫颈、鼻咽、口腔、喉、皮肤和各种内镜标本。

这种标本多由活检钳夹取，常因过度挤压而变形，其次病灶表曲有出血坏死，活检时难于取到深部组织。因此活检时，活检钳的刀口必须锋利，以避免组织受挤压，而影响定位的准确性。这种标本较小，取材时应用易透水的纸包起来并滴上伊红，再进行固定，脱水等程序，这样不会丢失标本。

（三）细胞标本的取材和保存

细胞的取材和制片法有印片法、穿刺涂片法、沉淀法及活细胞标本的制备等。

1. 印片法　常用于手术切除的标本。将新鲜标本沿病灶中心切开，用干净的载玻片轻压切面，细胞即可附着在载玻片上，立即置于同定液内 $10 \sim 15 \text{min}$，取出自然晾干，低温保存备用。印片法操作简便，抗原保存好，缺点是有时细胞厚薄不均，见载玻片上组织液较多，可能会影响标记结果。

2. 穿刺涂片法　常用于体表肿瘤以及、肾、肺、后腹膜肿瘤等穿刺。如穿刺液细胞少，可直接涂于载玻片上，注意涂抹均匀；如穿刺液较多，细胞丰富，可滴入装有 $1 \sim 2 \text{mL}$ Hanks 液的管内，轻轻搅拌，以转速 500r/min 离心 10min，弃上清液，将沉淀细胞制成细胞悬液，细胞计数 $2 \times 10^5/\text{mL}$，滴在载玻片，涂抹均匀，冷风吹干后 / 或湿固定。此法操作简单，细胞形态保存较好，缺点是细胞分布不均匀。

3. 活细胞标本的制备　活细胞标本一般用于研究，如 IHC.ISH 定位检测。活细胞可直接培养在盖玻片、培养瓶内或 24 孔培养板内。也可将一定景的细胞收集离心进行涂片，一般干净的盖玻上放入培养器内，使细胞爬贴在盖玻片上，经一定时间（$24 \sim 48 \text{h}$）培养，取出盖玻片，经 PBS 洗后，用 4% 多聚甲醛，或冷丙酮，或 95% 乙醇固定 $10 \sim 30 \text{min}$，85%、95% 和 100% 乙醇脱水，用中性树脂将盖玻片无细胞曲贴在载玻片上，经风干后可做免疫组化。

（四）动物标本的取材

1. 动物致死法

（1）空气栓塞法：向动物静脉内注入一定量的空气，使动物很快死亡。一般用于大动物。

（2）麻醉法：可将浸没有乙醚或氯仿（三氯甲烷）的棉球连同小动物一起放入密闭容器内进行麻醉。也可用 4% 戊巴比妥进行静脉注射。或用 20% 氨基甲酸乙酯做腹腔注射。

（3）断头法：用剪刀剪去动物头部，待血液流出后立即取材，一般用于大、小鼠的致死。

（4）击头法：用重物撞击动物头后部或将动物头后部猛撞桌沿。

（5）股动脉放血法：动物麻醉后，切开股动脉放血致死。

2.取材注意事项

（1）最好在动物心脏还在跳动时取材，因上皮组织易变质，免疫组化染色易产生背景染色，争取在死后 30min 内取材完毕，并迅速投入固定液内。

（2）切取组织用的刀、剪要求锋利，避免来回挫动组织。因动物组织较脆，夹取组织切勿用力过猛，以免挤压损伤组织。

（3）脑组织和脊神经组织应进行灌注固定，取下脑后再固定 48h，再进行取材。

（4）脊神经组织取材应特别注意避免挤压及扭结，任何扭结都会造成脊神经破碎。W 此 .最好将脊神经固定在硬纸板上，再放入固定液内。

（5）保持组织材料的清洁，组织上任有血液、污物、黏液、食物、粪便等，先用生理盐水或 PBS 液冲洗，再放入固定液内。

五、肿瘤组织库的建立与管理

肿瘤组织库是系统收集和贮存手术切除的肿瘤组织和血液样品以及病理类型等方面相关信息的平台。其功能是为肿瘤临床和基础研究提供重要的资源。利用其资源开展细胞生物学、分子生物学、遗传学、基因组学和蛋白组学等新技术研究，探讨新的肿瘤分类、诊断和预防标准，开发肿瘤早期检测的实验技术和新型的治疗策略。

（一）肿瘤组织库的简单回顾

收集高质量的人类肿瘤组织及以血液为主的体液样本是发现新型肿瘤生物标志物及药物作用新靶点的物质基础。高质量的生物样本也是决定转化医学研究的重要限速性因素。美国、加拿大、英同、法同等均已建立完备的肿瘤样本库。以美国 MD Anderson 癌症中心为例，该中心于 1993 年便启动建立了头颈部肿瘤组织库。至 2008 年 10 月。已累计收集肿瘤样本超过 2.5 万例；2000 年起，该中心又建立了胰腺癌组织库，下设 25 个卫星组织库作为区域共享资源 .并形成了完备的生物信息网络。近年，我国生物医药领域紧跟国际前沿，在大型医疗机构尤其是肿瘤诊治中心逐渐建立起不同规模的肿瘤样本库。

（二）肿瘤组织库建立的工作流程

肿瘤组织样本库的建立涉及医患双方，需要医师、护士、技师、工勤人员及计算机辅助人员等多方面协作参与。按照国际标准化操作程序（standard operation procedure，SOP），标本库建立的基本工作流程如下。

1. 在医疗机构伦理委员会批准。

2. 组织标本或血液等体液标本获取前须经患者知情并同意。

3. 需向手术室与病理室递交收集标本的申请，并标注标本留取与存放的注意事项。

4. 确保手术切除标本离体后在最短时间内行低温冻存。

5. 手术切除的大体标本应先由病理医师检查外观，并作初步测量记录，然后再切取组织。

6. 患者生物样本应当优先确保病理科诊断需求。标本直径≤1cm时不宜切取组织冻存，只能用4%甲醛溶液固定后进行组织切片诊断；对于直径＞1cm的肿瘤，则分别切取肿瘤和尽量远离肿瘤的正常区域（视外科手术切除范围而定，空腔器官手术可取距切缘至少3cm以上的非肿瘤组织）；同时，应留取一部分组织采用4%甲醛溶液固定后作组织切片，以供冻存标本的质控分析。

7. 高质量的组织样本库要求病变组织从手术离体到冷冻保存的时间间隔不应超过30min. 这对于保持生物大分子DNA、RNA和蛋白质的完整性及对激素受体等研究十分重要。

8. 切取的组织最好先放入液氮罐内，然后转入深低温冰箱内储存。

9. 所有入库组织或血液等体液样本均应同时收集患者的各种临床病理学等详尽个人信息。

10. 建立电子化数据库及用户友好型阅读与输入界面。但因患者信息属需要保护的隐私，故信息库的使用与管理需经授权。

11. 标本与数据信息要编号管理。国内外的大型医疗机构的标本库已采用条形码管理体制，更加科学及电子化。

12. 各单位可根据自身研究与学科建设需要制定收集标本的种类. 如可建立多肿瘤标本库、头颈部肿瘤标本库、肝、胆、胰肿瘤标本库、胃肠道肿瘤标本库、乳腺癌或卵巢癌标本库等。国内外各标本库在建立初期主要收集大量肿瘤及对应的正常组织. 之后逐步增加体液如血液、尿液及脑脊液等样本。

（三）不同生物样本对于低温储存的温度要求

肿瘤组织库建立中一个非常重要的问题是生物样本对于储存温度的要求。多数科学家认为，低温有利于长期保存生物大分子的完整性。如经高温加工处理的石蜡包埋组织块内的 RNA 分子会出现严重降解。理论上讲，组织储存温度越低越好。理想的组织储存环境是大型液氮罐，但并非所有医疗中心均有这样的设备，因此，目前仍以低温冰箱储存为主。由于多数医疗机构手术取材地点与组织标本库并不在同一楼内，组织标本的转移、运输也需一定时间，故各单位可酌情配备一些不太昂贵的组织储存设备。如活检组织在 -20℃ 环境中至少可保存 6 个月；在 -40℃ 的环境中则可保存 3 年；若将组织保存在高浓度甘油中，则在 -10 ～ 0℃ 的条件下也可保存 2 年。若将组织保存在高浓度甘油中，再储存于 -80℃ 的低温冰箱中，则可长期保存，但这些组织不适用于 RNA 等研究。此外，组织标本库建立中提倡采用不间断性电源设备，以确保标本库内标本在短时断电情况下不会受到影响。肿瘤组织样本一般在离体后应尽快收集，并保存于 -80℃ 的深低温冰箱内。血液样本与其他临床检验项目应一起采集，采集后先置于 4℃ 冰箱内保存。尽量在 3 ～ 5h 内离心，分离血清、血浆，最长不得超过 12h。分离获得的血清、血浆则需储存于 -40℃ 的环境中。血清或血浆分离时一般予转速 2500/min 离心 15min。血液的离心沉淀物或提取后的 DNA 样本可长期储存于 -145℃ 下。将组织样本存放于 -196℃ 的液氮中则可储存多年，但若置于 -80℃ 下，则其生物大分子活性保持时间会明显缩短。

（四）公众对于肿瘤组织库建立的认知程度

有调查显示，多数公众对于利用外科手术切除组织进行肿瘤发病机制或分子标志物的研究持肯定态度，并认为这是对手术切除组织的最好利用。在一项对住院、门诊、急诊 5000 例患者的随机调查中发现，89.3% 的患者同意将其样本的遗传信息用于研究，但要求采用匿名形式。美国的 Vanderbilt 大学医学中心 2005 年启动了一项旨在将准备丢弃的患者血样再收集以建立 DNA 数据库计划。该计划估计，未来 5 年内可收到 30 万份以上的患者血样，以进行疾病的基因型与表型相关性分析。越是大规模的人群遗传学研究越是需要大样本的生物资源，故得到社会公众的认可很有必要。目前，许多国家的大型医疗机构已建立组织样本库与数据库，但因遗传信息属个人隐私，应当受到保护，也招致不少担忧。1998—2002 年间就曾有 8 个国际机构提出建立以群体为基础的遗传资源库计划。主要内容是收集与储存血液及组织等生物样本，并收集与这些样本相关联的医学与生活方式等信息。该计划的共同目标是通过此项计划的实施，阐明某些疾病的遗传易感性和基因的复杂杂性，从而达到改善人类健康与医学诊疗水平的目的。

（五）生物样本长期保存的质量控制

低温冻存被公认为是组织与器官长期保存最有效的方法之一，其原理是通过降低细胞的代谢率起到保护组织细胞的作用。但样本库内的生物样本是否可被持续使用还依赖于对储存样本的质量控制。该项工作主要由病理学家进行，病理学家需要对提取的组织先进行病理切片观察，若其中肿瘤成分超过 75% 则认为质量良好．如不足 65% 则应从研究中剔除。对样本得以贮存的病例应进行定期临床随访，以便获得疾病治疗效果、临床进展及是否生存等重要资料。从有关单位获得的知情同意书看，92% 的患者同意出院以后接受随访。当前发展起来的分子生物学新技术大多要求研究样本中的核酸或蛋白质保存完好。故对于组织样本质量要求很高。目前，国内外大型肿瘤组织库以采用 -80℃深低温冰箱贮存为主，但在这样的低温环境下生物大分子活力究竟能保存多久仍无定论。众多研究显示，长期冻存对于 DNA 大分子的稳定性影响不大，甚至石蜡包埋组织块中的 DNA 也可进行分子生物学分析。RNA分子则易被广泛存在于细胞内、皮肤、唾液、汗液及周围环境中的 RNA 酶所降解，使用液氮保存是保存 RNA 活性的最理想方法，当温度降至液氮温度时，细胞组织中所有的生物化学、生物物理过程均处于停止状态。但限于空间及经费等原因，大型液氮贮藏罐或液氮冰箱尚难以推广普及。对于组织 RNA 的质量分析主要依据 28S 与 18S 的比值进行。比值如在 2 左右认为质量好，比值小于 1 则认为 RNA 已降解。有关长期低温冻存对于蛋白质分子的影响还缺乏系统性研究报道，需各生物样本库在今后的质量控制分析研究中不断积累经验加以阐明。

第二节 细胞病理学制片技术

细胞病理学是临床获得病理学诊断的有效手段，由于其安全、简便、快捷、经济、准确率高等特点，被临床广泛使用。细胞病理学由于标本量不足并易混入血液、组织液、冲洗液，造成了细胞病理学的局限性。如何将有效、有代表的标本成分置于载玻片上以利于显微镜下观察分析，加强规范临床医师和实验室检测人员的取材制片技术，对提高细胞病理学诊断的准确率至关重要。

细胞病理学标本来源较为广泛，如脱落细胞学、针吸细胞学、内镜细胞学等。根据标本的性状不同可采用不同的制片方法，通常可有涂片、抹片、推片、刷片、压片、贴片等方式方法。根据标本的性状不同可选用一种或两种方法。几种不同的制片方法各有优点和缺点，亦可产生不同的人为效果，选择最佳方法，其目的将有效成分最大限度地分布于载玻片上，甚至将小米粒、芝麻大小的标本或碎渣样标本均要视为珍贵品收集并制备成良好的标本膜。

一、不同性状标本的制片技术

1. 液体标本

穿刺液如胸腹水、心包液、关节腔液、脑积液、囊液及冲洗液、引流液、尿液等，应首先观察其性状及颜色并做好记录。取 20mL 标本分别置于两试管，3000r/min 离心 10min，根据以下情况不同，取材方法各异。

a. 当标本已凝固成为胶冻样，常常因为纤维蛋白或粘蛋白含量增加引起，须用竹签搅动将其液体成分挤压出，使被包裹在内的细胞成分进入液体而不被丢失，除去胶冻物后再离心，取沉淀物推片或抹片。

b. 血性液体标本：标本含血液较多时，离心后在红细胞层表面可见灰白色细胞层，其薄厚不同，应吸弃上层液体，取灰白色细胞层置一玻片混匀后推片。如肉眼看不到灰白色细胞层，应仔细吸取沉血最表面细胞层涂片。

c. 离心后沉淀物少或未见细胞成分：应吸弃上部液体后将全部沉淀物涂厚片。

2. 乳糜样标本

当离心沉淀后仍与离心前一样的乳白色混浊，有少许或不见沉淀物，应吸弃上层液体，混均管底部分涂片。

3. 黏液及半固体标本

如痰液、分泌物、囊液、乳溢液多为黏稠物，应采用涂片、抹片、拉片、刷片的方法将陈旧血丝、颗粒样、碎屑样标本均匀涂于玻片上。

4. 组织块、碎屑样标本

如针吸取材、内镜取材、钳取、夹取、切取的组织块或碎屑，应采用转换样本角度、多方位将样本以涂、抹、推、刷、压、印的方法使其与玻片粘贴，制成薄厚适宜涂片。

二、质量控制

a. 临床医师取得细胞学标本后应及时送检，如为可能凝固的液体标本须加抗凝剂（肝素或枸橼酸钠）后送检。

b. 制片应最大限度选取新鲜充足的有效成分，薄厚均匀分布于玻片上，涂片内的细胞至少占玻片的 2/3，不可以有肉眼可见样本堆积。

c. 制片时切勿用力挤压，反复摩擦。防止细胞损伤变形，禁止随意丢弃来之不易的每份样本，绝对杜绝各种污染，尤其是标本间污染。

d. 及时固定染色，防止由于干燥引起细胞变性影响诊断。依标本及临床资料不同选择不同的染色方法。如：巴氏、HE、瑞特、湖蓝、银染色等。

e. 做好标记编号，申请单、标本、细胞片编号应一致，防止错号或重号。

f. 有条件的实验室可将有效沉淀物、组织碎屑等标本以石蜡包埋制成病理切片，以便做进一步研究分析。

成功的细胞病理学诊断，取决于有代表性的、制备良好的标本膜，其有利于客观、确切的显微镜下观察分析诊断，为临床提供可靠有效的诊断和治疗依据。

第三节 细胞病理学标本固定

一、常见标本固定

将组织侵入某些化学试剂，使细胞内的物质能尽量保持其生活状态时的形态结构和位置，这一过程称之为固定。固定所用的化学试剂称为固定剂。

（一）固定的作用

1. 保持组织细胞与生活时相似的结构和形态，防止离体组织自溶和细菌繁殖导致的组织腐败。

2. 保持定位细胞内特殊成分，如细胞内的一些蛋白质经过固定，可沉淀或凝固定位在细胞的原有位置。

3. 便于区别不同组织成分，固定可使组织细胞中各种成分的沉淀凝固并易于着色，同时固定后组织细胞内的不同物质可产生不同折光率，对染料产生不同的亲和力，因而经染色后容易加以区别。

4. 有利于切片，固定剂兼有组织硬化作用，固定后的组织硬度增加，易于切片。

5. 保存抗原及ＤＮＡ、ＲＮＡ，特别是准备用于做免疫组化染色和核酸原位杂交的标本，及时恰当的固定尤其重要。

（二）固定方法

常用的固定方法有以下几种：

1. 浸泡固定法 将标本直接放入固定液中进行固定，称之为浸泡固定法。为最常用的固定方法。固定液量为标本体积的 10 倍左右；固定时间应充分，为 3 ~ 12 h；固定温度为 25℃。临床病理、尸检，科研标本制作均用此方。

2. 蒸汽固定法 固定液（如甲醛、三聚甲醛、锇酸等）加热后产生的蒸汽对组织进行固定的方法，称之为蒸汽固定。常用于组织中的可溶性物质、血液或细胞涂片的固定。

3. 注射、灌注固定法 将固定液注射或灌注到血管或腔道内，使组织、器官被固定的方法，称之为注射、灌注固定法。常用于某些组织块体积较大或固定剂难以浸入其内部的标本，或需要对整个脏器或动物标本进行固定。

4.滴加固定法　将固定剂滴加到组织标本，使其固定的方法，称之为滴加固定法。常用于体液细胞学制片，如胸水和腹水脱落细胞学检查、血涂片及各种组织印片的固定，现在已较少使用。

5.微波固定法　将组织块浸入固定液中，置于医用微波仪内，经微波作用加速组织固定的方法，称之为微波固定法。微波固定的组织具有核膜清晰、染色均匀、组织结构收缩小等优点，但应用时应严格控制温度（63～65℃）。一般不主张用微波固定小块活检组织。

（三）常用的固定剂

用于固定组织的化学物质称之为固定液或固定剂。固定液的种类很多，由单一化学物质组成的称之为单纯固定液，如甲醛、乙醇、乙酸。由多种化学物质混合组成的称之为混合固定液，如中性福尔马林、乙醇—甲醛液等。不同的固定液有各自的特点，可根据实际的需求进行选择。理想的固定剂应该具备以下几种特性：①渗透性强，必须使固定液迅速渗入组织，这样组织内各种成分才能尽快地被固定在原位置，而不致弥散；②组织在固定液的作用下不发生显著的收缩和膨胀现象，实际上，经过固定的组织由于蛋白质发生凝固或沉淀，必然会发生一定程度收缩或膨胀，良好的固定液应尽量较少使组织发生这种变化；③固定液应有利于组织切片和染色，固定液能将组织或细胞中某些必须观察的成分充分固定而保存下来以便染色；④固定液应该是一种较好的保存液。

细胞病理学诊断具有简便安全准确快速和经济等特点，是目前开展肺癌、宫颈癌、食管癌等预防普查的主要诊断方法之一。

细胞病理学检查的范围几乎涉及全身各系统和器官、如呼吸、消化、泌尿、生殖、神经、内分泌等。凡暴露体表与外界相通的器官腔面、有分泌物产生或液体排出的组织皆属常用检验范围、如痰液、阴道涂片、宫颈涂片、食管与贲门拉网、鼻咽涂片、乳头排液、尿液、胸腔积液、腹水、淋巴结及浅表肿块穿刺等。近年来各种纤维内镜不断问世，可在镜下取组织或刷片、灌洗液等细胞学检查，以及在CT、B超和X线定位下细针穿刺吸取肺、肝、脾、胰、肾、骨等深部器官病变或肿瘤。以及液基细胞检测、使细胞病理学应用范围日益扩大。

二、细胞采集技术

1.采集原则操作者可从病变处直接取样，标本要新鲜，操作时安全简便，减少患者不适感，不引起严重并发症或促进瘤播散。

2. 采集方法和部位

（1）浅表病变：适用于刮片或涂片、如阴道涂片、宫颈刮片、鼻咽涂片等。

宫颈刮片：用于诊断子宫颈癌。

阴道和外阴刮片：用于诊断女性生殖系统和外阴癌。

阴道后穹窿液涂片：用于诊断女性生殖系统。口腔涂片：用于诊断唇癌、舌癌、齿龈癌、颊黏膜癌、扁桃体腺癌等。

肛管直肠涂片：用于诊断肛管直肠癌。

鼻咽涂片：用于诊断鼻咽癌。

眼结膜、外耳道、鼻腔涂片：用于诊断相应部位的肿块。

皮肤涂片或刮片：用于诊断皮肤性疾病。

（2）深部病变：腔道与外界相通者，可采用自然分泌物、摩擦法涂片或冲洗液等痰液、尿液、乳头排液涂片、食管和贲门网套气束摩擦法（拉网法）涂片等。

痰液涂片：用于诊断肺癌。

尿液涂片：用于诊断膀胱和肾癌。

前列腺液涂片：用于诊断前列腺癌。

乳头分泌液涂片：用于诊断乳腺癌。

食管球、胃球涂片：用于诊断食管和胃癌。子宫吸取液或刮取液涂片：用于诊断子宫体癌。

（3）穿刺涂片：病变位于深部又无自然腔道与外界相通可经皮肤直接穿刺病变部位、

常用于胸膜水、囊肿、浅表淋巴结及体表肿块。一般采用细针穿刺后涂片是对深部肿块、如肺、肝、胰、肾等，最好在影像引导下穿刺以便精确定位，操作者要仔细，穿刺完毕后应留察一段时间，以防出血等并发症，如有并发症应及时处理。

（4）内镜直视下涂片：在各种内镜检查时用微型尼龙刷在病变处直接刷取细胞或采用细微塑料管冲洗后吸取，以及用毛刷直接刷取细胞后涂片、同时对黏膜下病变亦可用活检组织。

三、固定的目的

主要是保持细胞形态不变形、因为细胞内含有各种酶解酶、用于维持其正常的新陈代谢。当细胞脱落而死亡时、细胞内的酶解酶就破坏细胞、使之溶解消失、这种现象称之为自溶。除了细胞内酶酶解外，各种细菌和白细胞也都有破坏作用、涂片及时固定后不但可以防止细胞的自溶和细菌性腐败、而思能使细胞内的物质如蛋白质、脂肪、糖类等保持不变。

第四节 细胞病理学染色技术

未加染色的切片在显微镜下除了能够辨认细胞和胞核的轮廓以外，看不清楚其他任何结构。即使由于组织内部各种物质的折射指数不同，从光线的明暗上能使我们看到一些组织结构，但也是极其简单而有限的。远远不能满足观察和诊断的要求。我们不仅要通过显微镜视野来看到组织和细胞的形态结构，而且还要通过组织和细胞的形态变化来研究它的发生和发展。因此染色的技术才逐渐发展成为制片过程中的一个重要环节。它比固定、脱水、包埋、切片等步骤更为复杂，理论性强，技术要求严格，已经成为一门独立的科学，它在组织学，病理学等学科中已占有相当的地位。

染色就是利用染料在组织切片上给予颜色，使其与组织或细胞内的某种成分发生作用，经过透明后通过光谱吸收和折射，使其各种微细结构能显现不同颜色，这样在显微镜下就可显示出组织细胞的各种成分。

染料从来源上可分为天然染料（如苏木精、卡红、巴西木精）和人工合成染料；从化学组成上可分为无机染料和有机染料。在组织学染色技术中常用的染料主要是人工合成的煤焦油染料。它主要是含芳香碳环和杂环的有机化合物。这些有机化合物必须自身具有颜色，同时与被染物质分子间有一定的亲和力方能称为染料。染料的颜色和与被染物分子间的亲和力是由染料的分子结构决定的。在染料分子中有使其产生颜色的"发色团"和使染料颜色加深的并与被染物质间产生亲和力的"助色团"。颜色是一种生理感觉，除上述染料的化学基础外，还要有色觉的生理学基础。现将有关的基础知识介绍如下。

一、染色的物理原理

1.溶解性 这种染色最典型的例子就是脂肪染色，苏丹类染色剂为脂溶性染料，它可以被脂质溶解，使脂质着色，就是利用染色剂在脂质中的溶解度大于在乙醇等溶剂中的溶解度这一特性。因此，当苏丹类的乙醇溶液与组织细胞中的脂质接触时，染色剂就从溶液中"转移"到脂质中去，而使脂质着色。

2.吸附作用 较大物体有从周围介质吸附小颗粒到自身的特性。有些染色则是染色剂分子通过渗透和毛细管作用而被吸收或沉淀到组织、细胞的小孔中去而着色的。例如活性炭吸附各种分子，甚至胶质和微生物等较大的颗粒一样。

二、染色的化学反应

酸性染料和碱性染料的染色作用常是对立的，而不是一致的。任何染料均可电离，离解出阳离子或阴离子。酸性染料中的酸性部分有染色作用的是阴离子；碱性染料中的碱性部分有染色作用的是阳离子. 细胞内同时含有酸性和碱性物质，酸性物质与碱性染料中的阳离子相结合，如细胞核（含有核酸）黏液和软骨基质呈酸性部分被盐基性染料苏木素所染、反之碱性物质与酸性染料的阴离子相结合，如细胞质及其内部的某些颗粒物质被酸性染料伊红所染。染料的颜色基不是在阳离子，就是在阴离子上，这些离子将因组织反应不同而发生化学结合，如显示含铁血黄素的普鲁士蓝反应是最典型的例子。但是，大景染色的化学反应并不像铁反应那样明确，实际情况远为复杂。这是因为蛋白质分子是个分子量自几万至几百万的大分子，每个分子中含有很多阳离子和阴离子基因，在等电点时能形成游离的两性离子。在日常工作中，长久固定于甲醛的组织切片，往往染色不良，尤其是核的着色欠佳。这是因为固定液甲醛氧化生成甲酸，组织亦随之变为酸性，所以不易被苏木素所着色，补救的办法是，先用流水冲洗组织块，然后用碱性溶液如稀氨乙醇等处理使之中和，恢复正常 pH 后再进行染色。

大多数染色的原理至今仍未清楚。有些可能是物理的，有些可能是化学的，有些则可能两种机制都起作用，正因为人们对染色的原理还没有完全掌握，所以目前还不能自如地运用原理来控制它。在相当程度上要凭借工作经验。因此"染色"成为技术性很强的一项工作。在进行每一种染色方法时，必须注意不断地有意识地去积累经验，从成功与失败中去真正掌握该染色技术。

三、进行性染色和退行性染色

组织成分着色由浅至深，当达到所需要的强度时，终止染色。这种方法称为进行性染色。一般所采用的染液浓度较低. 染色过程中应该不时在镜下观察以进行控制，这样才能得到染色强度适中的效果。此种方法无须"分化"，例如，卡红染色。退行性染色. 则是先把组织浓度过度，超过所需的程度，然后再用某些溶液脱去多余的染色剂，以达到适当的深度，并使不应着色的组织细胞脱色，这个步骤称为"分化"。在分化中进行镜下观察，当然也是必不可少的。HE 染色中用苏木素染核就是退行性染色。

四、直接染色，间接染色和媒染剂

有些染色无须第三种物质参加，染色剂和组织即可直接结合着色，是为直接染色。直接染色最后达到的深度与染液的浓度和组织细胞对染色剂的亲和力相关。还有一些染色，单独燃料本身的水溶液或乙醇溶液，几乎不能与组织细胞结合或结合的能力很弱，必须有第三种成分——媒染剂参与，才能使染色剂与组织细胞有效地结合起来，这种染色方法称为间接染色。

媒染剂通常是双价或三价金属如铝，铁的硫酸盐或氧化物。媒染剂有的加在染液中，媒染作用在染色的同时进行（如 Ehrlich 苏木素染色）；有的则用于染色前，媒染剂单独配成溶液，间定液本身就起着媒染的作用（如 Mallory 磷钨酸苏木素染色用 Zenker 或 Helly 固定）；有时则用于染色后。媒染剂在染色中起着架桥作用，既能与染料结合又能与组织相结合，达到了促进染色的效果。例如苏木素就需要明矾作媒染剂，才能使组织着色。媒染剂往往在一些间接染色反应中几乎是必不可少的。

五、促染剂

用于加强染料和组织细胞结合能力的物质称为促染剂。如染胞质时伊红液中滴加的冰醋酸，有加强其染色作用，增加了有色酸对蛋白质碱基的结合力。促染剂与媒染剂不同，有时为了加快染色过程，可在染液中加入接触剂促进染料与组织细胞着色，但其本身并不参与染色反应。

促染剂有如化学反应中的催化剂，少量存在就有明硕的促染作用。它们的作用机制也许是降低表面张力或是改变了染液的 pH。

第五节　临床妇科细胞病理学检验

一、标本取材

1. 分泌物用生理盐水浸湿棉拭子，自阴道侧壁深部、后穹隆轻轻擦拭，将棉拭子上的分泌物直接涂于玻片上，干后送检。采集阴道分泌物标本前 24h 无性交、盆浴、用药及阴道检查。

2. 宫颈涂片患者取截石位，用窥阴器暴露宫颈，用干棉球轻轻擦去宫颈表面分泌物，将刮片在宫颈外口鳞状上皮与柱状上皮交界处刮拭一周，然后均匀涂于玻片上，马上置于 95% 乙醇中固定、送检。刮拭时不可用力过猛，否则导致出血，以致涂片中细胞成分以血细胞为主，影响诊断；也不可过轻，以免细胞成分过少而导致漏诊。

3. VCE 即阴道、宫颈和宫内膜（vaginal-cer-vical-endocervical，VCE）有血和大量分泌物时，无菌干棉球轻轻擦去，然后按 V，C，E3 个部位分别取材，按顺序涂于同一张涂片上，马上置于 95% 乙醇固定液中固定。取材时用力适当，涂片时薄厚均匀。

4. 液基细胞学先用无菌干棉球轻轻擦去宫颈表面的黏液，再将特制细胞刷插入宫颈口，保持适当压力，使细胞刷呈扇形，顺时针旋转 5 圈，然后取下细胞刷的刷头放入液基细胞保存液中备检。

5. HPVDNA 检测用特制的检测 HPVDNA 的细胞刷自宫颈口处刷取，将刷头放入保存瓶内送检。

二、制片

分泌物、宫颈刮片和 VCE 在取材时，直接涂片。液基细胞学根据选择的仪器不同，采用不同的制片过程。以 TCT 为例，标本直接上机，由电脑控制，利用高精度过滤膜技术，通过细胞分散、细胞采集和细胞转移三步将细胞均匀涂在预定的圆形区域内，形成薄层均匀分布的细胞涂片。

三、固定

1. 阴道分泌物干片送检，需酒精灯过火固定。
2. 宫颈刮片和 VCE 涂片后，马上置于 95% 乙醇固定液固定。
3. 液基制片，直接固定。

四、染色

（一）革兰染色（用于分泌物检查）

1. 染色原理　细菌经碱性染料结晶紫染色、碘液媒染、酒精脱色和伊红复染，在一定条件下有些细菌紫色不被脱去，有些紫色可被脱去，因此可把细菌分为两大类，前者称为革兰阳性菌（G ＋），后者称为革兰阴性菌（G-）。G ＋菌细胞壁厚，肽聚糖网状分子形成一种透性障，当乙醇脱色时，肽聚糖脱水而孔障缩小，故保留结晶紫—碘复合物在细胞膜上，呈紫色。G- 菌肽聚糖层薄，交联松散，乙醇脱色不能使其结构收缩，其脂含量高，乙醇将脂溶解，缝隙加大，结晶紫—碘复合物溶出细胞壁，伊红染液复染后呈红色。

2. 试剂　草酸铵结晶紫染液、碘化钾溶液、伊红染液。

3. 步骤　革兰染色包括初染、媒染、脱色、复染等 4 个步骤。

（1）初染：将分泌物涂片在酒精灯上过火，草酸铵结晶紫染 1min，自来水冲洗，去除浮色。

（2）媒染：用碘化钾溶液媒染 1min，倾去多余溶液，自来水冲洗。

（3）脱色：用中性脱色剂如乙醇（95%）脱色，革兰阳性菌不被脱色而呈紫色，革兰阴性菌被脱色而呈无色。

（4）复染：用伊红染液复染 1min，革兰阳性菌仍呈紫色，革兰阴性菌则呈现红色，革兰阳性菌和革兰阴性菌即被区分开。

（二）巴氏染色（用于宫颈刮片、VCE 和液基细胞学和妇科脱落细胞学）

1. 染色原理

巴氏染色主要染料为苏木精、伊红、俾斯麦褐、亮绿及橘红 G6 染液等。苏木素是对细胞核着色，其他染料可与细胞质中不同化学成分结合而使其着色。细胞核的核酸带有磷酸根，当染液 pH > 2 时核酸带负电荷，能结合带正电荷的碱性染料氧化苏木素矾，而呈紫蓝色，由于天然苏木素的染色力弱，需经黄色氧化汞氧化成氧化苏木素，才具有染色性。但苏木素红呈弱酸性，所带的阳离子电荷不强，与含铝（铵明矾、钾明矾或铁明矾）金属的媒染剂结合后，可成为带强正电荷的氧化苏木素矾，能与 DNA 磷酸复合物牢固结合。在染色中由于苏木素染液呈水溶性，涂片应经由高浓度乙醇（固定液）到低浓度逐渐入水。经染色后细胞透明度好，结构清晰，涂片色彩丰富而鲜艳。细胞核染成深蓝色，底层、中层及表层细胞胞质分别染成蓝、绿和黄色，高分化鳞癌细胞可染成粉红色或橘黄色，腺癌胞质呈灰蓝色，中性粒细胞和淋巴细胞、吞噬细胞胞质均为蓝色，红细胞染粉红色，黏液染成淡蓝色或粉红色。

2. 试剂

（1）苏木素染液：①苏木精，先用少量无水乙醇研磨溶解苏木精（3g）；②硫酸铝钾：50g 硫酸铝钾加 800mL 蒸馏水；③碘酸钠 0.6g；④丙醇：200mL；⑤蒸馏水：800mL。配制：将溶好的①液倒入②液中，再加入③液搅拌，最后加入④液，混合即可，用前过滤。

（2）橘黄 G6 染液（配制 1000mL）：①橘黄 G65g；②95% 乙醇：950mL；③磷钨酸：0.15g。配制：将①溶解于 50mL 蒸馏水中，完全溶解后加入②液，再加入③液，混合后过滤使用。

（3）EA65 染液：①亮绿（0.25%），称取亮绿 2.5g 溶于 25mL 蒸馏水中，完全溶解后置于容量瓶内，然后向其中加入 95% 乙醇至 1000mL，过滤后使用；②伊红（0.5%）：称伊红 5g 溶于 50mL 蒸馏水中，完全溶解后置于容量瓶内，然后向其中加入 95% 乙醇至 1000mL，过滤后使用；③俾士麦褐（0.5%）：称取 5g 俾士麦褐溶于 50mL 蒸馏水中，完全溶解后置于容量瓶内，然后向其中加入 95% 乙醇至 1000mL，过滤后使用；④磷钨酸饱和液：取一小瓶蒸馏水，向其中加入过量的磷钨酸，直至其不再溶解为止，其上清液即为饱和液。配制：取①液 450mL，②液 450mL，③液 100mL 混合后，向其中加入磷钨酸 6g，混合液过滤后用磷钨酸饱和液调节其染色力之后即可使用（中间绿，外周一圈为红色）。

（4）稀碳酸锂染液：用蒸馏水 100mL，加碳酸锂饱和液 1 滴制成。

（5）盐酸乙醇：在 95% 乙醇溶液中加入少许浓盐酸，配制而成。

（6）50%，75%，80%，95% 无水乙醇。

3．染色步骤

（1）从固定液中取出，置于 75% 乙醇中 30s，然后置于蒸馏水中 1min。

（2）苏木素染液中 5 ～ 10min，至细胞着色明显为止，置于蒸馏水中 1min。

（3）盐酸乙醇中分色 1 ～ 10s，以脱去胞质中多余的苏木素染液，迅速用水冲洗。

（4）依次置于 70%，80%，95% 乙醇中各 30s。

（5）橘黄 G6 染料中染 3 ～ 5min。

（6）依次浸入 3 缸 95% 乙醇中冲洗，去掉多余的橘黄 G6 染液。

（7）EA65 染液中染 3 ～ 5min，至胞质着色鲜明为止。

（8）依次浸入 5 缸无水乙醇中分别脱水 2min。

（9）将涂片吹干后，中性树胶封片，待检。

第六节 临床非妇科细胞病理学

非妇科细胞学标本种类繁多，包括痰、气管镜刷片、肺泡盥洗液、浆膜腔积液、尿液、脑脊液、细胞冲洗液、乳腺溢液等，疾病范围广泛，呼吸系统、消化系统、泌尿系统、生殖系统、神经系统、骨及关节等，良、恶性疾病均可产生相应可脱落细胞成分，非妇科细胞学是根据标本中细胞的形态、结构和特点来判断细胞的良、恶性，进而帮助临床对疾病进行诊断。本节重点介绍恶性细胞的形态特点及常见恶性肿瘤的细胞形态特点。

各组织器官、标本类型中都有正常细胞的细胞成分，细胞由于起源及分化程度不同而形态各不相同，但恶性细胞有其相同的恶性特征，表现在细胞排列、细胞体积形态、细胞核、核仁、细胞质、核 / 质比的改变。

（一）细胞特殊排列

腺癌由数个或数十个细胞组成的圆球状、乳头状、条索状、玫瑰花样、桑葚样；未分化小细胞的镶嵌状、葡萄状及队列样的细胞排列；分化好的鳞癌散在分布；低分化癌、非霍杰金淋巴瘤及恶性黑色素瘤散在弥漫的细胞分布。

（二）细胞体积形态改变

多数情况下恶性肿瘤细胞体积增大，有的甚至形成多核瘤细胞或瘤巨细胞，但有些瘤细胞体积可以近似于正常细胞或更小，如肺小细胞未分化癌。多形性，由于恶性肿瘤细胞分化障碍和繁殖过盛，可导致细胞形态上的变异。主要表现为细胞的多形性，恶性肿瘤细胞的形态除圆形、椭圆形外，多见异常形态，如鳞状细胞癌细胞形成蝌蚪状、蛇形、梭形等。

（三）细胞核的改变

1. 核增大恶性肿瘤细胞具有过度异常增殖能力，在其形成过程中由于恶性增殖细胞核生长旺盛，多数恶性肿瘤细胞核明显增大，可为正常细胞核的 1 ～ 5 倍。

2. 核大小不等同一张涂片或一团细胞中，可因细胞分化增殖程度不同，细胞核大小明显不等，形态各异。

3. 核形不规则核畸形，显示核形变长，并出现折叠、扭曲、分叶、核边深陷呈切迹状、锯齿形等恶性征象。还可见到瘤巨细胞和多核巨细胞。在分化好的癌中核异形性小。

4. 核染色质增多由于恶性肿瘤细胞脱氧核糖核酸（DNA）的含量增加，表现细胞核深染而粗糙，形成粗颗粒状、粗网状、斑块状、条纹状，并且排列紊乱，分布极不均匀，有的胞核染深蓝呈墨水点状，有的胞核深染如黑炭色。

（四）细胞质的改变

细胞学诊断中，细胞质的多少、形态、着色及特征性分化反映了肿瘤细胞的分化程度和恶性程度，也可帮助判断恶性肿瘤细胞的组织来源和分型。大多数恶性肿瘤细胞胞质少，着色嗜碱性深浅不均。分化好角化型鳞癌胞质多，为橘黄嗜酸性，可见不规则的纤维形、蝌蚪形、梭形。上皮起源的腺癌细胞胞质内含有大量黏液和分泌颗粒。恶性黑色素瘤可见大量黑色素颗粒。

（五）核 / 质比的改变

由于恶性肿瘤细胞繁殖增强核增大，胞质活力减退减少，核与胞质比例失去正常，核与胞质比例增大，甚至倒置，分化好角化型鳞癌除外。

（六）核仁的改变

核仁的大小根据细胞类型、分化程度和功能状态所不同，蛋内质合成旺盛、活跃生长的细胞，核仁大；反之，核仁小。正常柱状上皮细胞有小核仁，反应性间皮细胞和修复细胞有明显大核仁；少数恶性肿瘤如高分化鳞状细胞癌、低度恶性的非霍奇金淋巴瘤、甲状腺乳头状癌、未分化小细胞癌，核仁无或小。当核仁明显增大、数量增多、形态异常时可作为恶性肿瘤细胞诊断依据之一。霍奇金淋巴瘤具有典型的大核仁；多数低分化恶性肿瘤细胞具有明显大核仁。

（七）核分裂象的改变

核分裂的速度反映细胞的增殖状态，生长活跃细胞易见核分裂，恶性肿瘤细胞分裂旺盛，核分裂象增多，且分布不均、排列紊乱，出现不对称、环状、多极丝状分裂等异常现象，表现染色体数量异常，可为多倍体或非整倍体。

第七节 常见部位恶性肿瘤细胞检验项目的选择与评价

一、肺癌

1.细胞学检查 细胞学取材方法有痰检法、气管内镜刷片及细胞冲洗液、经皮细针穿刺法。痰涂片细胞学检查能使 80% 的中央型肺癌（多为鳞状细胞癌）获得确诊，而周围结节型不到 20%。肺癌出现的恶性胸腔积液细胞学检查，可以发现 40%～50% 的阳性病例。肺癌（lung cancer）主要分为鳞状细胞癌、小细胞癌、腺癌、大细胞癌和腺鳞癌、类癌、支气管腺体癌等。鳞状细胞癌占 30%～50%，大多数为中央型腺癌以周围型肺癌为多见，未分化大细胞癌较少见；腺鳞状细胞癌是既有鳞状细胞癌特点又有腺癌特点的混合性癌，在肺癌中并不多见。由于小细胞肺癌（small cell lung cancer，SCLC）的治疗和预后与其他类型的肺癌有显著的不同，所以临床上将肺癌分为 SCLC 和非小细胞肺癌（non small cell lung cancer，NSCLC）两大类，NSCLC 即指除 SCLC 外的其他所有类型，占肺癌的 70%～85%。

2.肿瘤标志物 肺癌的主要标志物为 CYFRA21-1、NSE、CEA 和 SCC，由于肺癌类型的不同，各种标志物的灵敏度有明显差异，应根据不同情况选择。肺鳞状细胞癌，诊断的临床灵敏度由高到低的顺序依次为 CYFRA21-1（60%）、SCC（31%）、CEA（18%）和 NSE（3%），一般只需选择 CYFRA21-1 即可。肺腺癌或大细胞癌，可选择 CYFRA21-1 和 CEA，两者同时测定的灵敏度可达 50% 以上。在 NSCLC 中，CYFRA21-1 是最敏感的标志物。SCLC 一般可选择 NSE 和 CYFRA21-1，NSE 具有较高的临床灵敏度和特异性，可以在获取组织学证据有困难的情况下协助确定 SCLC 的诊断。新型肿瘤标志物胃泌素释放肽前体（ProGRP）有助于鉴别诊断，特别是将 SCLC 从其他肺癌类型中区分出来，单独使用时其表现要优于 NSE，在 SCLC 中 ProGRP 是最敏感的标志物。

3. 肺癌时基因及 DNA 倍体分析 癌基因如 K-RAS、MYC、HER2/neu、BCL-2 和抑癌基因如 3p、RB、p53、CDKN2 的检测有助于肺癌的诊断，并可从基因水平来判断癌的存在与否、预后和肺癌组织学类型等，也可利用癌基因和抑癌基因检测肺癌高危人群。细胞周期与 DNA 倍体。新切除的、低温冷冻的、石蜡包埋的肿瘤组织均可用于流式细胞分析，与其他的内脏恶性肿瘤相比，肺癌有较高的非整倍体发生率，占 70% 左右，一般鳞状细胞癌的非整倍体比例少于腺癌。和其他的实体肿瘤相比，在一个肺癌标本中常可出现多个非整倍体细胞群，并与形态学观察中出现的高度异质性相关。

二、胃癌

1. 细胞学检查 通过胃镜活检孔插入特制的细胞刷，在胃镜指导下对病变区做直接刷取，还可用生理盐水冲洗病变区，吸取洗液，沉淀，做细胞涂片检查。胃癌（gastriccancer）组织病理分类为腺癌，约占胃癌的 95%，可分为乳头状腺癌、管状腺癌、低分化腺癌、黏液腺癌、印戒细胞癌；也可发生特殊型癌，包括类癌、腺鳞癌、鳞状细胞癌、未分化小细胞癌等。

2. 粪隐血试验 由于胃癌患者常有慢性胃出血，粪隐血试验可呈持续阳性，重者可见呕血或黑粪。一些患者常因体检查粪便隐血试验阳性而被发现，尤其是对 40 岁以上男性、近期出现消化不良或上消化道出血者应警惕，持续阳性者进一步做血清肿瘤标志物检测，并结合胃镜、病理活检等，常可早期诊断。

3. 肿瘤标志物 胃癌患者血清 CA72-4、CA19-9、CEA 均可增高，联合检测可提高对胃癌高危人群早期诊断的灵敏度，并可作为胃癌术后疗效观察、预后、复发判断指标。胃蛋内酶原（pepsinogen，PG）是用于胃癌筛查，低血清 PGI 水平和低 PGI/II 比值可作为鉴别胃癌高危人群的标志物，2009 年由卫生部疾控局颁布的《中国癌症筛查及早诊早治技术方案》中，明确将 PGI 和 PGII 作为胃镜前检测和胃癌筛查的判断标准。

4. 胃癌时基因及 DNA 倍体分析 p53 基因异常，可出现丢失、突变现象；野生型 p53 基因产物受到抑制或失活时，细胞生长和分化失控，可加速肿瘤进展。RAS 基因激活，早期胃癌阳性率约为 11.1%，而晚期可达 48.8%，RAS 基因激活还与肿瘤侵犯的深度和淋巴结转移有关。细胞周期与 DNA 倍体：对通过胃镜取出的或手术切除的胃组织，用流式细胞术分析其细胞周期和 DNA 倍体，可有 DNA 非整倍体存在。有非整倍体者预后较差（特别是在 m 和 IV 期），且与肿瘤的大小和较高的组织学分级相关；早期或进展期的胃癌，细胞的增殖活性较低者有较好的预后。

5. 细胞免疫 胃癌患者可表现为 T 辅助细胞（Th）减少，T 抑制细胞（Ts）增加和 Th/Ts 比值下降。随着肿瘤进展，Th 递减，Ts 递增，Th/Ts 比值更低。早期胃癌 NK 细胞活性正常，但随着胃癌的进展而下降。

三、胰腺癌

1. 细胞学检查 在超声影像的引导下，做穿刺细胞学检查可获得正确的细胞学诊断。胰腺癌可分为腺癌、鳞状细胞癌、腺鳞癌、黏液癌、囊腺癌、巨细胞癌及腺泡细胞癌，其中腺癌占 95% 左右，其他少见。胰腺癌（pancreatic cancer）包括胰头癌、胰体尾部癌和胰腺囊腺癌等，约 90% 的病例为胰腺导管细胞腺癌，胰头癌最为常见。

2. 肿瘤标志物 ① CA19-9，为胰腺癌的首选标志物，具有较高的灵敏度和特异性，但对早期患者的灵敏度较低，仅为 10% ～ 30%，因此不适合作为无症状人群的筛查。血清 CA19-9 显著升高的胰腺癌应注意有淋巴结累及或血行转移。成功的胰腺癌术后，血清 CA19-9 浓度呈大幅度下降，若 2 ～ 4 周仍未降至参考区间，提示有肿瘤组织残留并可能在 1 个月左右复发；若术后降低一段时间后再度升高，提示肿瘤复发，而且这种变化可比影像诊断提前 3 ～ 9 个月。② CEA，对胰腺癌有一定诊断价值，临床灵敏度为 50% 左右，但非肿瘤患者，包括胰腺炎、肝硬化、胆道梗阻等患者 CEA 值也可升高。观察 CEA 的动态变化，对胰腺癌的预后估计有一定意义。

3. 胰腺癌时基因及生化检测 约 70% 胰腺癌有 P53 突变，约 96% 的胰腺癌有 K-RAS 突变。BCL-2 蛋白表达与胰腺上皮癌变过程有关，P53 蛋白表达可能与胰腺癌进展有关。BCL-2 和 P53 蛋白可作为反映胰腺癌生物学行为和预后的重要标志物。生物化学改变：黄疸是胰头癌最主要的临床表现，大部分患者出现黄疸时已属中晚期，血清胆红素升高，以结合胆红素为主；重度黄疸者尿胆红素阳性，尿胆原阴性，粪便可呈灰白色，粪胆原含量减少或消失。此外，血清碱性磷酸酶、γ- 谷氨酰转肽酶、乳酸脱氢酶、5'- 核苷酸酶、脂蛋白 -X 等均可升高。由于胰管梗阻或并发胰腺炎，早期患者可有血、尿淀粉酶升高，空腹血糖升高，糖耐量减低和尿糖阳性。

第八节 细胞学检验质量管理

细胞学检验流程中涉及的环节、步骤繁多，任何环节处理不当均可影响诊断而导致误诊。对于细胞病理学诊断的质量控制，应严格控制和规范标本取材、制片、固定、染色、制片、镜检、报告检验前、中、后全过程中质量控制，提高诊断者业务水平和责任心，建立合理的标本复查、会诊制度和随诊制度，加强与临床医师的沟通，结合相关的临床信息，确保诊断的准确性。2014 年 4 月 21 日，中国合格评定国家认可委员会（CNAS）制定了《医学实验室质量和能力认可准则在细胞病理学检查领域的应用说明》（CNAS-CL51：2012），该文件对医学实验室细胞病理学检查提出了明确的技术及质量要求，具体包括人员、环境、设备、材料及检验前、中、后过程等方面。

一、人员管理

1. 人员能力及资质　①实验室负责人应为具有副高及以上专业技术职务任职资格的病理医师，从事临床病理诊断工作至少 10 年；②独立出具细胞病理报告的医师应当具有中级及以上病理学专业技术职务任职资格，并有 5 年以上病理诊断经历；③认可的授权签字人应为具有中级及以上专业技术职务任职资格的病理医师，从事申请认可授权签字领域专业病理诊断工作至少 5 年；④进行细针穿刺细胞学样品采集的人员应为具备操作资质的病理学医师或临床医师；⑤进行细胞学涂片、细胞块切片、免疫表型、电镜及各种分子检测的人员应为具有相应的专业学历并具有相应专业技术职务任职资格的病理专业技术人员。

2. 人员配备和岗位设置　满足完整的细胞病理诊断流程及支持保障的需要。实验室应对细胞病理医师阅片工作量设立限制，宜满足如下要求：每人每小时阅片不超过 12.5 张，避免因疲劳造成漏诊及误诊。

3. 实验室员工能力评估　制定员工能力评估的内容和方法。对新员工进行培训及考核，并在上岗 6 个月内至少进行 2 次能力评估；当岗位变更或因故离岗 6 个月以上再上岗时，应对员工进行再培训和再评估，考核合格后才可继续上岗，并记录；对于在岗员工，每年至少进行 2 次人员间比对并记录。

二、设施和环境条件

1. 基本功能区及设备，包括样品接收、存放、制片、阅片、档案储存等区域。开展细针穿刺检查的实验室，应设置独立的穿刺检查室，以保护患者隐私及安全。其中档案储存区应条件适宜、空间足够；易燃易爆、强腐蚀性等危险品按有关规定分别设库，单独储存，并有完善登记和管理规范，并记录。

2. 细胞学检查室应配备紫外线灯等消毒设备、紧急喷淋装置及洗眼器；样品制备区应配备生物安全柜。

3. 患者和来访者未经允许不可进入影响细胞病理学检查质量的区域，包括进入实验室信息系统等。

4. 必要时，实验室应配置不间断电源（UPS）和（或）双路电源以保证关键设备的正常工作。显微镜阅片区域应有足够空间，工作环境安静且不受干扰。

5. 制定环境温湿度控制要求并记录。应有温湿度失控时的处理措施并记录。

6. 依据仪器和（或）试剂使用的特定要求，制定适宜的水质标准，并定期检测和记录。应有失控处理措施。

三、检验过程中的质量管理

（一）检验前过程

1. 检查申请单应涵盖的内容　①注明样品的采集部位及特殊要求。②临床诊断或相关临床资料，包括姓名、性别、年龄、症状和体征、手术或内镜检查所见、既往病理诊断、实验室检验／影像学检查结果；女性月经史和妊娠史；必要时包括患者的家系、家族史、旅行和接触史、传染病和其他相关临床信息。③原始细胞学样品采集时间、样本接收时间、检验结果报告时间。

2. 样本采集　①应确认患者符合细胞学检查前要求，例如，食管拉网患者是否禁食、深部脏器穿刺患者的出凝血时间是否正常等。②样品容器应至少有 2 种标识（例如，患者姓名和另一种标识信息）。送检玻片应至少有一种标识（不能单独使用患者姓名作为标识），2 种更佳，实验室接收后在送检玻片上所做的新标识不应毁去玻片原有的标识。对样品容器和玻片的标识方法应文件化。③由临床医师或细胞病理人员进行的细胞学样品采集，应记录采集者的姓名、科室、采集过程和采集日期，样品的性状和数量的描写。此外，细胞学检查室应设立独立的采集区，应保护患者的隐私。

3. 样本接收及登记　记录样品接收的日期和时间交接双方人员，同时要求送检标本要填写相关申请单。制片人员接受标本时要认真检查，对不合格标本要及时处理及登记。

（二）检验过程

1. 制片 细胞学涂片由专业技术人员严格按照操作规程进行；标本需及时处理，避免细胞破坏自溶，影响诊断结果；涂片固定及时充分，防止细胞退化变性。

2. 染色 染色步骤严格按操作规程进行；每日评估染色质量（包括染色是否鲜艳、结构是否清晰等）；染色质量不满意时要及时更换染液。

3. 阅片 要认真仔细，严格按规定程序，阅片前先察对申请单和玻片编号、姓名是否相符，然后将制备好的玻片放在显微镜下开始检查，检查细胞形态时 10 倍镜下从左到右呈弓字形推进玻片，镜下视野要有重叠，不漏掉任何一个视野，任何一个可疑细胞，筛查涂片的全部。遇到可疑细胞换 40 倍镜下观察、标记。

4. 阳性结果登记 阳性标本由上级医师确定后按标本类型登记、编号。将编号在申请单上注明，并在玻片上标注阳性编号、姓名和日期。全片看完后在申请单上填写初筛报告结果、阅片人签字、报告日期。

5. 结果与病理结果符合率对照 对于阳性标本应与组织病理结果对比，统计其符合率，当出现不符时，应记录并分析原因。

（三）检验后过程

1. 建立复核及会诊制度 细胞病理学复核制度和疑难病例讨论制度，并有相应记录；对于宫颈涂片检查应实施报告发布前抽查 10% 阴性涂片进行复核的制度，并记录。应组织科内疑难病例讨论，每月至少 1 次，或参加省市或地区的读片会，并记录。

2. 样本的保存与归档 细胞学检查剩余的样品应保存至细胞病理学诊断报告发出后，阳性病例应保存至病理报告发出后 2 周，具传染性的样品（如痰和体腔积液等）保存困难者除外。涂片和原始申请报告单由专人负责，统一归档，涂片经烤箱烘干后保存。阳性标本登记：标明编号、姓名、时间，归档、保存。档案管理按国家规定，阴性原始报告单和涂片保存 1 年，可疑和阳性原始报告单和涂片保存 15 年。

3. 结果报告及 TAT 时间 细胞病理报告中还应包括细胞病理诊断，必要时提供大体描述、镜下描述、注释和建议。应结合患者的临床信息发布病理检查报告，当诊断不明或与临床诊断明显不符，应有文件规定如何发布结果。细胞病理检查周期应符合《病理科建设与管理指南（试行）》的要求。

四、生物安全防护

1. 细胞室应进行安全风险评估，并针对生物、化学、放射及物理等危害制定防护性措施及合适的警告。

2. 应每年对工作区等进行甲醛、二甲苯等有害气体浓度检测，保证有害气体浓度在规定许可的范围。

第七章 临床生物化学检验及质量管理

第一节 蛋白质代谢功能检测

一、血清蛋白检测

90％以上的血清总蛋白（STP）和全部的人血白蛋白（A）是由肝脏合成，因此血清总蛋白和白蛋白含量是反映肝脏合成功能的重要指标。白蛋白是正常人体血清中的主要蛋白质成分，肝脏每天大约合成 120mg／kg，在维持血液胶体渗透压、体内代谢物质运转及营养等方面起着重要作用。总蛋白含量减去白蛋白含量极为球蛋白（G）含量。球蛋白是多种蛋白质的混合物，其中包括含量较多的免疫球蛋白补体、多种糖蛋白、金属结核蛋白、多种脂蛋白及酶类。球蛋白与机体免疫功能与血浆黏度密切相关。

（一）正常参考值

正常成人血清总蛋白 60 ～ 80g/L，清蛋白（白蛋白）40 ～ 55g/L，球蛋白 20 ～ 30g/L，A/G 为（1.5 ～ 2.5）：1。

（二）临床意义

常用于检测慢性肝损伤，并可反映肝实质细胞储备功能。

1.血清总蛋白及清蛋白增高：见于各种原因导致的血液浓缩（严重脱水，休克，饮水量不足）、肾上腺皮质功能减退等。

2.血清总蛋白及清蛋白降低：①肝细胞损害：常见肝脏疾病有亚急性重症肝炎、慢性中度以上持续性肝炎、肝硬化、肝癌等，以及缺血性肝损伤、毒素诱导性肝损伤。血清总蛋白＜ 60g/L 或清蛋白＜ 25g/L 称为低蛋白血症，临床上常出现严重水肿及胸、腹水。②营养不良。③蛋白丢失过多：如肾病综合征、蛋白丢失性肠病、严重烧伤、急性大失血等。④消耗增加：见于慢性消耗性疾病，如重症结核、甲状腺功能亢进症及恶性肿瘤等。⑤血清水分增加：如水钠潴留或静脉补充过多的晶体溶液。

3. 血清总蛋白及球蛋白增高：当血清总蛋白＞80g/L 或球蛋白＞35g/L，分别称为高蛋白血症或高球蛋白血症。①慢性肝脏疾病：包括自身免疫性慢性肝炎、慢性活动性肝炎、肝硬化、慢性酒精性肝病。② M- 蛋白血症：如多发性骨髓瘤、淋巴瘤、原发性巨球蛋白血症等。③自身免疫性疾病：如系统性红斑狼疮、风湿热、类风湿关节炎等。④慢性炎症与慢性感染：如结核病、疟疾、黑热病。

4. 血清球蛋白浓度降低：①免疫功能抑制：如长期应用肾上腺皮质激素或免疫抑制剂。②先天性低 γ 球蛋白血症。

5. A/G 倒置：见于严重肝功能损伤及 M- 蛋白血症，如慢性中度以上持续性肝炎、肝硬化、原发性肝癌、多发性骨髓瘤、原发性巨球蛋白血症等。

二、血清 α1– 抗胰蛋白酶（AAT）

由肝脏合成，是蛋白酶抑制物，AAT 分子量较小，可透过毛细血管进入组织液，能抑制胰蛋白酶、糜蛋白酶、胶原酶以及白细胞起吞噬作用时释放的溶酶体蛋白水解酶，形成不可逆的酶—抑制物复合体。

（一）正常参考值：0.9—2.0g ／ L。

（二）临床意义：

1. 升 高：感染性疾病（细菌性、病毒性）、恶性肿瘤、胶原病、妊娠、外科手术、药物（雌激素、口服避孕药、肾上腺类固醇、前列腺素等），斑疹伤寒等。

2. 降 低：α 1-AT 缺乏症、新生儿呼吸窘迫综合征、重症肝炎、肾病综合征、蛋白丧失性胃肠症、营养不良、未成熟儿、肾移植早期排斥反应等。

三、铜蓝蛋白（Cp）

铜蓝蛋白是一种含铜的蛋白，呈蓝色，故称铜蓝蛋白，又称铁氧化酶。主要由肝脏合成。其作用为调节铜在机体各个部位的分布、合成含铜的酶蛋白，有着抗氧化剂的作用，并具有氧化酶活性。铜蓝蛋白测定对某些肝、胆、肾等疾病的诊断有一定意义。

（一）正常参考值：0.2—0.6g ／ L。

（二）临床意义

主要作为 Wilson 病的辅助诊断指标。Wilson 病是一种常染色体隐性遗传病，因血浆 Cp 减少，血浆游离铜增加，游离铜沉积在肝可引起肝硬化，沉积在脑基底核的豆状核导致豆状核变性，因而又称为肝豆状核变性。

1. 升高：①重症感染：炎症、肝炎、骨膜炎、肾盂肾炎、结核病、尘肺等。②恶性肿瘤：白血病、恶性淋巴瘤、各种癌。③胆汁瘀滞：原发性胆汁瘀滞型肝硬化、肝外阻塞性黄疸、急性肝炎、慢性肝炎、酒精性肝硬化。④甲状腺功能亢进、风湿病、类风湿性关节炎、再生障碍性贫血、心肌梗死、手术后等。⑤其他：急性精神分裂症、震颤性谵妄、高胱氨酸尿症、妊娠、口服避孕药。

2. 降低：① Wilson 病即肝豆状核变性（为最有价值的诊断指标）。②营养不良：肾病综合征、吸收不良综合征、蛋白漏出性胃肠症、肾病综合征、低蛋白血症等。③原发性胆汁性肝硬化、原发性胆道闭锁症等。④新生儿、未成熟儿。

四、血清蛋白电泳

在碱性环境里，血清蛋白皆带阴电荷，在电场中向阳极泳动，因各蛋白质等电点和分子量有差异，分子量小、阴电荷多泳动最快；分子量大、阴电荷较少者泳动较慢。电泳后，从阳极开始，依次为白蛋白、α1 球蛋白、α2 球蛋白、β 球蛋白和 γ 球蛋白五个区带。新鲜血清经电泳后可精确地描绘出患者蛋白质的全貌，有助于许多临床疾病判断的参考，在各类教材书上已清晰地描述了各种病理现象所显现的图像，一般常见的是白蛋白降低，某个球蛋白区域升高，提示不同的临床意义。

（一）正常参考值：白蛋白：0.55 ～ 0.69；球蛋白 α1：0.03 ～ 0.08；球蛋白 α2：0.04 ～ 0.09；球蛋白 β：0.04 ～ 0.13；球蛋白 γ：0.10 ～ 0.18。

（二）临床意义：

1. 肝脏疾病：在肝细胞受损时，人血白蛋白、α1 球蛋白和 α2 球蛋白减少，同时受损肝细胞作为自身抗原刺激淋巴系统，使 λ 球蛋白增加，这是肝病患者血清蛋白电泳的共同特征。轻症急性肝炎时电泳结果多无异常，病情加重后白蛋白，α 和 β 球蛋白减少，γ 球蛋白增加。球蛋白增加的程度与肝炎的严重程度相关，如持续增高提示肝炎转化为慢性。肝硬化时候白蛋白中度或者高度减少，α1，α2 和 β 球蛋白也有降低倾向，γ 球蛋白明显增加。肝细胞肝癌常与肝硬化并存在，故蛋白电泳图像和肝硬化相似，但常有 α 球蛋白升高，偶可见甲胎蛋白带的出现。

2. 骨髓瘤：呈现特异的电泳图形，大多在 γ 球蛋白区（个别在 β 蛋白区）出现一个尖峰，称为 M 蛋白，可形成 M 蛋白血症。

3. 肾脏疾病：

（1）肾病综合征、糖尿病肾病：有特异的电泳图形，α 球蛋白明显增加，β 球蛋白轻度增高，白蛋白降低，γ 球蛋白可能下降；

（2）肾炎：急性肾炎时 α2 球蛋白可增高，有时合并 γ 球蛋白轻度增高；慢性肾炎时常可见到 γ 球蛋白中度增高。

4.其他：结缔组织病伴有多克隆 r 球蛋白增高；先天性低丙种球蛋白血症 r 球蛋白降低；蛋白丢失性肠病表现为清蛋白肌 r 球蛋白降低，α2 球蛋白增高；低 γ 球蛋白血症或无 γ 球蛋白血症：血清 γ 球蛋白极度下降或缺乏。

五、血清前清蛋白测定

血清前白蛋白是肝脏合成的一种糖蛋白，由 4 个相同的亚基组成，半衰期为 0.5 天，其参与 T3、T4、维生素和视黄醇蛋白的合成。血清前白蛋白测定可反映肝脏合成和分泌蛋白质的功能，可作为肝功能损害的早期指标以及提示一些疾病的变化及预后。

（一）正常参考值：男：233.5 ～ 372.7mg/L；女：217.75 ～ 337.65mg/L。儿童：160.7 ～ 327.9mg/L。

（二）临床意义：

1.升高：急性肝炎恢复期、有肝损害者戒酒后、霍奇金病、肾病综合征（过食蛋白饮食）。

2.降低：重症肝炎、急性肝炎、慢性活动性肝炎、非代偿性肝硬化、肝癌、阻塞性黄疸、溃疡性结肠炎、甲状腺功能亢进、营养不良等。

六、血浆凝血因子测定

除组织因子及由内皮细胞合成的 vW 因子外，其他凝血因子几乎都在肝脏合成；凝血抑制因子如抗凝血酶Ⅲ、α2 巨球蛋白、α1 抗胰蛋白酶、C1 脂酶抑制因子及蛋白 C 也都在肝脏合成。凝血因子半衰期比白蛋白短得多，尤其是维生素 K 依赖因子（Ⅱ、Ⅶ、Ⅸ、Ⅹ），因子Ⅶ的半衰期只有 1.5—6 小时，因此在肝功能受损的早期，白蛋白检测完全正常，而维生素 K 依赖的凝血因子却有显著降低，故在肝损害早期可用凝血因子检测作为过筛实验。

（一）凝血酶原时间（PT）测定

简称 PT，是指在缺乏血小板的血浆中加入过量的组织因子（兔脑渗出液）后，凝血酶原转化为凝血酶，导致血浆凝固所需的时间。

1.正常参考值：为 11—14 秒（PT 时间有争议，有不同的定值规定，大约在 11—16 秒之间）。PT 超过正常对照 3 秒以上者有临床意义。应用正常血浆的凝血酶原时间 / 活动度曲线，对比患者血浆的 PT，可以求出活动度。活动度的正常值为 80%~100%。

2.临床意义：凝血酶原时间延长见于：

（1）先天性凝血因子缺乏：如凝血酶原（因子Ⅱ）、因子Ⅴ、因子Ⅶ、因子Ⅹ及纤维蛋白原缺乏。

（2）获得性凝血因子缺乏：如继发性/原发性纤维蛋白溶解功能亢进、严重肝病等，急性缺血性肝损伤、中毒性肝损伤 PT 大于 3 秒，而在急性病毒性或酒精性肝炎 PT 延长极少大于 3 秒；慢性肝炎 PT 一般正常，但进展到肝硬化后，PT 则延长。在急性重型肝炎时，如 PT 延长、纤维蛋白原及血小板都降低，则可诊断为 DIC；重型肝炎 PTA ＜ 40%。Child-Pugh 分级中 PT 延长 1 ～ 4s 计 1 分、4 ～ 6s 计 2 分、＞ 6s 计 3 分，结合其他 4 项指标（白蛋白、胆红素、腹水、脑病）将肝病患者肝功能储备分为 A、B、C 级。

（3）使用肝素：血循环中存在凝血酶原、因子Ⅴ、因子Ⅶ、因子Ⅹ及纤维蛋白原的抗体，可以造成凝血酶原时间延长。

（4）凝血酶原时间缩短见于：妇女口服避孕药、血栓栓塞性疾病及高凝状态等。

（5）监测口服抗凝药：（如华发令、双香豆素等）的重要指标。

（二）活化部分凝血活酶时间（APTT）测定

本试验是通过体外标准时间内以接触因子激活物激活凝血因子 XII（如白陶土、鞣酸等），以部分凝血活酶（脑磷脂）替代 PF3，加入 Ca2+ 后观察血浆凝固所需的时间。APTT 是最常用的内源性凝血因子的过筛试验。标本凝血活酶时间较正常对照延长 10s 以上为异常。

1. 正常参考值：35—45s。

2. 临床意义：活化部分凝血活酶时间主要反映内源性凝血是否正常。

（1）活化部分凝血活酶时间延长见于：

（a）血浆因子Ⅷ、因子Ⅸ和因子 XI 水平减低：如血友病 A、血友病 B 及因子 XI 缺乏症；

（b）严重的凝血酶原（因子Ⅱ）、因子Ⅴ、因子Ⅹ和纤维蛋白原缺乏：肝脏疾病、阻塞性黄疸、新生儿出血症。肠道灭菌综合征、吸收不良综合征、口服抗凝剂及低（无）纤维蛋白血症等；

（c）纤维蛋白溶解活力增强：如继发性、原发性纤维蛋白溶解功能亢进等；

（d）血液循环中有抗凝物质：如抗凝因子Ⅷ或因子Ⅸ抗体等；

（e）系统性红斑狼疮及一些免疫性疾病。

（2）活化部分凝血活酶时间缩短见于：

（a）于高凝状态：如促凝物质进入血液及凝血因子的活性增高等情况；

（b）血栓性疾病：如心肌梗死、不稳定型心绞痛、脑血管病变、糖尿病伴血管病变、肺梗死、深静脉血栓形成；

（c）妊娠高血压综合征和肾病综合征等。

七、凝血酶时间（TT）测定

简称：TT，是指在血浆中加入标准化的凝血酶后血液凝固的时间。凝血酶时间（TT）是反映的体内抗凝物质，所以它的延长说明纤溶亢进，测定的是加入标准化凝血酶后纤维蛋白的形成时间，所以在低（无）纤维蛋白原症、DIC以及类肝素物质存在（如肝素治疗，SLE和肝脏疾病等）时出现延长。TT缩短无临床意义。

（一）正常参考值：16～18s；超过正常对照3s以上为异常。

（二）临床意义：凝血酶时间（TT）延长见于血浆纤维蛋白原减低或结构异常；临床应用肝素，或在肝病、肾病及系统性红斑狼疮时的肝素样抗凝物质增多；纤溶蛋白溶解系统功能亢进。凝血酶时间缩短见于血液中有钙离子存在，或血液呈酸性等。

八、肝促凝血酶原试验（HPT）

本试验反映因子Ⅱ、Ⅶ、Ⅹ的综合活性，实验灵敏度高，但由于其灵敏度太高，故与预后相关性较差。

九、抗凝血酶AT-Ⅲ测定

AT-Ⅲ是一种单链糖蛋白，属于α2球蛋白，其生理半衰期为17.5～26.5小时，AT-Ⅲ是一种多功能的丝氨酸蛋白酶抑制物，故除对凝血酶有抑制作用外，对Ⅹa、Ⅸa、Ⅺa、Ⅶa、纤溶酶（血浆素），胰蛋白酶也有抑制作用，而且它对因子Ⅹa的亲和力大于凝血酶，所以对因子Ⅹa的抑制作用要大于凝血酶。肝素作用于AT-Ⅲ的赖氨酸残基，可使AT-Ⅲ的抗凝血酶作用增强1000倍。

（一）正常参考值：平均为38.5秒（19～69秒），其中94%为20.1～59.9秒100%；血浆中为270～350mg/L。

（二）临床意义

（1）AT-Ⅲ活性增高：某些出血性情况，如血友病、再生障碍性贫血、心瓣膜病（心力衰竭肝大者）AT-Ⅲ活性增高。肾脏疾病尿毒症肾移植后1～2年内个别AT-Ⅲ活性不增高者可因肺栓塞而死亡。服抗凝药物后，AT-Ⅲ的活性会增高，停药后即可恢复正常。

（2）抗AT-Ⅲ活性减低：见于弥漫性血管内凝血（DIC）、肝硬化、败血症、血栓形成性疾病（心肌梗死，静脉血栓形成等），先天性 AT- Ⅲ 缺陷，口服避孕药。因此检测 AT- Ⅲ 的水平是上述疾病诊断的重要指标，同时动态观察血中 AT- Ⅲ 含量的变化对监护治疗效果及了解预后情况均是有力的依据。

十、血氨测定

人体内的氨是蛋白质代谢过程中通过氨基酸脱氨基，肾脏使谷氨酰胺分解和肠道内细菌的作用而生成。大部分氨在肝内通过鸟氨酸循环合成尿素。一部分被用于酮酸的氨基化，合成谷氨酰胺，在肾内形成铵盐从尿中排出。血氨在诊断治疗肝昏迷、肝性脑病中占重要地位，尿中氨测定是估价体内酸碱平衡紊乱的指标之一，血氨的测定方法有离子交换树脂法、直接法、电极法及酶法，其中酶法以其简单、特异性高而被广泛应用。

1. 正常参考值：正常范围：18—72 μ molL。

2. 临床意义：增高：见于肝昏迷、重症肝炎、肝肿瘤、休克、尿毒症、有机磷中毒、先天性高氨血症及婴儿暂时性高氨血症。减低：见于低蛋白饮食、贫血等。

第二节 胆红素代谢检测

一、血清总胆红素（STB）测定

肝在胆红素代谢中具有摄取、结合和排泄功能，其中任何一种或几种功能障碍，均可引起黄疸。检查胆红素代谢情况对测定肝功能，尤其是黄疸鉴别具有重要意义。胆红素测定包括总胆红素和直接胆红素。胆红素测定包括总胆红素（STB）和直接胆红素（CB），二者之差为间接胆红素（UCB）。

（一）正常参考值：总胆红素 3.4 ～ 17.1 μ mol/l。

（二）临床意义

1. 判断有无黄疸：当 STB > 17.1 μ mol ／ L，但小于 34.2 μ μ mol ／ L 时，为隐性黄疸或亚临床黄疸，34.2—171 μ mol ／ L 为轻度黄疸，171—342 μ μ mol ／ L 为中度黄疸，大于 342 μ mol ／ L 为重度黄疸，在病程中动态监测可以判断疗效和指导治疗。

2. 鉴别病因：溶血性黄疸通常 STB 大于 85.5 μ mol ／ L，肝细胞性黄疸为 17.1—171 μ mol ／ L，不完全性梗阻性黄疸为 171 ～ 265 μ mol/L，完全性梗阻性黄疸通常大于 342 μ mol ／ L。

3. 鉴别黄疸类型：胆汁淤积性黄疸时，由于直接胆红素不能由肝细胞和胆管排出，以致血清直接胆红素明显升高，在总胆红素中所占比值升高显著；而肝细胞性黄疸时，由于同时有肝细胞摄取、结合、排泄障碍，以致血清直接胆红素／总胆红素比值升高，但升高不如胆淤积性黄疸明显；临床上引起间接胆红素升高的疾病主要有溶血、gilbert病和旁路胆红素血症。

二、血清结合胆红素与非结合胆红素测定

（一）正常参考值：CB0～6.8umol／L，UCB1.7～10.2umol／L。

（二）临床意义

1.当血清总胆红素水平升高时，可根据直接胆红素／总胆红素比率来协助鉴别黄疸的类型。肝细胞黄疸时直接胆红素／总胆红素的比值常为40%～60%；梗阻性黄疸时比值常＞60%。

2.δ-胆红素：δ-胆红素（δ-BIL），它是一种白蛋白和胆红素间非酶促反应形成的共价结合物，δ胆红素的反应性与结合胆红素相似，在血中含量极低，半寿期大约21天，在正常人血清中测不出来。其临床意义尚不十分清楚，在梗阻性黄疸、溶血性黄疸时，含量增高。在疾病的恢复期，总胆红素下降，尤其直接胆红素明显降低，此时由于δ-胆红素的半寿期较长，消失慢，因此相对百分比却反而增高，最可能达到总胆红素的80%～90%以上。这也可以说明患者有时尿胆红素已呈阴性，而血清胆红素尚不恢复正常的原因。

三、尿胆红素检查

胆红素是红细胞破坏后的代谢产生。可分为未经肝处理的未结合的胆红素和经肝与葡萄糖醛酸结合形成的结合胆红素。未结合胆红素不溶于水，在血中与蛋白质结合不能通过肾小球滤膜。结合胆红素分子量小，溶解度高，可通过肾小球滤膜，由尿中排出。由于正常人血中结合胆红素含量很低，滤过量极少，因此尿中检不出胆红素，正常情况下，红细胞破坏释出的血红蛋白，经一系列降解生成胆红素。胆红素经肝脏处理后，通过胆道进入肠道排出。如果发生胆道阻塞等影响胆汁排泌的疾病时，大量直接胆红素反流入血，从肾脏排出。尿中胆红素将会大大增加。尿胆红素检测有助于肝炎的诊断。

（一）正常参考值：阴性；

（二）临床意义：阳性，见于肝实质性病变，如病毒性肝炎、酒精性肝炎、中毒性肝炎、肝硬化、胆石症、肝细胞坏死、肝癌、胆道阻塞（胆石症、胆道肿物、胰头癌）和新生儿黄疸、家族性黄疸等。

四、尿胆原检测

尿胆原（全称为尿胆素原），指老旧的红细胞在肝脏或脾脏会遭到破坏，此时红细胞中的血红素会变成间接胆红素，含在胆汁中输送到肠内（小肠），在肠内被肠内细菌所分解代谢而变成尿胆原。尿胆原大部分会随粪便一起排泄出体外。但一部分会由肠壁吸收回到肝脏，再从肝脏进入肾脏或血液中，随尿液一起排泄，接触空气后变为尿胆素。

（一）正常参考值：阴性。

（二）临床意义：

1. 尿胆原阳性主要见于肝细胞性黄疸和溶血性黄疸的各种疾病，如病毒性肝炎、药物性肝炎、中毒性肝炎、肝硬化、溶血性贫血及充血性心力衰竭、巨幼红细胞贫血（在骨髓中前期红细胞破坏）。尿胆原阳性也见于顽固性便秘、肠梗阻、发热等。

2. 尿胆原阴性除正常人外，还见于阻塞性黄疸疾病，如胆总管结石，肿瘤压迫（如胰头癌）所致的阻塞性黄疸。在肝细胞性黄疸极期，也可因胆红素肠肝循环受阻，尿胆原生成减少，因而尿胆原阴性。

第三节 血清电解质检测

一、血清阳离子检测

（一）血钾测定

98％的钾离子分布于细胞内液，是细胞内的主要阳离子，少量存在于细胞外液，血钾实际反映了细胞外液钾离子的浓度变化，但由于细胞内液、外液之间钾离子互相交换以保持动态平衡，因此，血钾在一定程度上也可间接反映细胞内液钾的变化。在血清钾测定＞5.5mmol/L 时，称为高钾血症。因高钾血症常常没有或很少症状而骤然致心脏停搏，应及早发现，及早防治。

1. 正常参考值：3.5 ～ 5.5mmol/L

2. 临床意义：

（1）血钾增高：血钾＞5.5mmol/L 时称为高钾血症。高血钾可能与下列原因有关：

（a）摄入过多：高钾饮食、静脉输注大量钾盐、输入大量库存血液等。

（b）排出减少：①急性肾功能衰竭少尿期、肾上腺皮质功能减退症；②长期使用螺内酯、氨苯蝶啶等潴钾利尿剂；③远端肾小管上皮细胞泌钾障碍，如系统性红斑狼疮、肾移植术后、假性低醛固酮血症等。

（c）细胞内钾外移增多：①组织损伤和血细胞破坏，如严重溶血、大面积烧伤、挤压综合征等；②缺氧和酸中毒；③β受体阻滞剂、洋地黄类药物；④家族性高血钾性麻痹；⑥血浆晶体渗透压增高，如应用甘露醇、高渗葡萄糖盐水等静脉输液。

（d）假性高钾：①采血时上臂压迫时间过久；②血管外溶血；③白细胞增多症；④血小板增多症。

（2）血钾减低：血清钾＜3.5mmol/L 时称为低钾血症。低钾血症发生的原因和机制：

（a）分布异常：①细胞外钾内移。如应用大量胰岛素、低钾性周期性麻痹、碱中毒等；②细胞外液稀释，如心功能不全、肾性水肿或大量输入无钾盐液体时，导致血钾减低。

（b）丢失过多：①频繁呕吐、长期腹泻、胃肠引流等；②肾衰竭多尿期、肾小管性酸中毒、肾上腺皮质功能亢进症、醛固酮增多症等使钾丢失过多；③长期应用呋塞米、依他尼酸和噻嗪类利尿剂等排钾利尿剂。

（c）摄入不足：①长期低钾饮食、禁食和厌食等；②饥饿、营养不良、吸收障碍等。

（d）假性低钾：血标本未能在 1h 内处理，WBC ＞ 100×109/L，白细胞可从血浆中摄取钾。

（二）血钠测定

钠是细胞外液的主要阳离子，44% 存在于细胞外液，9% 存在于细胞内液，47% 存在于骨骼中，血清钠多以氯化钠的形式存在，其主要功能在于保持细胞外液容量、维持渗透压及酸碱平衡、并具有维持肌肉、神经正常应急性的作用。

1. 正常参考值：135 ～ 145mmol ／ L。

2. 临床意义

（1）增多：临床上较少见，可见于

（a）严重脱水、大量出汗、高热、烧伤、糖尿病性多尿。

（b）肾上腺皮质功能亢进、原发或继发性醛固酮增多症、脑性高血钠症（脑外伤、脑血管意外及垂体瘤等）。

（c）饮食或治疗不当导致钠盐摄入过多。

（2）减少

（a）肾脏失钠，如肾皮质功能不全、重症肾盂肾炎、糖尿病等。尿钠排出增多，因肾小管严重损害，再吸收功能减低，尿中钠大量丢失。

（b）胃肠失钠（如胃肠道引流、幽门梗阻、呕吐及腹泻）。

（c）应用抗利尿激素过多。

（d）心力衰竭、肾衰、补充水分过多。

（e）高脂血症，由于血清中脂质多，钠浓度下降。

（f）心血管疾病，如充血性心功能不全、急性心肌梗死等可致低血钠。

（g）脑部疾病如脑炎、脑外伤、脑出血、脑脓肿、脑脊髓膜炎等，因涉及一系列神经体液因素而致血清钠降低。大面积烧伤、创伤、皮肤失钠、出大汗后，体液及钠从创面大量丢失，只补充水而忽略电解质的补充等。

（三）血钙测定

钙是人体含量最多的金属宏量元素。人体内99％以上的钙以磷酸钙或碳酸钙的形式存在于骨骼中，血中钙含量甚少，仅占人体钙含量的1％。血液中的钙以蛋白结合钙、复合钙（与阴离子结合的钙）和游离钙（离子钙）的形式存在。

1. 正常参考值：2.25～2.58mmol/L。

2. 临床意义：

（1）血清钙升高：高血钙症比较少见，引起血钙增加的原因有溶骨作用增强，小肠吸收作用增加以及肾对钙的吸收增加等。可见于下述情况。

（a）原发性甲状旁腺功能亢进，产生过多的甲状旁腺素，多见于甲状旁腺腺瘤，x线检查可见骨质疏松等情况。

（b）甲状旁腺素异位分泌：某些恶性肿瘤可以分泌甲状旁腺素，如肾癌、支气管癌等，但此种情况如未发现原发癌瘤，则很难诊断。

（c）恶性肿瘤骨转移是引起血钙升高最常见的原因。多发性骨髓瘤，乳腺癌、肺癌等伴有骨转移时有大量骨质破坏，而肾和肠又不能及时清除过多的钙，遂引起高血钙。

（d）维生素D中毒，多因治疗甲状旁腺功能低下或预防佝偻病，长期大量服用维生素D时而引起，但此种情况是可以避免的。

（e）其他：此外高血钙还可见于类肉瘤病、肾上腺功能不全、急性肾功能不全、酸中毒、脱水等情况。

（2）血清钙减低：低血钙症临床上较多见，尤多见于婴幼儿。

（a）甲状旁腺功能低下：可见于原发性甲状旁腺功能低下、甲状腺切除手术后、放射性治疗甲状腺癌时伤及甲状旁腺等情况。血清钙可降到1.75mmol／L以下，血磷可增高。

（b）维生素缺D缺乏：常见原因有食物中维生素D缺乏，阳光照射少，消化系统疾患导致维生素D缺乏。维生素D缺乏时，钙、磷经肠道吸收少，导致血钙、血磷降低。而血钙降又引起甲状旁腺功能继发性亢进，这样虽能使血钙维持在近于正常水平，但磷大量从肾排出，引起血磷下降，使得钙、磷乘积下降。婴幼儿缺乏维生素 D 可引起佝偻病，成人引起软骨病。

（c）新生儿低钙血症：是新生儿时期常见惊厥原因之一。多发生于生后一周内。

（d）长期低钙饮食或吸收不良：严重乳糜泻时，食物中的钙与未吸收的脂肪酸结合，生成钙皂，排出体外，造成低钙。

（e）严重肝病、慢性肾病、尿毒症、远曲小管性酸中毒等时血清钙可下降，血浆蛋白减低时可使非扩散性钙降低。

（f）血 pH 可影响血清游离钙浓度，碱中毒 pH 升高时血清游离钙和性成分结合加强，虽然总钙不变但离子钙下降是碱中毒时产生手足抽筋的主要原因。如有酸中毒，pH 下降，游离钙浓度可相对增加。

二、血清阴离子检测

（一）血氯测定

氯是细胞外液的主要阴离子，但细胞内外均有分布。

1. 正常参考值：95 ～ 105mmol ／ L。

2. 临床意义：

（1）血清氯化物降低临床多见，血清氯离子变化与钠离子基本呈平行关系，低钠血症常伴低氯血症。但当大量损失胃液时，才以失氯为主而失钠很少；若大量丢失肠液时，则失钠甚多而失氯较少。低氯血症还见于大量出汗、长期应用利尿剂等引起氯离子丢失过多。

（2）血清氯化物增高见于过量补充 NaCl、CaCl2、NH4Cl 溶液，高钠血症性脱水，肾功能不全、尿路梗阻或心力衰竭等所致的肾脏排氯减少。

（二）血磷测定

人体中 70％～ 80％的磷以磷酸钙的形式沉积于骨骼中，只有少部分存在于体液中，血磷与血钙有一定的浓度关系，即正常人的钙磷浓度（mg ／ dl）的乘积为 30 ～ 40。

1. 正常参考值：0.97 ～ 1.67mmol/L。

2. 临床意义：

（1）血清无机磷升高：

（a）甲状旁腺功能减退：原发性甲状旁腺功能减退、继发性甲状旁腺功能减退（甲状腺切除术后、放射性治疗甲状腺癌伤及甲状旁腺等）及假性甲状旁腺功能低下。由于尿磷排出减少，使血磷升高。

（b）慢性肾功能不全：肾小球滤过率下降，肾排磷量减少，血磷上升，血钙降低。

（c）维生素 D 中毒：由于维生素 D 的活性型促进溶骨，促进小肠对钙磷吸收，及肾对磷的重吸收，因此维生素 D 中毒时伴有高血磷。

（d）其他：甲状腺功能亢进、肢端肥大症、酮症酸中毒、乳酸酸中毒、严重急性病、饥饿等。

（2）血清无机磷降低：可由于小肠磷吸收减低、肾排磷增加、磷向细胞内转移等原因引起。可见于：

（a）原发性或继发性甲状旁腺功能亢进：使无机磷随尿排出增多，造成低血磷。

（b）维生素 D 缺乏：使小肠磷吸收降低，尿排磷增加，导致低血磷，可见于佝偻病、软骨病等。

（c）肾小管病变：肾小管重吸收功能障碍，尿磷排出量增加，血磷下降。

第四节　血清铁及其代谢产物检测

一、血清铁检测

血清铁即与转铁蛋白结合的铁，其含量不仅取决于血清中铁的含量，还受转铁蛋白的影响。

1. 正常参考值：男性 11 ～ 30umol ／ L，女性 9 ～ 27umol/L，儿童 9 ～ 22umol ／ L。

2. 临床意义：

（1）血清铁增高：

①红细胞破坏增多，如溶血性贫血。

②红细胞再生或成熟障碍性疾病，如再生障碍性贫血，巨幼红细胞性贫血等。

③铁的利用率减低，如铅中毒或维生素 B6 缺乏引起的造血功能减退。

④贮存铁释放增加，如急性肝细胞损害、坏死性肝炎等，从受损的肝细胞释出贮存铁，释出铁蛋白。

⑤铁的吸收率增加，如血色素沉着症、含铁血黄素沉着症、反复输血治疗或肌肉注射铁剂引起急性中毒症等。

（2）血清铁降低：

①机体摄取不足如营养不良、胃肠道病变、消化性溃疡、慢性腹泻等，引起进量不足和吸收量不足，导致缺铁性贫血，血清铁可低于 8.9 μmol/L 以下。

②机体失铁增加如失血，包括了大量和隐性失血，特别是肾炎、肾结核、阴道出血、溃疡病等，泌尿生殖道和胃肠道的出血。

③体内铁的需要量增加又未及时补充、如妊娠，婴儿生长期等也有血清铁减少的倾向。

④体内贮存铁释放减少，如急性和慢性感染，尿毒症、恶病质等均可引起单核巨噬细胞系统的铁释出减少。

⑤某些药物治疗，如促肾上腺皮质激素或肾上腺皮质激素治疗时亦可引起血清铁减少。

二、血清转铁蛋白（Tf）检测

是血浆中一种能与 Fe^{3+} 结合的球蛋白，主要起转运铁的作用，体内仅有 1/3 的 Tf 呈铁饱和状态，每分子 Tf 可与 2 个 Fe^{3+} 合并将铁转运到骨髓和其他需铁的组织。Tf 主要在肝脏合成，所以 Tf 也可作为判断肝合成功能的指标，另外，Tf 也是一种急性时相反应蛋白。

1. 正常参考值：28.6 ～ 51.9umol/L（2.5 ～ 4.3g/L）。

2. 临床意义：

（1）Tf 增高：常见于妊娠期、应用口服避孕药、慢性失血及铁缺乏，特别是缺铁性贫血。

（2）Tf 减低：常见于铁粒幼细胞贫血、再障；营养不良、重度烧伤、肾衰；遗传性转铁蛋白缺乏症；急性肝炎、慢性肝损伤及肝硬化。

三、血清总铁结合力检测

正常情况下，血清铁仅能与 1/3 的 Tf 结合，2/3 的未结合 Tf 称为未饱和铁结合力。每升血清中的 Tf 所能结合的最大铁量称为总铁结合力（TIBC），即为血清铁与未饱和铁结合力之和。

1. 正常参考值：男性 50 ～ 77umol/L，女性 54 ～ 77umol/L。

2. 临床意义：

（1）TIBC 增高：Tf 合成增加，如缺铁性贫血、红细胞增多症、妊娠后期；Tf 释放增加，急性肝炎、亚急性重型肝炎。

（2）TIBC 减低：Tf 合成减少，肝硬化、慢性肝损伤；Tf 丢失，肾病综合征；铁缺乏，肝脏疾病、慢性炎症、消化性溃疡。

四、血清转铁蛋白饱和度 Tfs 检测

简称铁饱和度，指血清铁与转铁蛋白结合能力的比值，即血清铁除以总铁结合力的百分比。反映达到饱和铁结合力的 Tf 所结合的铁量，以血清铁占 TIBC 的百分率表示。

1. 正常参考值：33 ～ 55％。

2. 临床意义：

（1）Tfs 增高：铁利用障碍，如再障、铁粒幼细胞贫血；血色病，Tfs ＞ 70％为诊断血色病的可靠依据。

（2）Tfs 减低：常见于缺铁性贫血，Tfs ＜ 15％并结合病史即可诊断缺铁或缺铁性贫血，其准确性仅次于铁蛋白，但较 TIBC 和血清铁灵敏。另外，Tfs 减低也可建于慢性感染性贫血。

五、血清铁蛋白检测

铁蛋白是铁贮存于人体的主要形式之一。具有结合铁和贮备铁能力，以维持体内铁的供应和血红蛋白的相对稳定。血清铁蛋白测定是检查体内铁缺乏的最灵敏的指标，用于诊断缺铁性贫血、肝病等，也是恶性肿瘤的标志物之一。

1. 正常参考值：男性：15—200μg/L；女性：12—150μg/L；新生儿：25—200μg/L；注：因试剂及方法不规范，各实验室要有自己的参考值。

2. 临床意义：

（1）铁蛋白升高：原因是铁蛋白的来源增加或清除障碍。如过多输血、营养不良、炎症、肝脏病变等。患恶性肿瘤如肝癌、肺癌、胰癌、白血病等，尤其是原发性肝癌，癌细胞合成的铁蛋白增加，使血清铁蛋白升高。

（2）铁蛋白降低：见于缺铁性贫血、营养性贫血、失血、长期腹泻造成的铁吸收障碍、感染、肝硬化等。

六、红细胞内游离原卟啉 FEP 检测

红细胞内主要用于运载氧的物质是血红蛋白，而血红蛋白内发挥主要作用的则是血红素，原卟啉则是构成血红素的重要组分，通过测定血液中游离原卟啉的含量来检测血中血红蛋白合成情况。

1. 正常参考值：男性：36±16.1mg/L，女性：51±17.1mg/L

2. 临床意义：

（1）FEP 增高：常见于缺铁性贫血、铁粒幼细胞贫血、阵发性睡眠性血

红蛋白尿以及铅中毒等，对诊断缺铁，FEP／Hb 比值更灵敏。

（2）FEP 减低：常见于巨幼细胞贫血、恶性贫血和血红蛋白病等。

第五节 心肌酶和心肌蛋白检测

一、心肌酶检测

（一）肌酸激酶测定

肌酸激酶（CK）又名磷酸肌酸激酶（CPK）。CK 主要存在于骨骼肌、脑和心肌中。肌酸激酶对诊断急性心肌梗死有较高价值。通常存在于动物的心脏、肌肉以及脑等组织的细胞质和线粒体中，是一个与细胞内能量运转、肌肉收缩、ATP 再生有直接关系的重要激酶 1，2，它可逆地催化肌酸与 ATP 之间的转磷酰基反应。

1. 正常参考值：男性 24-170U/L；女性 24-150U/L。

2. 临床意义：

（1）增高：主要用于心肌梗死诊断，CK 升高幅度较 AST 和 LDH 都大，且出现早，2—4 小时开始升高，12—48 小时达到高峰，2—4 天恢复到正常。尤其对心肌缺血和心内膜下心肌梗死的诊断比其他酶灵敏度高。故动态检测 CK 变化有助于观察病情和预后估计；还见于进行性肌营养不良发作期、病毒性心肌炎、多发性心肌炎、肌肉损伤或手术后、脑血管疾病、酒精中毒、甲状腺功能减退、肺梗死等。

（2）减低：见于甲状腺功能亢进症。需要检测的人群：心肌缺血患者、心肌梗死患者、甲状腺功能亢进者。

（二）肌酸激酶同工酶测定

有四种同工酶形式：肌肉型、脑型、杂化型和线粒体型。肌肉型（MM）、脑型（BB）、杂化型（MB）和线粒体型（MIMI）。MM 型主要存在于各种肌肉细胞中，BB 型主要存在于脑细胞中，MB 型主要存在于心肌细胞中，MiMi 型主要存在于心肌和骨骼肌线粒体中。

1. 正常参考值：CK-MB ＜ 0.05（CK-MB ＜ 5%）；（CK-MM94% ～ 96%）CK-BB 无或痕量（CK-BB 无或痕量）。

2. 临床意义：升高：急性心肌梗死（CK-MB ＞ 0.03，可达 0.12 ～ 0.38）、甲状腺功能减低症、脑血管疾病、肺部疾病、慢性醇中毒、手术后恢复期肌肉痉挛、心脏复苏后、休克、破伤风、骨骼肌损伤等同工酶分析只发现有 CK-MM 型，无 CK-MB 型、也检不出 CK-BB 型。药物注射（氯丙嗪、苯巴比妥、青霉素、利舍平、苯妥英钠、肾上腺素、多黏菌素 B）肌肉损伤可检出 CK-MM 型。

（三）肌酸激酶异型测定

CK-MB 主要存在于心肌组织中，可分为 MB1、MB2 两种异型，MB2 是 CK-MB 在心肌细胞中的主要存在形式，当心肌组织损伤时释放 MB2，导致短时间内血清 CK-MB2 水平增高。

1. 正常参考值：CK-MB1 < 0.71U/L，CK-MB2 < 1.0U/L，MB2/MB1 < 1.4。

2. 临床意义：CK-MB1、CK-MB2 对诊断 AMI 具有更高的灵敏度和特异性，明显高于 CK-MB。以 CK-MB1 < 0.71U/L，CK-MB2 < 1.0U/L，MB2/MB1 > 1.5 为临界值，则 CK-MB 异型于发病后 2—4h 诊断 AMI 灵敏度为 59%，4—6h 为 92%，而 CK-MB 仅为 48%。另外，CK-MB 异型对诊断溶栓治疗后是否有冠状动脉再通也有一定价值，MB2 / MB1 > 3.8 提示冠状动脉再通。

（四）乳酸脱氢酶 LD 测定

乳酸脱氢酶是一种糖酵解酶。乳酸脱氢酶存在于机体所有组织细胞的胞质内，其中以肾脏含量较高。乳酸脱氢酶是能催化丙酮酸生成乳酸的酶。同工酶有六种种形式，即 LDH-1（H4）、LDH-2（H3M）、LDH-3（H2M2）、LDH-4（HM3）、LDH-5（M4）及 LDH-C4，可用电泳方法将其分离。LDH 同工酶的分布有明显的组织特异性，所以可以根据其组织特异性来协助诊断疾病。正常人血清中 LDH2 > LDH1。如有心肌酶释放入血则 LDH1 > LDH2，利用此指标可以观察诊断心肌疾病。

1. 正常参考值：血清 104 ～ 245U / L（95 ～ 200U/L）；尿 560 ～ 2050U / L；

2. 临床意义

（1）急性心肌梗死发作后，AMI 时 LD 活性较 CK、CK-MB 增高晚（8—18h 开始增高）24—72h 达峰值，持续 6—10 天，病程中 LD 持续增高或再次增高，提示梗死面积扩大或再次出现梗死。

（2）肝炎、肝细胞损伤及骨骼肌损伤时 LD 都会显著升高。

（3）恶性肿瘤、活动性风湿性心脏病、急性病毒性心肌炎、溶血性贫血、肾坏死等病 LD 也可明显升高。

（五）血清乳酸脱氢酶（LDH）同工酶测定

人组织中的乳酸脱氢酶（LDH）用电泳法可以分离出 5 种同工酶区带，根据其电泳迁移率的快慢，依次命名为 LDH1，LDH2，LDH3，LDH4，

LDH5。不同组织的乳酸脱氢酶同工酶分布不同，存在明显的组织特异性，人心肌、肾和红细胞中以 LDH1 和 LDH2 最多，骨骼肌和肝中以 LDH4 和 LDH5 最多，而肺、脾、胰、甲状腺、肾上腺和淋巴结等组织中以 LDH3 最多。后来从睾丸和精子中发现了 LDHx，其电泳迁移率介于 LDH4 和 LDH5 之间。LDH 是由 H（心肌型）和 M（骨骼肌型）两类亚基组成，分别形成 LDH1（H4）、LDH2（H3M）、LDH3（H2M2）、LDH4（HM3）、LDH5（M4）。

1. 正常参考值琼脂糖电泳法：

LDH1（28.4±5.3）%；

LDH2（41.0±5.0）%；

LDH3（19.0±4.0）%；

LDH4（6.6±3.5）%；

LDH5（4.6±3.0）%。

总之，健康成人血清 LDH 同工酶有如下的规律：LDH2 ＞ LDH1 ＞ LDH3 ＞ LDH4 ＞ LDH5。

2. 临床意义：

①心肌细胞 LD 活性远高于血清数百倍，尤以 LDH1 和 LDH2 含量最高。急性心肌梗死时，血清 LDH1 和 LDH2 显著升高，约 95% 的病例的血清 LDH1 和 LDH2 比值大于 1，且 LDH1 升高早于 LDH 总活性升高。病毒性和风湿性心肌炎及克山病心肌损害等，病人的血清 LDH 同工酶的改变与心肌梗死相似。LDH1/LDH2 比值 ＞1 还见于溶血性贫血、恶性贫血、镰形细胞性贫血、肾脏损伤、肾皮质梗死、心肌损伤性疾病、瓣膜病等。

②脑干含 LDH1 较高。颅脑损伤仅累及大脑半球时，只有血清同工酶谱的绝对值增高，而不影响同工酶的相互比值，如果累及脑干时，病人血清 LDH1 的含量也增高。

③急性心肌梗死发病后 12 ～ 24 小时，血清 LDH1 业已升高。若同时测定 LD 总活性，可发现 LDH1/ 总 LDH 的比值对急性心肌梗死诊断的阳性率与可靠性优于单纯测定 LDH1 或 CK-MB。

胚胎细胞瘤病人的血清 LDH1 活性升高。

④肝细胞损伤或坏死后，向血流释入大量的 LDH4 和 LDH5，致使血中 LDH5/LDH4 比值升高，故 LDH5 LDH4 ＞1 可作为肝细胞损伤的指标。急性肝炎以 LDH5 明显升高，LDH4 不增，LDH5 LDH4 ＞1 为特征；若血清 LDH5 持续升高或下降后再度升高，则可认为是慢性肝炎；肝昏迷病人的血清 LDH5、LDH4 活性极高时，常示预后不良；原发性肝癌以血清 LDH4 ＞ LDH5 较为常见。

⑤肾皮质以 LDH1 和 LDH2 含量较高，肾髓质以 LDH4 和 LDH5 活性较强。患急性肾小管坏死、慢性肾盂肾炎、慢性肾小球肾炎以及肾移植排异时，血清 LDH5 均可增高。

⑥肺含 LDH3 较多，肺部疾患时血清 LDH3 常可升高。肺梗死时 LDH3 和 LDH4 相等，LDH1 明显下降；肺脓肿病人的血清 LDH3、LDH4 常与 LDH5 同时升高。

⑦血清 LD 总活性升高而同工酶谱正常（LDH1 LDH2 ＜ 1）的病例，临床出现率依次为：心肺疾病、恶性肿瘤、骨折、中枢神经系统疾患、炎症、肝硬化、传染性单核细胞增多症、甲状腺机能低下、尿毒症、组织坏死、病毒血症、肠梗阻等。

⑧肌营养不良病人肌肉中 LDH1、LDH2 明显增高，LDH5 显著下降；而血清则相反，LDH1、LDH2 明显减少 LDH4、LDH5 显著，表明血清 LDH 同工酶主要来自肌肉组织。煤矿、钨矿矽肺病人的血清 LDH1、LDH2 下降，LDH4、LDH5 升高。

⑨恶性病变时 LDH3 常增高。

二、心肌蛋白检测

（一）心肌肌钙蛋白 cTn 检测

cTn 是由三种不同基因的亚基组成：心肌肌钙蛋白 T（cTnT）、心肌肌钙蛋白 I（cTnI）和肌钙蛋白 C（TnC）。目前，用于 ACS 实验室诊断的是 cTnT 和 cTnI。cTn 对急性胸痛病人（无论有无骨骼肌损伤）的诊断均优于 CK-MB。研究表明：在对 AMI 的诊断方面 cTnI 和 cTnT 无显著差异，都能鉴别出 CK-MB 所不能检测出的心肌损伤。相对 cTnT 而言，cTnI 显示出较低的初始灵敏性和较高的特异性。就上升的相对值来说，cTnT 比 cTnI 高；在不稳定心绞痛病人中 cTnT 上升的频度比 cTnI 高。在 AMI 后 30 天死亡率的预报方面，cTnT 优于 cTnI。

1. 正常参考值：cTnI ① 0.02 ～ 0.13 μg/L. ②＞ 0.2 μg/L 为临界值。③＞ 0.5 μg/L 可以诊断 AMI.

2. 临床意义：对于 AMI，这些酶的测定存在着诊断特异性较差，早期诊断灵敏度不高的缺点。而 CTnT 是近年来作为反映心肌损伤的高特异性、高敏感性的指标，在 AMI 时，CTnT 出现早（2—6h），据有较宽的诊断窗（5—14d），发病 4hr 检出率为 85%，12h 为 100%，在诊断窗中，增高的幅度大，也可用于微小心肌损伤的诊断，这是以前酶学指标所难以做到的，CTnT 还有判断预后的价值，若心功能检查正常，CTnT 增高，视为高危险性。故发病＞

6h，建议同时检测 CTnT 和 CK-MB 来提高诊断率，若患者就诊较晚＞ 24h，则可同时测定 CTnT、LDH 和 α-HBDH 进行回顾性诊断。

（二）肌红蛋白 Mb 测定

是一种氧结合血红素蛋白，主要分布于心肌和骨骼肌组织约占肌肉总量的 0.1%~0.2%。潜水哺乳类如鲸、海豹和海豚的肌肉中肌红蛋白含量十分丰富，以致使它们的肌肉呈棕红色，由于肌红蛋白贮存氧使这些动物能长时间地潜在水下。在急性心肌损伤时，Mb 最先被释放入血液中，在症状出现约 2—3 小时后，血中 Mb 可超出正常上限，9—12 小时达到峰值，24—36 小时后恢复正常。对于怀疑 ACS 的病人建议连续采样测定，因为症状出现和蛋白标志物释放到血液之间有一段延迟。Mb 阴性有助于排除心梗。

1. 正常参考值：定性：阴性；定量：ELISA 法 50 ～ 85ug ／ L，RIA 法 6 ～ 85ug ／ L，＞ 75ug/L 为临界值。

2. 临床意义：测定血清肌红蛋白肌红蛋白可作为急性心肌梗死（AMI）诊断的早期最灵敏的指标。但特异性差，骨骼肌损伤、创伤、肾功能衰竭等疾病，都可导致其升高。Mb 阳性虽不能确诊 AMI，但可用于早期排除 AMI 诊断的重要指标，如 Mb 阴性，则基本排除心肌梗死，还可用于再梗死的诊断，结合临床，如 Mb 重新升高，应考虑为再梗死或者梗死延展。

Mb 增高见于急性心肌梗死早期、急性肌损伤、肌营养不良、肌萎缩、多发性肌炎、急性或慢性肾功能衰竭、严重充血性心力衰竭和长期休克等。在心肌梗死后 1.5h 即可增高，但 1 ～ 2d 内即恢复正常。

（1）血中升高：甲状腺功能减低症、高醛固酮血症、肾功能不全、恶性高热以及剧烈运动后等。

（2）尿中升高：卟啉病、血红蛋白尿症、血尿等。

（3）血、尿中 Mb 均升高：见于急性心肌梗死、心绞痛、心源性休克、心肌病、肌疾病（进行性肌营养不良、多发性肌炎、重症肌无力）等。

（三）脂肪酸结合蛋白 FABP 测定

心型脂肪酸结合蛋白（hFABP）是心脏中富含的一种新型小胞质蛋白。它具有高度心脏特异性（也就是主要在心脏组织中表达），但在心脏以外的组织中也有低浓度表达。心肌缺血性损伤出现后，hFABP 可以早在胸痛发作后 1—3 小时在血液中被发现，6—8 小时达到峰值而且血浆水平在 24—30 小时内恢复正常。心脏脂肪酸结合胞质蛋白由 132 个氨基酸组成，分子量为 15kDa。心型脂肪酸结合蛋白（hFABP）基因位于染色体 I 上。它是心脏最丰富的蛋白质之一。hFABP 结合两个脂肪酸分子并参与脂肪酰基辅酶 A 的运输，活跃于氧化过程，从而在线粒体中产生能量。

1. 正常参考值：< 5ug/L。

2. 临床意义：

（1）诊断 AMI：AMI 发病后 30min—3h，血浆 FABP 开始升高，12—24h 内恢复正常，故 FABP 为 AMI 早期诊断指标之一。其灵敏度为 78%，明显高于 Mb 和 CK-MB。因此，FABP 对早期诊断 AMI 较 Mb、CK-MB 更有价值。

（2）其他：骨骼肌损伤、肾衰竭病人血浆 FABP 也可增高。

（3）监测溶栓治疗的效果。

第六节　内分泌激素检测

一、甲状腺激素检测

（一）甲状腺素 T4 和游离甲状腺素 FT4 测定

血清总甲状腺素这是判断甲状腺功能亢进症（俗称"甲亢"）或甲状腺机能减退症（俗称"甲减"）的常用指标，同时对病情严重程度评估、疗效监测有应用价值。TT4、T4 全部由甲状腺产生，每天约产生 80—100ug。血清中99.96% 的 T4 以与蛋白结合的形式存在，其中 90% 与甲状腺激素结合球蛋白（TBG）结合，TT4 测定的是这部分结合于蛋白的激素，所以血清 TBG 量和蛋白与激素结合力的变化都会影响测定的结果。妊娠、雌激素、急性病毒性肝炎、先天因素等可引起 TBG 升高，导致 TT4 增高；雄激素、糖皮质激素、低蛋白血症、先天因素等可以引起 TBG 降低，导致 TT4 减低。甲亢时 TT4 增高。

1. 正常参考值：TT4：65 ～ 155nmol／L，FT4：10.3 ～ 25.7pmol／L。

2. 临床意义：FT3 和 FT4 基本不受 TBG 浓度影响，一些急慢性疾病所伴随；T4 外环脱碘导致的总 T4 减少也不影响 FT4 的水平，故 FT3 和 FT4 能更准确地反映甲状腺功能状态。甲亢时这两项测定数值显著高于正常范围；甲低时显著低于正常范围。若对多项指标进行全面评价，则对甲亢的诊断价值依次为 FT3 > FT4 > T3 > T4；对甲低的诊断价值依次为 FT4=TSH > T4 > FT3 > T3，对孕妇等常合并 TBC 变化的甲亢病人，FT3 和 FT4 测定尤为重要。临床上甲亢时 FT4、FT3 均升高比 TT4、TT3 灵敏。甲亢早期和复发前兆的甲亢，血清 FT4 正常，而 FT3 可明显升高。

（1）升高：

①甲状腺中毒症：无痛性甲状腺炎、亚急性甲状腺炎、突眼性甲状腺功能亢进症，服甲状腺制剂、畸胎瘤、恶性绒毛膜上皮瘤、垂体促甲状腺激素

肿瘤。

②正常甲状腺功能：TBG（甲状腺结合球蛋白）增加症（家族性）、妊娠、新生儿、部分肝癌、肝炎（急性期）、急性间歇性卟啉症、药物（类固醇类、避孕药、抗甲状腺素抗体阳性）的慢性甲状腺炎、家族性异常白蛋白血症、T4 结合前白蛋白（TBPA）过多症、一过性高 T4 血症（急性疾病、口服胆囊造影剂）。

（2）降低：

①甲状腺功能减退症：慢性甲状腺炎、克汀病、碘有机化障碍、垂体性甲状腺功能减退症。

②正常甲状腺功能：TBG（甲状腺素结合球蛋白）减少症（家族性）、肾病综合征、人工透析治疗、低蛋白血症、蛋白丧失性胃肠症、肝硬化，药物（睾酮、蛋白分化激素、肾上腺糖皮质激素、水杨酸、苯妥英钠、大伦丁、肝素）。

③低 T3 综合征（重症）、甲状腺中毒症、服用 T3 过量。

（3）T4 型甲状腺功能亢进症（T4 增高而 T3 正常）。

（二）三碘甲状腺原氨酸 T3 和游离三碘甲状腺原氨酸 FT3 测定

T4 经脱碘后转变为 3，5，3，—三碘甲状腺原氨酸（T3）。T3 以两种形式存在：一种是与 TBG 结合，为结合 T3；另一种呈游离状态，为游离型 T3（FT3），两型可互相转化。结合型与游离型之和为总 T3（TT3）。T3 不能进入外周组织细胞；只有转化为 FT3 后才可进入细胞发挥其生理功能；故测定 FT3 比 TT3 测定意义更大；但是，生理情况下，主要以 T3 为主，FT3 含量甚少。TSH 刺激甲状腺分泌 T3，T3 反馈抑制 TSH 释放。

1. 正常参考值：TT3 为 1.6 ～ 3.0nmol/L；FT3 为 6.0 ～ 11.4pmol／L。

2. 临床意义：

① TT3 和 FT3 是判定甲状腺功能的基本试验。甲亢时 TT3 和 FT3 升高；甲减时 TT3 和 FT3 降低。FT3 对甲亢的诊断较为敏感，是诊断 T3 型甲亢特异的指标。

②观察甲亢和甲减药物治疗的效果。

③与 T4 同时测定可作为 T3 型及 T4 型甲亢鉴别的特异方法；T3 型甲亢 T3 升高，T4 正常；T4 型甲亢 T4 升高，T3 正常。

（三）反三碘甲状腺原氨酸 rT3 检测

反三碘甲状腺原氨酸又称 3，3'，5'- 三碘甲腺原氨酸是正常人血清中存在的一种甲状腺激素，是 T4 在肝、肾、垂体及心肌等组织中经 5- 脱碘酶脱去酪氨酸环上的一个碘而生成的。约 98% 的 rT3 结合在血清蛋白上，其中主要为 TBG，故 TBG 的多寡明显影响 rT3 的测定结果。rT3 在体内降解速度较快，其半寿期为 30—60 分钟。它在血液中含量甚微，生物活性很低，但在不同的生理及病理状况下，血清含量有显著区别，因此，测定血清中 rT3 水平在临床上仍有一定意义。妊娠时，脐血及羊水 rT3 含量较高，能反映胎儿甲状腺功能状态。

1. 正常参考值：血清为 0.2 ～ 0.8nmol/L。

2. 临床意义：

（1）升高：甲状腺功能亢进，未控制的糖尿病患者，肝硬化、急性心肌梗死的患者均有 rT3 的显著增高，此时 TT3 降低，而 TT4 正常。rT3 测定对判断肝硬化患者预后有一定参考价值。如 T3/rT3 比值＜ 3，预示肝功能极差，死亡率较高（正常比值为 5 ～ 8）。50 岁以上老年人 rT3 值上升。服用胺碘酮可使血清中 rT3 浓度升高。

（2）降低：甲状腺机能减退症。

（四）甲状腺素结合球蛋白测定

甲状腺素结合球蛋白（TBG）是有四个亚基构成的酸性糖蛋白，由肝脏合成，分子量为 60kD。TBG 是甲状腺激素在血液循环中的主要载体蛋白，对甲状腺激素的贮存、运输、代谢以及维持甲状腺激素的浓度和游离甲状腺激素的动态稳定，均具有重要的作用。

1. 正常参考值：25 ～ 34mg ／ L。

2. 临床意义：

（1）甲亢患者血清 TBG 水平明显降低，病情缓解后，TBG 可逐渐上升至正常水平。

（2）甲减时，TBG 降解速率减慢，血中 TBG 浓度可明显升高，可随病情的缓解而逐渐下降。

（3）先天性高 TBG 血症和遗传性 TBG 缺乏症可出现 TBG 升高或降低。

（4）严重的肝脏疾病，由于 TBG 合成和释放增多而出现血中 TBG 增高。肢端肥大症、严重的糖尿病或营养不良等疾病血中 TBG 多降低。

（5）雌激素、糖皮质激素等多种药物均可影响血清 TBG 的水平，出现 TBG 升高或降低。

（五）三碘甲状腺原氨酸摄取试验

正常人服用外源性 T3 后，血中 T3 浓度升高，通过负反馈可抑制垂体前叶 TSH 分泌，而使甲状腺摄 131I 率明显降低。弥漫性甲状腺肿伴甲状腺功能亢进症患者，由于血中存在长效甲状腺刺激物（LATS）与长效甲状腺刺激物保护物等，能刺激甲状腺引起摄 131I 率增高，且不受 T3 抑制。甲状腺吸

131I 碘功能试验在正常人与甲状腺功能亢进者的数值上，有时仍有重叠现象，致影响对疾病的诊断。

三碘甲状腺原氨酸抑制试验方法：用于对摄碘率高的病人作鉴别诊断。方法是：1 日口服 60—100μg 三碘甲状腺原谷氨酸钠，分 3 次服用，共 6 日，重复作放射性同位素碘摄碘试验。

1. 正常参考值：三碘甲状腺原氨酸摄取率 T3RUR25～35%。

2. 临床意义：T3RUR 增高见于甲亢以及非甲状腺疾病引起的 TBG 减低，T3RUR 减低，以及 TBG 增高引起的 T3、T4 增高。

弥漫性甲状腺肿伴甲状腺功能亢进症与单纯性甲状腺肿患者的 131I 摄取率增高。但前者服 T3 后 131I 摄取率不受抑制，抑制率＜50%；而后者 131I 摄取率明显受抑制，抑制率＞50%。甲状腺肿大较显著的单纯性甲状腺肿患者，每天服 T360μg 常不能抑制其 131I 摄取率，要加倍服用至每天 120μg 才能被抑制。浸润性突眼患者 T3 抑制试验不被抑制，而其他原因引起的突眼者服 T3 后 131I 摄取率受抑制。

T3 通过反馈机制抑制垂体释放 TSH，从而使甲状腺 131I 摄取率下降。本试验主要用于诊断不典型甲亢和 T3 型甲亢，也可作为判断长期接受抗甲状腺药物治疗者停药后是否易于复发的指标。

二、甲状旁腺素与调节钙、磷代谢激素检测

（一）甲状旁腺素 PTH 测定

是甲状旁腺主细胞分泌的碱性单链多肽类激素。简称 PTH。甲状旁腺激素是由 84 个氨基酸组成的，它的主要功能是调节脊椎动物体内钙和磷的代谢，促使血钙水平升高，血磷水平下降。体内钙代谢虽然受多种激素的影响，但是调节细胞外液中钙离子浓度的两种主要激素是 PTH 和甲状腺滤泡旁细胞分泌的降钙素。此外，PTH 还间接促进肠道对 Ca^{2+} 的吸收。PTH 对肾脏的直接作用是促进肾小管对 Ca^{2+} 的重吸收，因而减少 Ca^{2+} 从尿中排泄。PTH 通过活化维生素 D3 间接使肠道吸收的 Ca^{2+} 增加。PTH 的分泌主要受血浆 Ca^{2+} 浓度的调节。如果 PTH 的分泌过于旺盛，骨形成与骨销蚀的平衡遭到破坏，被增强的破骨活性占优势，长期下去会引起骨钙质的销蚀而易于骨折或骨畸形，并因血钙量过高而导致一系列恶果。若 PTH 的分泌不足，肾脏的磷酸盐排泄量减低，磷酸钙沉积于骨。调节体内钙代谢的另一重要激素是降钙素，它是由甲状腺滤泡细胞分泌的一种肽类激素，可降低血钙水平。

1. 正常参考值：放射免疫法：氨基端（活性端）230～630ng/L；羧基端（无活性端）430～1860ng/L。免疫化学荧光法：1～10pmol/L。

2. 临床意义：

（1）增高：原发性甲状旁腺功能亢进、异位性甲状旁腺功能亢进、继发于肾病的甲状旁腺功能亢进、假性甲状旁腺功能减退。

（2）减低：甲状腺手术切除所致的甲状旁腺功能减退症、肾功能衰竭和甲状腺功能亢进所致的非甲状旁腺性高血钙症。

（二）降钙素 CT 检测

降钙素由甲状腺素滤泡旁细胞合成和分泌的肽类激素，可减低血浆中钙、磷浓度，抑制钙、磷的吸收。

1. 正常参考值：男性为 0 ～ 14ng/L；女性为 0 ～ 28ng/L。

2. 临床意义：

（1）增高：是诊断甲状腺髓样癌的重要标志，还可用于恶性肿瘤的疗效观察和判断预后，对甲状腺癌或肺癌手术后疗效及复发有重要价值，血清 ct 仍持续升高，说明有残余的肿瘤组织形成，预后较差。血清 ct 增高可见于恶性肿瘤和急、慢性肾功能不全等。

（2）降低：可见于甲状腺先天发育不全或手术切除等。重度甲状腺功能亢进症。

三、肾上腺皮质激素检测

（一）尿液 17- 羟皮质类固醇 17-OHCS 检测

尿 17- 羟皮质类固醇为尿中由肾上腺皮质所分泌的激素及其代谢产物。（肾上腺皮质分泌的皮质醇经肝灭活后，大部分以葡萄糖醛酸酯或硫酸酯的形式存在，总称 17-OHCS，由尿排出，每日排出量占总量 30% ～ 70%。尿 17-OHCS 为尿中由肾上腺皮质所分泌的激素及其代谢产物，主要有皮质醇、四氢皮质醇、可的松、四氢可的松等。尿 17-OHCS 含量可以反映肾上腺皮质分泌皮质醇的情况，有助于某些内分泌疾病的诊断。）

1. 正常参考值：男性 13.8 ～ 41.4umol / 24h，女性 11.0 ～ 27.6umol / 24h。

2. 临床意义：

（1）增高：见于肾上腺皮质功能亢进、肾上腺皮质增生、肾上腺皮质瘤及双侧增生、甲状腺功能亢进、严重刺激和创伤、肥胖病、胰腺炎等。

（2）减低：见于肾上腺皮质功能不全如艾迪生病、希恩综合征、慢性肝病如肝病、结核。

（二）尿液 17- 酮皮质类固醇 17-KS 检测

尿 17-KS 是肾上腺皮质激素及雄激素的代谢产物。来源于肾上腺皮质激素及其代谢物，其含量高低可反映肾上腺皮质功能；17-KS 在女性几乎全部来自肾上腺皮质，在成年男性约有 2/3 来自肾上腺皮质，1/3 来自睾丸，儿童则主要来自肾上腺皮质。尿 17-KS 含量高低在女性或儿童反映肾上腺皮质功能；在成年男性则反映肾上腺皮质或睾丸的功能状态。

1. 正常参考值：男性 34.7 ～ 69.4umol ／ 24h，女性 17.5 ～ 52.5 ／ 24h。

2. 临床意义：

（1）增高：见于肾上腺皮质功能亢进、垂体前叶功能亢进、睾丸间质细胞瘤、肾上腺性征异常症、甲状腺功能亢进，以及应用促肾上腺皮质激素、雄性激素和皮质激素后。

（2）减低：见于肾上腺皮质功能减退、垂体前叶功能减退、睾丸功能减退、性腺功能减退、慢性消化性疾病、肝硬化和甲状腺功能减退等。

（三）血清皮质醇 CBG 检测

皮质醇由肾上腺皮质束状带所分泌，在血液中以结合态和游离态两种形式存在。游离状态的皮质醇仅占 10% 左右，具有生物活性，并可从肾脏滤过；结合态者主要与糖皮质类固醇结合蛋白（CBG）相结合，少量与白蛋白结合，无生物活性，不被肝细胞破坏，也不能从肾小球滤过。皮质醇的分泌主要受垂体分泌的促肾上腺皮质激素的调节，其分泌有明显的昼夜节律，上午 8 时左右分泌达高峰，以后逐渐下降，午夜零点最低。皮质醇对机体的物质代谢、免疫功能和多种器官的生理功能具有十分重要的作用。

1. 正常参考值：上午 8 时 140 ～ 630nmol ／ L；午夜 2 时 55 ～ 165nmol ／ L；昼夜皮质醇浓度比值＞ 2。

2. 临床意义：

（1）肾上腺皮质因增生、腺瘤、癌变等所致的皮质醇增多症患者，其血浆、24 小时尿以及唾液中皮质醇含量均明显增高，昼夜节律消失。垂体 ACTH 癌和异位 ACTH 综合征患者由于 ACTH 分泌增多，可致血浆皮质醇相应升高。各种原因所致的高糖皮质类固醇激素结合蛋白（CBG）血症血皮质醇水平明显增高。皮质醇在肥胖症以及心肌梗死、脑血管意外、休克等危重疾病亦可升高。

（2）皮质醇浓度下降的疾病有：原发性或继发性肾上腺皮质功能减退症、家族性糖皮质类固醇结合蛋白（CBG）缺陷症、Graves 病、低蛋白血症、严重肝病或肾脏疾病等。长期应用糖皮质激素、镇静药、中枢性降压药等药物也可使皮质醇水平下降。

（四）24h 尿液游离皮质醇 24hUFC 检测

尿游离皮质醇由血液中游离皮质醇经肾小球滤过而来，因此基量与血浆中真正具有生物活性的游离皮质醇成正比。测定尿游离皮质醇可以有效、正确地反映肾上腺皮质的功能状态，可作为筛检肾上腺皮质功能异常的首选指标。

1.正常参考值：UFC30～276nmol／24h。

2.临床意义：

（1）皮质醇增多症：血浆和尿皮质醇明显升高，血浆昼夜节律变化消失。

（2）异位产生 ACTH 的肿瘤：如燕麦型肺癌、胰、甲状腺、甲状旁腺、卵巢、睾丸、大肠、胆囊、乳腺，以及纵隔瘤等这种癌肿组织具有分泌 ACTH 样物质的功能，使促肾上腺皮质合成皮质醇，血浆中皮质醇则显著升高。

（3）垂体前叶机能亢进症：由于垂体前叶促激素的大量分泌，靶腺增生，血浆和尿皮质醇可升高。

（4）肾上腺皮质功能低下：如阿狄森、西蒙、席汉综合征，血浆和尿皮质醇含量减少。

（5）长期使用类固醇激素可通过负反馈抑制 ACTH 分泌，使肾上腺皮质处于抑制或萎缩、则血浆和尿皮质醇含量减少。

（6）单纯性肥胖、血浆和尿皮质醇含量略高或正常范围内。

（7）先天性肾上腺皮质增生症，因体内缺少某种酶如 C20-22 断裂酶 3β-脱氢酶、17α-羟化酶、11β 羟化酶和 18 羟化酶等使皮质醇合成障碍，而皮质醇产生减少。

（五）血浆和尿液醛固酮 ALD 检测

是肾上腺皮质球状带分泌的一种重要的盐皮质激素，具有调节钠、钾代谢和细胞外液容量的生理作用。Ald 主要受肾素—血管紧张素系统的调节，体内钠、钾水平，ACTH、肾上腺能和多巴胺能系统以及血容量等因素对醛固酮的分泌都有调节作用。Ald 在血循环中 30%~40% 以游离形式存在，约有 6% 的未经代谢的醛固酮从尿液排出。

1.正常参考值：

血浆：（1）普通饮食：卧位（238.6±104.0）pmol／L，立位（418.9±245.0）pmol／L。

（2）低钠饮食：卧位（646.6±333.4）pmol／L，立位（945.6±491.0）pmol／L。

尿液：普通饮食：9.4～35.2nmol／24h。

2.临床意义：

（1）由于肾上腺皮质的增生、腺瘤或癌变都可引起醛固酮分泌过多，称为原发性醛固酮增多症；充血性心力衰竭、肝硬化腹水、肾病综合征、特发型水肿、肾动脉狭窄或缺血以及失盐性肾病或肠病等多可引起血浆醛固酮增多，称为继发性醛固酮增多症。妊娠、大量出汗以及使用女性避孕药和雌激素时也可使醛固酮增高。

（2）垂体前叶功能减退症、肾上腺皮质功能减退症醛固酮水平均明显降低。前者血中 ACTH 水平下降，后者 ACTH 多升高。选择性低醛固酮症由于肾脏分泌肾素缺乏，而出现低肾素、低醛固酮症。水摄入较多或钾摄入不足，以及应用利舍平、普萘洛尔等药物都可引起醛固酮降低。

四、肾上腺髓质激素检测

（一）尿液儿茶酚胺 CA 测定

儿茶酚胺包括肾上腺素、去甲肾上腺素和多巴胺，血液中 CA 主要来源于交感神经和肾上腺髓质，它们都由尿排出。测定 24 小时尿 CA 可反映交感神经和肾上腺髓质的功能，且有昼夜规律性变化。嗜铬细胞瘤起源于神经嵴细胞，85% ～ 90% 位于肾上腺髓质，它可合成、贮存和释放 CA。

1. 正常参考值：71.0 ～ 229.5nmol ／ 24h。

2. 临床意义：

（1）增高：见于嗜铬细胞瘤，其值常达正常人的 10 ～ 100 倍；还见于心肌梗死、进行性肌营养不良、重症肌无力、剧烈运动之后。

（2）减低：见于营养不良、家族性自主神经功能失常、肾上腺切除和神经节药物封闭。

（二）尿液香草扁桃酸 VMA 测定

肾上腺素和去甲肾上腺素在体内主要通过儿茶酚甲基转换酶和单胺氧化酶的作用，产生 3- 甲氧肾上腺素和 3- 甲氧去甲肾上腺素，最终产物是香草扁桃酸，由尿排出。测定其 24 小时尿中排出量有助于嗜铬细胞瘤的诊断筛选。

1. 正常参考值：5 ～ 45umol ／ 24h。

2. 临床意义：

（1）增高：见于嗜铬细胞瘤、交感神经母细胞瘤、原发性高血压和甲状腺功能减退等。

（2）减低：见于甲状腺功能亢进、原发性慢性肾上腺皮质功能减退等。

（三）血浆肾素测定

血浆肾素活性测定，是指对血浆肾素活性的测定。肾素—血管紧张素系统主要包括：肾素、血管紧张素原、血管紧张素、醛固酮。肾素主要由肾脏近小球细胞产生、贮存、分泌。血管紧张素原主要来源于肝脏。循环中的血管紧张素原在肾素作用下，生成血管紧张素 Ⅰ，血管紧张素 Ⅰ 在肺循环中经过血管紧张素转换酶的作用生成血管紧张素 Ⅱ（Ang Ⅱ）。血管紧张素 Ⅱ 具有强烈的缩血管作用，同时还作用于肾上腺皮质球状带刺激醛固酮的合成，血管紧张素Ⅱ经氨基肽酶作用生成血管紧张素Ⅲ。检测人体血浆中肾素含量以肾素活性方式表达。血浆中内源性肾素催化血管紧张素原产生血管紧张素Ⅰ的速率被称为血浆肾素活性。血浆中血管紧张素Ⅱ的含量可用放射免疫法直接测定。立位及运动均可刺激肾脏交感神经系统，促使肾素，血管紧张素Ⅱ，醛固酮分泌增加；排钠利尿剂使血容量降低，也可促进肾素，Ang Ⅱ及醛固酮分泌增加。

1. 正常参考值：

普通饮食：成人立位 0.30～1.90ng／（mL.h），卧位 0.05～0.79ng／（mL.h）；

低钠饮食：卧位 1.14～6.13ng／（mL.h）

2. 临床意义：

（1）升高：肾性高血压症、肾小球旁器细胞瘤、肝硬化、心功能不全、肾病综合征、妊娠中毒症、Bartter 综合征（高醛固酮症和低血钾性碱中毒的肾小球旁器增生综合征）、21-羟化酶缺乏症、原发性选择性低醛固酮血症、Addison 病（艾迪生病）等。

（2）降低：原发性醛固酮增多症、肾上腺糖皮质激素反应性醛固酮增多症、先天性 17α-羟化酶缺乏症、先天性 11β-羟化酶缺乏症、Liddle 综合征、假性醛固酮血症、低肾素性选择性醛固酮血症、低肾素型原发性高血压等。

五、性腺激素检测

（一）血浆睾酮测定

睾酮测定是指对睾酮的测定，测定血浆睾酮在临床上对某些内分泌疾病（如男子性功能障碍、女子性征异常、性早熟、性幼稚等）的诊断。

1. 正常参考值：男性：青春期 100～200ng／L，成人 300～1000ng／L。

女性：青春期 100～200ng／L，成人 200～800ng／L，绝经后 80～150ng/L。

2. 临床意义：

（1）增高：见于睾丸良性间质细胞瘤（可高出正常 100 倍）、女性男性化肿瘤、xyy 男性、肥胖者稍高。

（2）减低：见于 Klinefelter 综合征、附睾炎、垂体功能减退、性腺功能减退（原发或继发）、Kallman 综合征。

（二）血浆雌二醇 E2 测定

雌二醇为经皮肤吸收的雌激素治疗剂。补充女性卵巢分泌的 17-β 雌二醇的不足，同时又可避免因口服引起的副作用（乳房疼痛、体重增加、高血压、胆结石及肝功能异常等）。雌激素能促使细胞合成 DNA、RNA 和相应组织内各种不同的蛋白质。

1. 正常参考值：

男性：青春期前 7.3 ～ 36.7pmol ／ L，成人 50 ～ 200pmol ／ L；

女性：青春期前 7.3 ～ 28.7pmol ／ L，卵泡期为 94 ～ 433pmol/L，黄体期为 499 ～ 1580pmol/L，排卵期为 704 ～ 2200pmol/L，绝经期为 40 ～ 100pmol/L。

2. 临床意义：

（1）增高：见于女性性早熟、男性乳房发育、妊娠（尤其双胎或多胎）、雌激素分泌瘤、促排卵药物（如氯来芬）、男性女性化、卵巢肿瘤、无排卵性子宫功能出血和肝硬化等。

（2）减低：见于卵巢肿瘤、葡萄胎、宫内死胎、妊娠高血压综合征、下丘脑肿瘤、腺垂体功能减低、卵巢功能不全、卵巢切除、青春期延迟、原发性和继发性闭经、绝经、口服避孕药等。

（3）雌二醇值增高的病理原因：

①卵巢疾患：卵巢颗粒层细胞瘤、卵巢胚瘤、卵巢脂肪样细胞瘤、性激素生成瘤等，均表现卵巢功能亢进，雌二醇分泌量增加。

②心脏病：心肌梗死、心绞痛、冠状动脉狭窄。

③其他：系统性红斑狼疮、肝硬化、男性肥胖症。

（4）雌二醇降低的病理原因：

①卵巢疾病：卵巢缺如或发育低下，原发性卵巢衰竭、卵巢囊肿。

②垂体性闭经或不孕。

③其他：甲低或甲亢、柯兴氏综合征、阿狄森氏病、恶性肿瘤、较大范围的感染、肾功能不全、脑及垂体的局灶性病变等，均可使血浆雌二醇降低

（三）血浆孕酮测定

孕酮测定主要用于确定排卵、孕激素治疗监测和早期妊娠状况评价，在判断黄体功能状态方面具有特别重要的意义。

1. 正常参考值：正常妇女月经周期孕酮参考值如下

卵泡期：早 0.7±0.1ng/mL，晚 0.4±0.1ng/mL；

排卵期：1.6±0.2ng/mL；

黄体期：早 11.6＋1.5ng/mL，中 22.5±1.5ng/mL，晚 5.7±1.1ng/mL。

2. 临床意义

（1）增高：怀孕 9 ～ 32 周时显著增高，可达正常人的 10 ～ 100 倍，怀

双胞胎的水平比怀单胎高。脂质性卵巢瘤、黄体囊肿、葡萄胎及绒毛膜上皮细胞癌病人均见孕酮增高。

（2）降低：排卵障碍、卵巢功能减退症、黄体功能不全、无排卵性月经、闭经、脑垂体功能减退症、艾迪生病等。

六、垂体激素检测

下丘脑垂体激素测定是临床中诊断疾病常用的一种检测方法，共有 8 种激素。

（一）促甲状腺激素 TSH 测定

TSH 是腺垂体分泌的促进甲状腺的生长和机能的激素。人类的 TSH 为一种糖蛋白，含 211 个氨基酸，糖类约占整个分子的 15%。整个分子由两条肽链——α 链和 β 链组成。TSH 全面促进甲状腺的机能，稍早出现的是促进甲状腺激素的释放，稍晚出的为促进 T4、T3 的合成，包括加强碘泵活性，增强过氧化物酶活性，促进甲状腺球蛋白合成及酪氨酸碘化等各个环节。

1. 正常参考值：2 ～ 10mU/L。

2. 临床意义：

（1）增高：原发性甲状腺功能减退、伴有甲状腺功能低下的桥本病、外源性促甲状腺激素分泌肿瘤（肺、乳腺）、亚急性甲状腺炎恢复期。摄入金属锂、碘化钾、促甲状腺激素释放激素可使促甲状腺激素增高。

（2）减低：垂体性甲状腺功能低下、非促甲状腺激素瘤所致的甲状腺功能。

（二）促肾上腺皮质 ACTH 激素测定

促肾上腺皮质激素缩写为 ACTH。是由脑垂前叶分泌的激素。它具有刺激肾上腺皮质发育和机能的作用。主要作用于肾上腺皮质束状带，刺激糖皮质类固醇的分泌。

1. 正常参考值：上午 8 时 25 ～ 100ng／L，下午 4 时为上午 6 时 10 ～ 80ng／L。

2. 临床意义：

（1）增高：慢性肾上腺皮质功能减退（阿狄森病），先天性肾上腺皮质功能减退症，库欣病，异位 ACTH 综合征，垂体 ACTH 瘤（Nelson 综合征）。

（2）降低：继发性肾上腺皮质功能减退症，肾上腺腺瘤及癌肿等。

（三）生长激素 GH 测定

是腺垂体细胞分泌的蛋白质，是一种肽类激素。通过重组 DNA 技术制造的生长激素简称 r-HGH。正常情况下，生长激素 HGH 呈脉冲式分泌，生长激素（GH）的分泌受下丘脑产生的生长激素释放素（GHRH）和生长激素抑制激素（GHIH，也称生长抑素 SS）的调节，还受性别、年龄和昼夜节律的影响，睡眠状态下分泌明显增加。生长激素的主要生理功能是促进神经组织以外的所有其他组织生长；促进机体合成代谢和蛋白质合成；促进脂肪分解；对胰岛素有拮抗作用；抑制葡萄糖利用而使血糖升高等作用。血清生长激素测定有助于巨人症、肢端肥大症、遗传性生长激素生成缺陷所致的生长激素缺乏症诊断。

1. 正常参考值：

脐带：10 ～ 50μg/L（10 ～ 50ng/mL）

新生儿：15 ～ 40μg/L（15 ～ 40ng/mL）

儿童：＜ 20μg/L（＜ 20ng/mL）

成人：男＜ 2μg/L（＜ 2ng/mL）

女＜ 10μg/L（＜ 10ng/mL）

成人非基础值：＜ 10μg/L（＜ 10ng/mL）

2. 临床意义：

（1）升高：①垂体肿瘤：肢端肥大症、脑垂体性巨人症。②非垂体肿瘤：糖尿病、部分肝病、肾功能不全、胰腺癌。可用抑制试验鉴别非垂体肿瘤所致 GH 之增高。

（2）降低：①垂体性侏儒症及其他原因所致的垂体前叶功能减低症。②非垂体疾病所致 GH 值降低：肝硬化、垂体附近的脑肿瘤。可用兴奋试验鉴别垂体性和非垂体性的降低。

（四）抗利尿激素 ADH 测定

抗利尿激素（又称血管升压素 VP）是由下丘脑的视上核和室旁核的神经细胞分泌的 9 肽激素，经下丘脑—垂体束到达神经垂体后叶后释放出来。其主要作用是提高远曲小管和集合管对水的通透性，促进水的吸收，是尿液浓缩和稀释的关键性调节激素。此外，该激素还能增强内髓部集合管对尿素的通透性。

1. 正常参考值：1.4 ～ 5.6pmol / L。

2. 临床意义：

（1）升高：细胞外液渗透压高，体液容量减少，某些肿瘤、颅脑损伤、过多注射利尿激素，应激情况等。

（2）减低：尿崩症、肾病综合征、烦躁多饮综合征，细胞外液渗透压下降，体液容量增加等。

第八章 临床细菌检验的质量控制

第一节 取得和保存使用标准对照菌株

快速、准确的微生物鉴定工作，对正确处理和控制公共卫生事件具有重要意义。因此，微生物检验室必须保藏一批形态、生物化学、血清学特性稳定的标准对照菌株。如果保藏方法及管理不善，菌种优良特性便会退化、丧失，甚至导致死亡，这就会影响菌种鉴定。另外，疾控中心微生物实验室还要承接对辖区内各医院送检菌种鉴定，检测出来的阳性菌株的保管等，要求熟练掌握微生物菌种的使用、保藏、管理技术规程。下面分述笔者在实际工作中的做法和体会。

一、制定菌种登记、复活管理程序

微生物检验室应制定出菌种的使用、保藏管理规程来规范菌种的来源、申购、使用、保管、接种传代、存储和领用等方面的要求，确保菌种溯源性和稳定性。

（一）做好菌种的来源登记

确保溯源性清楚，每种菌种都具有固定的编号，并要保存好菌种溯源性的原始记录。

（二）菌种的接受

从菌种保藏中心购买的原始菌种管是玻璃安瓿装的冻干粉剂，同时随菌种附有关资料。菌种购到实验室后，应按安瓿的数量和名称和每一支安瓿的完整性，记录所购菌种的信息，如名称、数量和接收日期等。将安瓿贴好标签并储存于 -20℃容器内，直到需要时使用。一般安瓿冻干品可在 5 年之内使用。

（三）菌种的复活

原始菌种使用时，首先需复活冻干菌种，一般按以下步骤操作：①冷冻菌种的复活：用一无菌吸管吸取 1 ～ 2mL 适量的液体培养基滴加到安瓿中，轻轻旋转安瓿，使冻干菌种和液体培养基充分混合并完全溶解，再将安瓿内的菌液转移至相应的培养基试管中，根据菌种类型将其放入适宜的培养条件下培养。浑浊说明菌种复活生长（如不浑浊，细菌应延长培养时间至 7d 以上，真菌应延长培养时间至 14d 以上，如仍不浑浊，按相关规定灭菌处理，并作详细记录）。②菌种确认：用无菌接种环取上述培养物，在相应的培养基平板上或相应的细菌鉴别平板上画线分离单个菌落，置适宜条件下培养。培养后观察是否具有典型的菌落状态，并进一步做生化鉴定实验以确定菌种。对已鉴定确认的菌种进行传代和保藏。③污染处理：假如在该平板上发现有其他菌落生长，则说明操作有污染或菌种不纯，要将该污染培养物做灭菌处理，寻找原因，重新分离挑选纯菌落。

二、严格控制，做好菌种的传代工作

《中国药典》（2005 年版）做出"菌株的传代次数不得超过 5 代（从菌株保存中心获得的冷冻干燥菌种为第 0 代）"的明确规定。微生物菌种的传代保藏应按以下过程操作：①复溶菌种并接种，按菌种说明书要求复溶所转菌种并转接于适当的增菌培养基内（F1），经复壮后转接至平板上，室温培养一定时间，分离出单个纯种菌落，此为第 2 代（F2）。②鉴定菌种后制甘油冷冻管，经菌种特性鉴定后，挑选纯菌落制成浓菌悬液用于制备甘油冷冻管，同时挑取纯菌落转接斜面菌种作为工作用菌种。此时，保藏菌种为第 2 代（F2），但工作用菌种则为第 3 代（F3）。将第 2 代（F2）菌种管冷冻保存，将工作用菌（F3）以适当温度下培养适当时间可用于试验。③取 1 支冷冻保存的 F2 代菌种转种于平板和斜面培养基上，平板上的菌种制成冷冻保藏管第 3 代（F3）斜面培养基，经适当温度下培养适当时间后用作工作用菌种（F3）。④将第 3 代菌种（F3）冷冻或低温保存，将生长、转种后的 F2 菌种经灭菌处理后丢弃。⑤当工作用菌种代数小于 5 时，可直接用上一代工作用菌种转接下一代工作用菌种，如 F3 可直接转接为 F4。⑥按上述程序操作，直至 F4 转为 F5 为止，需重新开启安瓿，再重复上述操作程序，保藏和使用菌种。在这个方法中，菌种被分为传代用菌种和工作用菌种两类，传代用菌种一般用甘油冷冻管法或试管熔封法保藏，工作用菌种一般用斜面低温保藏法保藏。

三、采用多种方法，科学保藏常用菌种

微生物菌种保藏的目的要求达到以下 3 点：①不变：保持原种形状。②不死：保持活力而不死。③不杂：保证纯培养，防止污染。根据不同菌种和实验条件，需要熟练掌握和应用 6 类科学的菌种保藏方法：

（一）定期移植保藏法：

该法包括斜面培养、液体培养、穿刺培养等方法，它是最早使用而且现今仍然普遍采用的方法。主要步骤如下：

①用无菌操作将老培养物移植在新鲜培养基上，然后放置该微生物于所需温度的培养箱中培养。②经培养后检查新培养的生长物是否是原来的微生物，检查时可根据菌落的形态和其他培养特性来判断，同时应注意有无污染现象，如果发现被污染，或从单一的菌落处重新移植，抽出空气，置换以氮气，再放所需温度下培养，并保存在真空干燥器中。③将保藏菌种试管存放于4～6℃的冰箱、冷库中保存。④该法简便易于操作，不需特殊设备。缺点是花费人力和时间，保存物经长年累月频繁的移植传代，微生物的形态特征和生理性状等有发生变异的危险。采取这种方法保藏微生物菌种，一般每株应保存相继的三代培养物比较适宜，应有复份菌株来弥补损失。

（二）液状石蜡覆盖保藏法：该法是传代培养的变相方法。

主要步骤如下

①用斜面穿刺接种法把待保藏的菌接种入合适的培养基中，培养后，取生长良好的菌株作为保藏菌种。②无菌吸取液状石蜡于菌种管中，加入量以高于斜面顶端或直立柱培养基表面约1cm为宜。③棉塞外包牛皮纸，把试管直立放置于4℃冰箱中保藏。放线菌、霉菌及产芽孢的细菌一般可保藏2年；酵母菌及不产芽孢的细菌可保藏1年左右。④使用时，用接种环从液状石蜡下挑起少量菌种，接种于新鲜培养基上。由于菌体外粘有液状石蜡，生长较慢且有黏性，所以一般需再移植1次才能得到良好的菌种。

（三）试管熔封保藏法及试管密封法保藏

1.试管熔封保藏法：采用试管熔封法，室温与冰箱条件下可保存十多种细菌菌种，该法的优点是制作简单方便，不易污染，适应面广，成本低，是一种经济、简便实用的有效保存方法。主要步骤如下：

①用各种琼脂斜面（普通肉汤等）常规灭菌后，经接种，室温培养24～48h后，将接种菌生长旺盛的试管用喷灯将其管口熔封，分别置室温和冰箱下保存。②到使用时，用砂轮在管口划一圈，火焰灭菌后敲开管口即可转接到另一斜面上。③特点：由于试管经熔封后，可防止培养基水分蒸发，又可减缓细菌的代谢速度，并能防止杂菌污染。此法室温保存期最长达3年。

2.试管密封法保藏：该法具有简便实用的特点，主要步骤如下：

①将需保藏菌种按无菌操作要求接种于固体培养基上，经适温培养后，塞紧棉花塞，放在干燥器内，干燥器密封处涂上凡士林，关闭密封口，拔出胶塞，置于室温下保存。②待使用时，打开盖，取出菌种，接种至培养基上

即可。

（四）干燥法

该法是使生长合适的微生物吸附在一定的载体上进行干燥，故也称载体法。这些载体来源很广，如土壤、砂土、硅胶、明胶、麸皮、滋珠和滤纸片等。该法操作通常比较简单。

（五）冷冻真空干燥法

冷冻真空干燥法是微生物菌种保藏的主要方法。方法与步骤如下：

①冷冻，即将欲冻干的菌种加入适宜的保护剂，制成菌悬浮液，分装于冻干管中，按冷冻法程序将样品进行预冻。然后将样品转入冷冻真空干燥机钟罩内进行第一次真空干燥，在真空干燥过程中，样品始终保持在冷冻状态下进行。样品中水分有固态直接成为气态，利用升华原理而被抽出，已达到干燥的目的。②将已干燥的样品进行封口，即第二次真空干燥，是冻干管中的空气排出，管内保持真空状况，使菌种保藏的时间更长。由此已制作好的冻干管抽样进行存活性检测，其余的样品放在 4℃下便可，长期存放。

（六）液氮超低温保藏法

这是目前认为所有生物细胞、组织、器官甚至小的生物个体长期保藏有效的方法，但所需费用比较高。方法与步骤如下：

冷冻法是指保藏样品或制备样品需在低温状态下进行。它包括 -70℃低温法、液氮法。这是将样品加入合适的保护剂，以一定的速率降温后，最后分别将样品放入 -70℃左右的超低温冰箱或液氮罐中。冷冻法中最主要的是液氮法和 -70℃低温保藏法操作较为简便，适于大批量菌种保藏的制作，保藏效果比较好。但不利之处是需要超低温冰箱，而且要绝对保证电源。

第二节　细菌检验有关因素的质量控制

临床的细菌学检验是对患者的各种标本物来进行检验，能够作为临床诊断与治疗的客观依据。在进行检验的整个过程中，既包括了对患者样品进行初步采集与处理运送，也包括对样品进行分离培养与试验鉴定，最终会出具相应的检验报告。检验结果受到影响的因素有很多，主要包括采集标本的方法时机、标本的保存运送、标本的培养分离以及标本的技术鉴定等方面。

一、对血液标本进行检验的质量控制措施

致病菌侵入到患者血液后，快速繁殖并超出患者免疫系统所具有的清除能力时，则形成了菌血症。患者通常出现有下列体征后，即可作为对其采血

的指征：寒战高热、皮肤黏膜出血、白细胞增多、呼吸加快以及 C 反应蛋白的升高。包括血液病患者能够出现血小板减少、粒细胞减少等指征，或者同时有上述几种临床指征。一部分医生对患者发热的规律不进行分析，对抗生素应用情况也不详细询问，仅仅凭一份血常规检查，就笼统地对患者做出诊断，而这样的结果往往会出现细菌培养呈阴性。其正确的做法为，24h 内经不同部位对患者进行 3 次采血检查，间隔时间每次不能少于 30min；在必要时需要第 2 天再对患者进行二次血培养。患者如果已经应用了抗生素，则需要应用含活性炭或者树脂的培养管进行采样。患者的血标本在原则上应该遵循应用抗菌药物之前采血。细菌培养的阳性率与对患者进行采样的部位与频率都有密切的关系。对患者进行多部位采样并且增加对其采样的频率，能够提高临床培养的阳性率。

二、对尿液标本进行检验的质量控制措施

患者在发生有泌尿系的感染后，首先应对其进行尿培养。指征为：第一，患者有典型的泌尿系感染症状。第二，患者出现肉眼血尿以及脓尿。第三，患者的尿常规提示亚硝酸盐或者白细胞呈阳性。由于患者的尿道下三分之一处存在有正常的菌群，所以尿样标本很容易就会受到污染，同时尿液中的营养物质能够使大量繁殖非致病菌，其结果就有可能会出现患者正常的中段尿被误诊呈菌尿，以至于出现假阳性的结果。因此，对患者进行尿培养的时候应注意：第一，尽量留取患者晨尿；第二，必须留取患者清洁尿；第三，应及时送检。

三、对呼吸道标本进行检验的质量控制措施

正常患者的口腔和呼吸道都会寄生有正常的菌群，所以患者痰标本质量尤为重要。患者痰标本一般不合格的原因有：第一，应用咽拭子与患者正常咳痰以及经患者口腔吸出的上呼吸道分泌物做厌氧菌的培养不具有任何意义；第二，患者痰标本呈唾液样以及水样；第三，盛装患者痰标本的容器有溢漏现象以及送检时间已经超过 2h。患者痰标本的采集与留取之前需要其进行漱口 3 次，之后再用力咳出。患者痰标本在培养之前要先经革兰染色涂片，才能提高检验结果可靠的程度，进而减少临床误诊以及对抗菌药物进行滥用的现象发生。

四、对粪便标本进行检验的质量控制措施

腹泻的患者，特别是经过临床诊断为发生菌痢的患者，普遍被认为多数

都是由痢疾杆菌的感染所导致的，经过多年的实践证明痢疾杆菌的检出率已经十分低下；与此同时，大肠杆菌所能引起患者腹泻的相关报道却越来越多；而能够引起患者腹泻有 5 种大肠杆菌，对大肠杆菌能否致病则需要有 4 种血清对其诊断，如果加上志贺与沙门菌一共则需要 6 种血清对其诊断，同时对每种血清标本都要做到全面细致地检查，即使条件非常好的临床医院实现起来也有难度。有的临床检验实验室在未能培养出志贺菌与沙门菌的情况下，仅仅对患者做大肠杆菌的血清鉴定，这种临床检验极具片面性。能够引起患者腹泻的临床致病菌不但包括沙门菌与志贺菌，还包括真菌与艰难梭菌以及空肠弯曲菌等。根据不完全统计，沙门氏菌所能引起的患者感染与空肠弯曲菌相同，并且可以超过志贺氏菌所导致的患者病例数。空肠弯曲菌的培养条件与要求都非常高，一般的临床实验室都很难能够达到其条件。但是空肠弯曲菌可以有端鞭毛，并且进行旋螺状的运动，可以进行悬滴镜检，会比较容易发现。而艰难梭菌则可以因大量的应用抗生素而引起患者发生伪膜性肠炎。艰难梭菌属于厌氧菌类，普通的培养条件不能够把其培养出来。艰难梭菌为粗大的一群革兰氏阳性杆菌，其芽孢呈圆形或者呈椭圆形，其菌体膨大呈梭形，对其镜检能够发现，同时在送检粪便培养，也可以要求对其做细菌学的涂片进行镜检，临床医生则可根据其镜检的结果与临床用药的情况，再结合患者病情来进行综合性地分析。大便中如果能够找到大量细菌在进行旋螺状运动，则可考虑空肠弯曲菌。大便中如果能够找到有粗大的芽孢杆菌，就可以考虑为厌氧菌感染。大便中如果找到大量的真菌，就可以考虑为真菌感染。患者腹泻时，需要在急性期对其采集标本，这样才能够提高检出率，最好能够在患者用药前进行采集，否则将会影响临床诊断。

五、对病灶分泌物与脓液标本进行检验的质量控制措施

患者病灶的脓性分泌物同样也存在着对标本进行采集与检验的质量问题，主要由于对标本取材不规范，经常会培养出来多种细菌，而实际情况是这些额外培养出来的细菌不是引起患者感染真正的致病菌，大多数都是在患者创伤部位创面上进行繁殖的多种杂菌，所以要采集病灶深部分泌物，在必要的时候则要采集创面以及健康部位的少量组织来进行细菌学培养，而在培养之前应对标本进行涂片镜检，以确认其标本的质量。在多数的情况下能够见到优势菌，也会发生两种细菌的混合感染。标本如果采集得不规范，就不能够反映患者病变部位准确信息，临床实验室怎样努力的工作，其报告也不能够出现准确的结果。而脓性标本没能够培养出来细菌，是临床细菌检验工作者感到非常尴尬的问题，往往会受到临床医生责怪，主要的原因有如下几个方

面：第一，检验标本有可能是在患者进行抗生素治疗后才送检，以至于抑制了致病细菌的生长；第二，检验标本的留取方法出现问题，或者仅仅留取了病灶表面的脓汁，没有按照要求来留取脓汁标本；第三，检验标本没有按时送检，从而导致细菌的死亡；第四，还应该考虑到一些特殊的病原菌致病感染。脓性的检验标本必须严格进行无菌操作，而且做好其病灶部位按时消毒也很重要，检验标本进行采集必须先经过无菌的生理盐水来洗净待检病灶其表面的一些污染菌，并且检验所使用的相关器械与盛取标本所用的标本瓶必须是无菌的，在收集标本后应该立即送检。

第三节 培养基的质量控制

培养基（Medium）是供微生物、植物组织和动物组织生长和维持用的人工配制的养料，一般都含有碳水化合物、含氮物质、无机盐（包括微量元素）以及维生素和水等。培养基是微生物试验的基础，培养基的质量是微生物实验室检验结果的保障，也是微生物实验室质量控制的重要环节。适宜的培养基制备方法、贮存条件和质量控制试验是提供优质培养基的保证。如果在微生物检验工作中忽略了培养基的质量控制，将会导致检验结果的偏离甚至错误。本文就培养基在微生物实验室检验中应注意的质量控制措施进行讨论。

一、培养基的制备

微生物实验室使用的培养基可按处方配制，也可使用外购的符合规定的脱水培养基。

1. 培养基的用水

配制培养基最常用的溶剂是纯化水，纯化水不能含有任何可能抑制或影响微生物生长的物质。

2. 培养基的称量和复水

称量时，要用专用的角匙，避免交叉污染而影响检验结果。操作时，动作要缓慢，要佩戴口罩或在通风柜中操作，防止吸入含有毒性物质的培养基干粉成分。干粉培养基易吸潮，尽量在湿度较低的房间称取培养基。干粉培养基应严格按照生产商提供的有关说明准确配制。

复水时，不得用铜锅或铁锅，以防有离子混入培养基中，影响微生物的生长。培养基复水时，所用的容器的大小要大于复水后培养基总体积2倍以上，防止在加热溶解（灭菌）过程中培养基溢出。含有琼脂粉的培养基，在加热溶解之前可以浸泡数分钟。加热培养基时，一定要进行搅拌，特别是琼脂类培养基。为避免烧焦和沸腾溢出，对于少量的培养基最好使用沸水浴进行加热。对于琼脂类培养基进行再融化时，应使用沸水浴或流动蒸汽进行加热，最多只能加热两次，第二次再融化后仍未用完的培养基应弃去。

3. 培养基的灭菌及灭菌验证

培养基应按培养基配方中规定的条件或使用者验证的参数及时进行灭菌。除另有规定外，配制好的培养基应在 1h 之内按各自要求进行灭菌。培养基灭菌一般采用湿热灭菌技术，最高温度通常为 121℃，时间为 15min，以保证灭菌效果及不损伤培养基的有效成分。已配制好的培养基必须立即灭菌，避免微生物生长繁殖而消耗养分，改变培养基的酸碱度。培养基若采用不适当的加热和灭菌条件，有可能引起颜色的变化、透明度降低、琼脂粘固力或 pH 值的改变。因此，必须严格控制灭菌温度和时间，且不可重复灭菌。

培养基应采用验证的灭菌程序灭菌，培养基灭菌方法和条件，应通过无菌性试验和灵敏度试验进行验证。此外，对高压灭菌器也要进行空载、半载、满载验证，以保证在一定装载方式下的正常热分布。由于灭菌器中培养基的容积和装载方式也将影响加热的速度，因此，应根据灭菌培养基的特征，进行全面的灭菌程序的验证。

4. pH 值的测定

微生物必须在适宜的 pH 范围内才能正常生长繁殖或体现其生物特性。灭菌前后 pH 值会有所变化。所以，灭菌前就要准备好，可以用 1mol/L 的 NaOH 或者 1mol/L 的盐酸事先调高或调低。注意，不可反复调 pH，否则会影响培养基的渗透压。灭菌后，应确定每批培养基的 pH 值（冷却至室温 25℃ 测定）。若培养基处方中未列出 pH 值的范围，除非经验证表明培养基的 pH 值允许的变化范围很宽，否则，pH 值的范围不能够超过规定值的 ±0.2。

二、培养基的贮藏

灭菌以后培养基应该迅速冷却至所需温度，避免长时间保存在灭菌器内造成过度灭菌，影响培养基的营养成分或选择性效果。

自配的培养基应标记名称、批号、配制日期、制备人信息，并且在已经验证的条件下贮藏。商品化的成品培养基标签上应标有名称、批号、生产日期、失效期及培养基的有关特性，生产商和使用者应根据培养基使用说明书上的要求进行贮藏。

保存时，尽可能贮存在不会改变其成分的条件下，即避光或在 4 ～ 12℃ 冰箱密闭保存。如果保存时间超过 2 天，应将其放入密封的塑料袋中保存；配好的肉汤类培养基如果保存时间为 2 个星期，应将其放在带有螺旋盖的试管或其他密闭的试管或容器中防止蒸发。琼脂培养基不得在0℃或0℃以下保存,因为冷冻可能破坏凝胶特性。琼脂平板最好现配现用,如置冰箱保存,一般不超过1周,且应密闭包装,若延长保存期限,保存期需经验证确定。

三、培养基的性能测试

1. 物理学控制

制备好的培养基应有相应的颜色,一般的液体培养基应清晰透明,不得有混浊与沉淀;固体培养基应光滑、色泽均匀、无干裂或涟漪等现象,培养基与容器边缘不得分离,在冷藏温度下不得形成结晶。

使用前,应检查培养基的颜色是否发生变化,是否蒸发、脱水。

2. 污染控制

从每批制备好的培养基中选取部分进行污染测试(无菌试验),确定无微生物生长方可使用。

(1)制备好的培养基中要进行污染测试:随机抽取用于真菌、霉菌检查的培养基各5份,在20～25℃培养5天,随机抽取麦康凯液体培养基5份,在42～44℃培养3天,随机抽取需氧菌、厌氧菌培养基各5份,在30～35℃至少培养3天,进行无菌性检查。确定无微生物生长方可使用。

(2)使用前要观察培养基是否长菌,容器和盖子不得破裂。

(3)使用后剩余的培养基应弃去,不得再次使用。

四、培养基的质量控制试验

实验室应制定试验用培养基的质量控制程序,确保所用培养基质量符合相关检查的需要。培养基的质量依赖于其制备过程,采用不适宜方法制备的培养基将影响微生物的生长或复苏,从而影响试验结果的可靠性。

所有配制好的培养基均应进行质量控制试验。常规监控项目是pH值、适用性检查试验、定期的稳定性检查以确定有效期。有效期的长短取决于在一定存放条件下(包括容器特性及密封性)培养基其组成成分的稳定性。

除药典附录另有规定外,在实验室中,若采用已验证的配制和灭菌程序制备培养基且过程受控,那么同一批脱水培养基的适用性检查试验可只进行一次。如果培养基的制备过程未经验证,那么每一灭菌批培养基均要进行适用性检查试验。试验的菌种可根据培养基的用途从相关附录中进行选择,也可增加生产环境及产品中常见的污染菌株。

培养基的质量控制试验若不符合规定,应查找不合格的原因,以防止问题重复出现。任何不符合要求的培养基均不能使用。

培养基是微生物试验的基础，直接影响微生物试验结果。适宜的培养基制备方法、贮藏条件和质量控制试验是提供优质培养基的保证。因此，加强培养基的实验室质量控制，不断完善和提高培养基的质控水平，是微生物实验室重要的管理环节。

第四节 临床微生物实验室质量控制研究现状分析

临床微生物实验室是一个特殊的专业实验室，承担着为临床进行标本病原体分离培养、鉴定和药敏试验及医院感染监测等重任。临床微生物实验室能为感染性疾病诊断、抗生素合理使用和医院感染防控等提供必要的技术支撑。而临床微生物实验室质量控制直接影响着实验室检测结果的准确性、可靠性，这就要求必须加强质量控制管理，提升实验室的整体水平及检测能力。本文就微生物实验室质量控制研究现状进行综述，现报道如下。

一、检验前质量控制

1. 标本采集质量控制

标本采集涉及临床医生、护士、患者或检验人员等多个部门、多个环节，是微生物检验全程质量管理中较难控制的环节。任何一个环节出现问题都会影响到检验结果质量。微生物实验室应制定微生物标本采集与送检标准操作规范（SOP），制定标本接收与拒收标准。医务人员应熟知标本采集与送检SOP。临床医生应严格掌握患者病程、感染部位和可能病原体，合理选择检验项目和标本采集时机、部位、方法及标本种类、采样量等，一般是在患者急性期、典型症状、用药治疗前、疾病发病早期等阶段对标本进行采集。采集过程中，严格按照SOP文件要求进行正确采样，并在规定时间内送检。采集过程中，坚持无菌观念，避免标本污染、自身感染、传播等不良事件发生。

2. 标本送检质量控制

按照标本属性选择恰当的保存条件及运送方式，将标本置于生物安全盒内运送，确保标本质量和生物安全，避免标本感染运送人员和污染环境。微生物标本应在2h内送往实验室，如痰液、尿液标本久置，标本培养可能因杂菌生长抑制致病菌生长，出现结果错误，误导临床治疗。标本接收人员应认真核对患者信息、检验项目、标本采集时间和送检时间等，识别不合格标本，拒收标本应记录拒收原因，并及时通知临床。

3. 标本质量识别

微生物检验标本除从标本种类、采样方式、采集量、送检及时性、标本容器等是否符合要求来判断标本质量外，也应选择原始标本直接进行涂片染色镜检：若有细菌与白细胞伴行或白细胞吞噬细菌等现象，周围无其他杂菌，提示标本来自炎性部位视为合格标本；若有大量鳞状上皮细胞和多种细菌共存等现象，则提示标本质量不合格，应重新采集；原始标本涂片结合细菌培养，利于发现检测方案设计中可能存在的缺陷并加以改进，在微生物检测过程中起着导航作用，从而提高检测准确性。

存在的问题：医护人员尤其是新进人员缺乏微生物标本采集相关知识，采样时机和采样方法不当，无菌操作意识淡薄等问题造成标本质量不合格。检验前标本采集运送等的质量保证工作需加强相关人员专业知识技术培训，掌握标本采集技能和送检规范，加强检验人员与临床医护人员甚至与患者间的有效沟通与配合，将标本采集质量控制工作纳入医院医疗质量保证体系，实行量化考核，实现医院职能、临床和检验等多部门相互配合、齐抓共管，提高检验标本质量。

二、检验中质量控制

1.加强质量管理

微生物检验质量控制管理包含组织机构建设，检验项目 SOP 文件编写和执行，检验人员专业知识和技能培训，仪器设备管理和质量持续改进等内容。室内质量控制与常规标本检验应贯穿于项目检测过程始终，可早期发现工作中存在的潜在问题，制订纠正措施，是检验质量保证体系中不可或缺组成部分。

2.检验人员

临床微生物检验需经较复杂的过程，其特点表现为以下 3 个方面：（1）检验人员全程参与是确保临床微生物检验工作顺利进行的关键，强调检验人员亲力亲为，全面掌握检验工作的每个细节。（2）采用以定性试验为主的检验方式。作为临床微生物实验室一种常见的质量控制检验方法，定性检验法能经由对比检验方式，对微生物质量做出准确检验。（3）临床微生物实验室检验过程中，要求检验人员检验操作性较强，且检验人员的主观判断在检验过程中占重要地位。而检验人员的专业经验、检验资历、操作技巧等直接影响着检验人员的主观判断。因此，为了充分保障临床微生物实验室检验的质量，从事临床微生物检验的人员应具有较深厚的专业知识，并能将专业知识、理论灵活运用到检验工作中。加强检验人员专业检验技术培训，提升其专业知识和技能掌握程度。检验人员应具备工作积极性和责任心，对检验工作认真负责，避免出现误差。上岗的技术成员均需通过严格考核，并按照实验室工作具体情况，对检验人员进行合理分配，定期组织检验人员实施健康体检。

3. 仪器设备及检测环境

仪器设备检测：定期检测实验室仪器设备，确保其处于良好的运行状态，且性能达到检测标准。对自动化仪器系统、微量生化反应系统等仪器设备进行质量控制，运行仪器设备时严格按照仪器 SOP 进行操作。在具体的检测过程中，可按照仪器设备不同选择不同的检测方法。如对灭菌器进行检测时，其灭菌效果可通过化学方法或嗜热芽孢杆菌进行检测。检测环境：加强临床微生物实验室检测环境管理。研究认为，良好的临床实验室检测环境一方面可控制样本潜在污染，另一方面可减少对检验人员身体健康的影响，且能确保检测的准确度。临床微生物实验室环境检测范围包括无菌实验室、净化室、培养箱等，需确保及时有效地监控各个检测环境，恰当处理废弃样品、培养基和菌毒种，无菌实验室定期用紫外线消毒或层流空气净化消毒。

4. 培养基及质控菌株的质量控制

要求临床微生物实验室使用的培养基（自配或购买）质量达到以下 5 个方面：（1）需将配置日期标记在培养基上，且使用培养基前保证其无菌沾染，确保硬度适中，保证液体培养基呈清澈状态，确保导管内液体无气泡。（2）培养基 pH 值在规定范围内。一般来说，具有相应指示剂的培养基会呈现出不同的颜色，且对 pH 值进行检验时需在规定时间内进行，确保其在正负 0.2 内。（3）15mL 为培养基琼脂平板倾注的适宜体积，斜面培养基在倾注过程中需保证斜面在试管的 2/3 内。（4）只有在无菌的环境下，才能使培养基达到使用标准。按照相关标准，将自配或商品培养基置入 36℃培养箱内进行培育，对每批培养基实施无菌试验和细菌生长试验，确保抽取样品为 5% ～ 10%，验证试验合格才能用于临床标本检测。（5）需确保培养基保存温度适中。使用前认真观察培养基，确保其无细菌真菌污染、变质等情况，在有效期内使用。

质控菌株是微生物实验室采用与检测临床标本的方法，用于监控试剂、培养基、药敏质量，其稳定性要求高，不易出现变异现象，且需按照权威机构使用标准选择质控菌株。研究认为，因各项试验有着不同的性质，在对质控菌株进行选择时，对其生物学性状的要求也不同，需要考虑试验实际需求进行质控菌株选择。有研究对质控菌株进行保存时，采用培养基保存法与超低温冰冻保存法，均获得较好效果，质控菌株均状态良好。

5. 抗血清的质量控制

要求必须由检验合格的厂家提供检验所用血清，使用及保管方法均严格按照 SOP 文件进行。将血清名称、数量及使用期限在血清上做好标注。在对血清进行使用前对其抗血清色泽、透明度等进行检查，确保其符合标准。而一旦抗血清颜色出现异常，或呈混浊现象不应继续使用。

6. 染色液及试剂的质量控制

配置好试剂后，将配置时间、浓度、使用期限等信息标注在试剂上。使用前实施对照检测，确保其符合质量控制标准。对染色液配置日期、名称等进行详细记录。研究认为，对染色液及试剂进行初次使用时，需以革兰阴性杆菌、革兰阳性杆菌对染色液及试剂质量进行鉴定；在对生化试剂进行保存时，需严格执行其避光、冷藏要求，选择恰当的保存条件，确保其稳定性。此外，使用前需观察染色液及试剂的保质期，确保在有效期限内使用。对血清进行诊断时需严格坚持无菌操作，利用标准菌种实施验收，预防出现细菌感染等不良事件。研究认为，可根据染色液及试剂稳定度的高低实施检测，针对稳定度较高的试剂，每周进行 1 次检测；针对稳定度较低的试剂，确保在每次试验前，均进行 1 次检测。

7. 抗菌药物药敏试验质量控制

药敏试验常采用微量稀释法及纸片扩散法。只有按要求进行药敏试验质量控制，才能保证药敏试验结果质量，同时还可发现很多问题，如抗菌药物活性失效、M-H 培养基的质量问题、无菌技术问题、操作不熟等。对存在的问题提出整改措施，从而确保了检验结果的准确性、科学性。

8. 室间质量管理

在实施临床微生物实验室室内质量控制的基础上，进行室间质量控制，用以验证实验室检测过程中质量控制能力和对标本的检测能力，从而评价临床微生物实验室的质量控制效果。

三、检验后质量控制

为保证微生物检测结果的正确性，做出报告前应将鉴定结果结合标本质量、细菌形态、生化鉴定、感染部位、病原体变迁、有无污染等因素综合分析和审核，检查培养基、染色液、细菌鉴定系统及药敏等质控情况，确认质控后发出细菌鉴定、药敏报告，确保结果正确。及时将报告送往临床科室，提醒临床医生做出及时的诊治。为了提高检验工作的有效性，对部分可疑的阴性结果，尤其是和临床相冲突的结果，检验人员要和临床医师进行沟通与交流，查找原因，针对问题进行原因分析和质量持续改进措施，提升检验的准确率。

综上所述，临床微生物实验室均需严格遵守质量控制管理制度，且要求临床微生物检验人员必须谨慎认真对待质量控制管理工作，但在部分临床微生物实验室中，质量控制形同虚设，日常管理中未得到充分实施，导致检验质量不尽如人意。因此，在今后的工作中，必须全面加强临床微生物实验室质量控制管理建设和环节质量控制，确保检验质量，提升检验过程的严谨性，保证检验结果准确无误。

第九章 临床基因扩增检验及质量管理

第一节 聚合酶链反应及相关技术

聚合酶链反应（PCR）技术是一种以核酸生物化学为基础的分子生物学诊断技术，自 1985 年问世以来，已成为生物医学领域最有价值的研究手段之一，在临床医学诊断学、治疗学、考古学、农牧业等方面应用广泛。自 PCR 成为分子生物学的核心技术以来，已解决了很多医学难题，如丙型肝炎病毒（HCV）核苷酸序列的确定，以及临床检测试剂的研制和应用，并促进了反义病毒学技术的发展。特别是 21 世纪初由世界各国生物学家参加的破译人类全部染色体上基因组的计划中，在 2003 年将排出人类 30 亿核苷酸序列，使人类对自身从分子水平有一个里程碑认识的飞越，这一计划依靠的主要技术是以 PCR 为基础。这一技术是二十世纪末最重要的有价值的医学发明之一。

近年，PCR 技术作为实验医学中最有利用价值的方法之一，开辟了临床分子微生物学领域，只要有已知的部分的 DNA 序列（或 RNA 序列）及感染的组织或体液标本，运用 PCR 技术即可检测任何病原体，这是其他检测方法无法替代的。一些病原微生物的感染有泛滥和蔓延的趋势，特别是病毒感染，有些病毒目前尚无成功的培养分离方法，从而给诊断带来一定的困难，如 HCV、人乳头瘤病毒（HPV）等；有的是目前虽有检测方法，但因耗时长、操作复杂、敏感性差，在临床实用有一定局限，如沙眼衣原体、军团菌、分枝杆菌等检测；免疫学抗体检测虽操作简便，但无法判定是否为现症感染或既往感染。而应用 PCR 技术可直接检测病原体，尤其针对常规检测方法灵敏度低、费时或难以判断预后，或不能对具有治疗意义的亚群进行预测的病原体，则更有价值。PCR 技术的不断发展与完善，推动了临床微生物的检测进展。从检测种类看，涉及多种病原体，从细菌、病毒、衣原体、支原体、真菌、立克次体、螺旋体到寄生虫；研究内容有技术方法的探讨，有微生物基因的分析、分型、变异及耐药等多方面临床实用课题。从本刊近几年发表的文章看，也充分体现了这一点，涉及 PCR 技术的文章数量及质量均逐年上升。

PCR 技术其高敏感性是众所周知的，但同时也引出一些问题。近年由于 PCR 技术应用过滥，有的实验室只顾经济利益，不顾技术要求，影响了这一技术的质量和信誉，故卫生行政部门曾一度令其暂停整顿。在实用中，PCR 技术存在问题较多的是假阴、假阳性结果的出现。假阳性结果主要是污染造成，因此要求 PCR 技术必须规范化，要有标准的实验室设置；模板提取和贮存规定；操作中有防污染措施（如单行路线工作、一次性用具使用等）；试剂盒要设有防污染系统（如使用尿苷酶或设置毛细管 PCR 等）等。假阴性结果与标本处理、试剂的配制及操作中优化条件选择有关。标本中存在 Taq 酶抑制物（如血红蛋白、较高浓度尿素等）；有些提取 DNA 或 RNA 方法不当（如含杂蛋白过高标本不液化、直接以水煮法提 DNA、蛋白凝固包裹了 DNA，影响模板提取量）；试剂反复冻融、Taq 酶失活、阳性对照降解；试验中条件选择不当，均可引起假阴性结果。特别在 RNA 的检测中，如果不注意 RNA 酶污染，而使模板降解，可出现假阴性。为了规范这一技术，卫生行政部门将逐步采取认证实验室、培训上岗人员、限项收费等多种措施，引导这一技术在应用中正确健康发展。

排除了各种人为因素造成的假阳性、假阴性之后，PCR 技术检测病原微生物仍存在一定问题，如操作烦琐，无法进行大规模样品分析；结果判断主观性强，缺乏客观标准，不利于标准化、自动化；不能真正做到对模板中核酸进行定量分析；高度敏感性使得临床医生难以判断检出的微生物是否致病等等。针对这些问题，几年前，除已应用的巢式扩增、原位 PCR、反转录 PCR、连接酶链反应外，近年发展起来的还有转录依赖的放大系统、链替代扩增、实时荧光 PCR 定量检测技术等。如定量 PCR 方法主要有竞争 PCR 及实时定量 PCR，且均依赖于荧光标记的探针，前者是最常用的定量 PCR 之一，而后者是近年来发展起来的备受关注的定量 PCR 技术。除定量 PCR 外，还有分支 DNA 信号放大系统、核酸序列放大系统等相关技术，主要用于病毒核酸的定量检测，如人类免疫缺陷病毒（HIV）、乙型肝炎病毒（HBV）、HCV、巨细胞病毒（CMV）、EB 病毒等，以及用药后的治疗监测情况，为临床早期诊断、及时治疗提供有价值的资料。在本期重点文章中即有多篇应用 PCR 技术检测病原微生物的报道。另外在临床应用方面，耐药基因的监测也成为一大热门话题，无论是耐甲氧苯西林金黄色葡萄球菌，还是超广谱 β - 内酰胺酶的检测，也还是涉及耐万古霉素肠球菌耐药性分析，均离不开分子生物学 PCR 技术。PCR 技术在临床微生物检测中应用范围之广，解决问题之深入，都是前所未有的，因此有极高的实用价值。

PCR 技术应用于临床微生物检测所带来的实验设备更新的前景也是无限的。目前国外 PCR 试剂盒发展的主要趋势，是从手工操作向自动化过渡，从定性向定量发展。由国内外厂家生产的 PCR 全自动检测仪，有的已通过美国食品与药品管理局批准，但由于价格昂贵，尚不能被使用单位广泛接受。另外还有类似 96 孔板的 PCR 杂交法，作为定量 PCR 方法已被批准用于 HIV、HBV、HCV 的检测。目前我国临床实验室暂规定应用酶切、杂交、酶联免疫吸附试验（ELISA）等方法，对 PCR 产物进行分析，以提高 PCR 的特异性。但从样品制备到试验结果的 PCR 技术全自动化，是我们努力的方向。期待不久的将来，PCR 技术将像自动生化仪、自动 ELISA 分析仪一样，进入临床检验室。真正做到方法简便、快速、敏感、特异，而被广泛应用于临床。

　　近年来生物芯片技术在微生物检测方面的应用，也向我们提出了新的挑战，挑战的核心是增大信息量，缩小实验室的空间。蛋白芯片、DNA 芯片、细胞芯片、组织芯片技术都在发展中，并将 PCR 技术应用于其中，希望通过一次检测，即可获得临床所需的全部信息，这就要求有微型 PCR 装置。有关专家现已着手微缩芯片的研究，我们期望尽快有更高新的技术使临床微生物检测跃上新台阶。

第二节　荧光定量 PCR 技术

　　自 1985 年，美国 Perkin-Elmer Cetus 公司人类遗传研究室 Mullis 等发明了具有划时代意义的聚合酶链反应（Polymerase chain reaction，PCR），使人们梦寐以求的体外无限扩增核酸片段的愿望成为现实，但是，利用传统的 PCR 技术进行检测鉴定时，需要进行扩增反应后的电泳分离及染色处理，且不能准确定量，使其应用受到限制。1992 年，Higuchi 最早提出了实时 PCR 的设想，它的基本思想是利用荧光染料 EB（溴化乙啶）可以插入到双链核酸中受激发光的性质，在 PCR 反应的退火或延伸时检测掺入到双链核酸中 EB 的含量就能实时监控 PCR 反应的进程，根据 PCR 反应的数学函数关系，结合相应的算法，通过加入标准品的方法，就可以对待测样品中的目标基因进行准确定量。但 Higuchi 利用的是嵌入荧光染料检测，它只能简单地反映 PCR 反应体系中总的核酸量，是一种非特异性的检测方法。直到 1995 年，美国 PE 公司研制成功具有革命性意义的荧光定量 PCR 技术，融合了 PCR 高灵敏性、DNA 杂交的高特异性和光谱技术的高精确定量等优点，直接探测 PCR 过程中荧光信号的变化，以获得特定区段扩增产物定量的结果，不需要 PCR 后处理或电泳检测，完全闭管操作（整个过程中仅有加入样品的一次开盖），一举克服了常规 PCR 技术的诸多难题。具有诸多优点：①它不仅操作简便、快速高效、高通量，而且具有很高的敏感性、重复性和特异性；②由于是在封闭的体系中完成扩增并进行实时测定，大大降低了污染的可能性并且无须在扩增后进行操作；③有很大的动力学范围，可以在很大浓度范围内（> 107 倍）进行定量；④既可以做定量分析又可以做定性分析；⑤它还可以通过不同的引物设计在同一反应体系中同时对多个靶基因分子进行扩增，即多重扩增。

2005 年，陈茹和赵吟等人，采用实时荧光 PCR 技术原理，自行设计荧光标记引物，对不同的牛传染性鼻气管炎病毒样品进行敏感性和特异性检验测试，最终建立了可以快捷检测牛传染性鼻气管炎的生物学检测方法。

2008 年李娅和韦平等人，根据 Gen Bank 上鸡的 3- 磷酸甘油醛脱氢酶（glyceraldehyde-3-phosphate dehy dorgenase，GAPDH）基因序列，设计合成了一对引物，用 SYBR GreenI 染料进行荧光定量 PCR 检测，此次试验为 GAPDH 基因作为内参基因进行鸡功能基因与病原基因表达的定量分析奠定了非常重要的基础。同一年，拜廷阳和杨增岐等人，运用实时荧光定量 PCR 检测方法与 SS9 水解探针（Taq Man）相结合，建立了可快速检测猪链球菌的方法其检测反应只许在 1 ～ 2h 内便可完成，既能定时定量的完成检测也比传统的 PCR 检测方法灵敏度高出 100 倍以上。与此同时孙洋陈茹等人同样利用实时荧光定量 PCR 技术和利用猪链球菌 2 型的荚膜的多糖抗原编码基因 CPS2J 为靶基因设计的引物相结合，建立了能过快速，精准，特异性高的对猪链球菌 2 型的生物学检测方法。

第三节 肿瘤的分子生物学检验

发展过程中，早期可微转移至淋巴系统、血液循环、骨髓等组织器官，并形成微小肿瘤灶，此时患者多无临床表现，且常规检查方法很难发现。近年来，有研究发现微转移是肿瘤远处转移的早期事件，而 CTC 可能是远处转移的基础，在肿瘤转移的过程中扮演重要角色。一般情况下入血的肿瘤细胞往往被免疫细胞杀死，而有些处于休眠状态的肿瘤细胞，可以逃过免疫系统的监视，待患者免疫力较低或某些刺激下再次苏醒，到达远处脏器，存活并增殖，最终形成肉眼可见的转移癌灶。有研究表明，CTC 的半衰期只有 1.0 ～ 2.4h，仅有约 0.01% 存活且具有侵袭性的 CTC 在合适的环境下穿出血管并定植于远端形成转移灶。肿瘤转移是一个多步骤多因素的复杂过程，而循环肿瘤的形成是实现肿瘤远处转移的基础。目前关于恶性肿瘤远处转移的机制存在两种观点，一种是"肿瘤干细胞（cancer stemcells，CSCs）理论"

认为原发癌灶中存在具有干细胞特性的肿瘤细胞，具有自我更新、单克隆增殖和分化的能力；另一种理论认为恶性肿瘤中的某些突变基因决定了肿瘤细胞的侵袭性，其远处转移和原发病灶的增殖同时进行。对于已经形成转移灶的恶性肿瘤，由于肿瘤细胞异质性，转移灶及原发灶的细胞可能存在不同的表型，而 CTC 不仅来源于肿瘤原发灶，还可来源于转移瘤灶，故 CTC 检测能较好地反应机体肿瘤细胞类型的整体情况。

一、CTC 生物特性与检测技术

CTC 动态存在于肿瘤患者外周循环血液，早期来源于原发病灶，晚期转移肿瘤灶也可释放 CTC，并具有原发肿瘤的细胞表型。近年来，CTC 与 CSCs 间的关系已被众多研究所证实，提示 CTC 具有 CSCs 的高度侵袭和转移的潜能，同时其还具有上皮—间充质转化（epithelial-to-mesenchymal transition，EMT）的生物特性，且发生 EMT 的 CTC 其上皮细胞标志物如细胞角蛋白（CK）、钙黏蛋白等表达下调，而间充质细胞的标志物如基质金属蛋白酶、弹性蛋白等显著上调，这意味着仅用上皮细胞标志物来描述 CTC 将会遗漏发生 EMT 的 CTC，而此类细胞多具有高度侵袭和转移特性的 CTC。CTC 在外周循环血液中的含量，可能受肿瘤细胞释放入血的时机（随机释放或类似于激素分泌的周期性规律释放）、人体免疫水平、肿瘤侵袭特性等因素的影响。

根据操作步骤可将 CTC 检测大致分为两个部分，分别为分离纯化技术及检测鉴定技术。

1.CTC 的分离与纯化技术：

（1）基于表面标志物的免疫磁性分离法（IMS）是目前临床和科研应用最广的方法，以 Cell Search 系统为代表。原理为：肿瘤细胞特异性抗体包被在已有同源二抗的磁珠上，制成免疫磁珠，形成"磁珠—抗体—抗原—靶细胞"复合物，从而达到分离和富集 CTC 的目的。根据磁性细胞分选策略的不同，大致分为：阳性富集法和阴性富集法。由于阳性富集法主要利用肿瘤细胞的上皮细胞源性，故该方法只适用于 Ep CAM 表达量较高的肿瘤类型，此外该方法无法排除外周血良性上皮细胞的污染及被血小板包被的 CTC 等干扰所导致的假阳性和假阴性。阴性富集法，能够避免因免疫磁珠运动造成的 CTC 被破坏，且不依赖 CTC 表面抗原的表达，同时也不受 EMT 的影响，但其步骤较多，CTC 的破碎率较高。（2）基于细胞密度分离法，以 Onco Quick 系统为代表，其利用 CTC 与循环血中白细胞的沉降系数不同，采用外周血密度梯度离心法进行分离，其操作简单，成本低廉，分离出的 CTC 仍有活性，便于后续研究。（3）基于 CTC 直径大小的滤过膜分离法，以 ISET 系统为代表，其利用孔径为 8μm 的聚碳酸酯膜过滤直径较大的 CTC，而直径较小的白细胞、淋巴细胞和粒细胞等被滤过出去。该法操作简单，分离后 CTC 仍保有活性。

2.CTC 的检测鉴定技术：

（1）免疫细胞化学法，是目前评价 CTC 检测方法的"金标准"。通过特异性抗体与 CTC 发生的抗原抗体反应和细胞化学呈色反应，对相应抗原进行定性、定位及定量分析。但单纯使用该方法其检测效率较低，难以检出微量的 CTC。（2）流式细胞分析法，应用 CTC 特异性结合荧光显色剂使 CTC 染色，再利用流式细胞仪进行分析，同时能测定细胞形态、DNA 及蛋白质含量，还能对 CTC 的理化特性等多种参数进行分析。（3）RT-PCR 是一种基于 CTC 发生某些基因突变或特异性的转录某种 mRNA，从而区别与外周血其他正常细胞的检测方法。该法敏感性、特异性均较高，但其准确性受外周血样本上皮细胞污染、假基因干扰及 CTC 标志物异常表达等因素影响。（4）激光扫描细胞计数法，利用高通量细胞分析仪，以激光为光源，具有图像细胞仪及流式细胞仪的功能，通过连续扫描荧光显微镜自动分析图像数据，可在较短时间内（0.5 ～ 1.0h）自动检测 5×10 个细胞，并能够对 CTC 内部微结构进行定性、定位及定量分析。（5）生物芯片技术，以悬浮阵列技术为代表，该法敏感性及特异性较高，也不需要大量血标本，可用于多种抗体联合分离 CTC，并能够根据 CTC 的分子表型更精确的分离 CTC，对后续研究提供方便，但其结构复杂，成本较高，限制了其在临床的开展。

此外，还有报道应用单细胞全基因组测序技术，在单细胞水平上对 CTC 进行全基因组扩增并测序从而分析 CTC 的基因突变或基因组异常、应用上皮免疫斑点法，检测 CTC 在短时间体外培养中所分泌或释放的特异性蛋白质，从而评估 CTC 的生物学功能。

二、CTC 检测的临床应用现况

既往众多研究表明，CTC 存在于多种实体恶性肿瘤，并与患者临床分期、治疗效果、术后复发、转移及预后等因素有关，但在肿瘤患者外周血中检测到 CTC，只能提示患者体内存在肿瘤病灶并有转移倾向，并不代表已经形成转移病灶。

1.CTC 检测用十无创诊断实体恶性肿瘤及评估患者病情及预后（CTC 计数与分期的关系）：

CTC 广泛存在于实体恶性肿瘤患者外周血中，而良性疾病患者及健康人中几乎无检出，有研究发现，CTC 不仅存在于恶性肿瘤中晚期，在早期局部的恶性肿瘤患者中也存在。因此外周血中检测到 CTC，往往提示患者存在恶性肿瘤并已发生微转移。目前 CTC 检测已被应用于肺癌、乳腺癌、胃癌、肝癌、胰腺癌、结直肠癌、肾癌、前列腺癌、卵巢癌、膀胱癌等多种实体恶性肿瘤的辅助诊治。该法能够使患者避免有创检查，且能反应机体的肿瘤转移情况。随着 CTC 检测技术的不断完善，早在 2007 年，CTC 检测就已成为国际肿瘤分期的参考标准之一，众多研究证实，恶性肿瘤患者 CTC 计数可作为评估其病情及预后的重要指标。既往文献表明，在转移性乳腺癌、前列腺癌和非小细胞肺癌患者外周血中 CTC 计数≥ 5 个 /7.5mL，提示预后较差，且与恶性肿瘤临床分期相关；而在转移性结肠癌和小细胞肺癌患者中该基线值分别为 3 个 /7.5mL 和 50 个 /7.5mL。也有文献报道，外周血 CTC 计数可是某些肿瘤患者预后的独立危险因素，不仅可反映患者的肿瘤负荷，还可提示肿瘤的侵袭、转移等生物学特性，从而影响患者的无进展生存率及总生存率。

2.CTC 检测用于选择制定个体化治疗方案及评价临床治疗效果：

随着人们对 CTC 分子生物学特性研究的不断开展，CTC 检测已不局限用于恶性肿瘤的无创诊断和预后预测，更重要的是可用于指导制定个体化的治疗方案。近期有学者在转移性乳腺癌中的研究发现，对 CTC 上皮生长因子 -2（HER2）高表达的患者进行曲妥珠单抗和赫赛汀靶向治疗后绝大多数患者病情得到缓解。因此，通过分析 CTC 的分子分型，为肿瘤患者选择个体化的治疗方案提供依据。有研究表明，转移性乳腺癌患者治疗前 CTC 计数＜ 5 个对化疗及激素治疗反应较好。目前恶性肿瘤患者治疗期间 CTC 数目的动态变化，已作为评价当前治疗效果与患者病情进展的良好指标。Kalykaki 等在吉非替尼治疗转移性乳腺癌患者的研究中发现，治疗第二个周期后，约 70.6% 的患者 CTC 计数减少了 94.1%，证明了吉非替尼治疗转移性乳腺癌的有效性。CTC 计数分析不仅可以评价中晚期恶性肿瘤患者的药物治疗效果，还可用于评价早期原位实体恶性肿瘤的手术治疗效果，同时可以辅助预测恶性肿瘤复发危险度。通过对比分析 430 例转移性结直肠癌患者化疗后的 CTC 计数和影像学检查情况发现，CTC 检测结果与影像学检查结果相似。由此可见，CTC 检测是评价治疗效果良好指标，并可作为影像学及临床评分系统的补充，同时也可为监测肿瘤病情进展及鉴定新药的临床疗效提供新的思路。

3.CTC 检测在甲状腺癌中研究现况及应用前景：

甲状腺癌是最常见的内分泌系统恶性肿瘤，尽管其大多预后较好，但仍有部分患者因发生远处转移而预后较差。自 1869 年 Ashworth 首次提出 CTC

概念以来在甲状腺癌中的研究一直未受重视。早在 1988 年 Ringel 等首次应用抗 TSHR 抗体的免疫磁珠分离技术对术后复发和远处转移的甲状腺癌患者外周血进行检测，证实此类患者外周血中存在一定数量的甲状腺癌细胞。然而，该方法的敏感度及特异度较差，且对实验操作的技术要求较高，致使后续研究者相对较少。目前，国内外众多学者，已将其研究方向集中到甲状腺癌患者外周血肿瘤标志物，包括血甲状腺球蛋白（Tg）、血甲状腺组织特异性 RNA（TgmRNA、TPOmRNA、TSHRmRNA 等）、血甲状腺肿瘤 DNA 甲基化物（RASSF1A、TIMP3、CDH1、CAL-CA、RARbeta2、DAPK 等）及血清降钙素等的研究，但因其准确性较低，尚无法应用于临床。故笔者认为，CTC 是肿瘤存在的直接证据，其准确性更高，CTC 检测技术在甲状腺癌中有广阔的应用前景，但对其检测技术的要求更高，难度更大。

综上所述，CTC 检测可用于多种实体恶性肿瘤的无创诊断，能够反映恶性肿瘤的转移、侵袭和复发，预测肿瘤患者预后，评价肿瘤患者的治疗效果，辅助制定个体化治疗方案，鉴定抗肿瘤药物的临床价值。然而，目前 CTC 的分离与检测受其含量微少、异质性、CTC 微栓滞留及脱落入血不稳定等因素影响。进一步提高 CTC 检测的敏感度、特异度及有效分离出具有生物活性的 CTC，对研究恶性肿瘤远处转移的机制，改善恶性肿瘤患者的诊断、治疗及病情监测等具有重要的临床价值及研究意义。

第四节 临床基因扩增实验室质量控制

聚合酶链反应（PCR）具有较高的敏感性和特异性，能够对核酸分子进行定性和定量检测，随着分子生物学技术的不断进步，PCR 技术取得了前所未有的发展。实时定量 PCR 是一种新型先进的实时核酸定量方法，与常规的终点定量 PCR 技术相比，不仅有很高的灵敏度和特异性，而且操作简便，PC 基因扩增技术简单易行，应用日趋广泛，但其影响因素很多，在实践过程中时常出现这样或那样的问题，甚至得不到预期的结果，或出现无法解释的现象。近年来在大量科学工作者的共同努力下，取得了许多宝贵的经验，使这一技术日趋完善，毕竟 PCR 是一项近几年才出现的新技术，许多问题至今仍然不能得到很好的解释或解决。相信随着对 PCR 的深入研究，PCR 的应用过程中不断总结经验，PCR 这一新技术将会为人类的发展做出更大的贡献。本实验室是多年来从事核酸临床检测的专业机构，结合国内外的实践经验，在实验室质量控制方面做了一些基础性工作，现论述如下，以供参考。

一、实验室的设置

PCR 实验室应有充分、合理的空间，良好的照明和空调设备，应进行规范化分区，原则上应分为四区，即试剂储存和准备区，标本制备区，基因扩增区和产物分析区，使用全自动扩增仪的话三区也可以，把扩增区和产物分析区合在一起。要求：（1）各区必须是互相独立，并有明确的标记，标本处理，核酸加样提取，核酸扩增与产物分析检测必须空间隔离，并形成四区依次的单向走动。（2）各区的仪器设备和各种物品必须是专用，不得混用。（3）各区间不能直通，应有缓冲间，供换工作鞋及工作服用，整个检测空间相对封闭，避免频繁的空气对流产生。（4）产物分析区应安装排风扇或其他抽风装置，以便及时排除空气中可能存在的扩增产物气溶胶。

二、规范化操作程序的制订和执行

基因检测比较程序化，必须有一套完整的 SOP 文件，以便按照执行，做到实验过程有章可循，实验记录有据可查，这为规范化操作提供了前提条件。该工作分为两个部分，其一，实验程序的制订和执行，遗传病基因诊断的试验程序比较个体化，需针对不同的病种制订相应的方案。在感染性病原体的基检测中，操作程序的制订很大程度上取决于合格的商品化试剂盒的使用说明，各实验室应根据自身的具体情况加以完善，并定期对试验程序进行检查核对，及时修改，保持持续改进。试验程序的制订必须形成书面文件形式，执行时有实验记录。其二，实验仪器和用具使用程序的制订和执行：实验仪器和用具关系到计量是否准确，同时也是实验污染的重点监控对象，因此正确使用和清洁保养是非常重要的。

三、理想的试剂和操作方法

使用的每批试剂都要按要求进行质检，并选择理想的操作方法，不论是试剂准备，测定方法，仪器操作都要写出标准的操作程序（SOP 文件），并在测定中严格按 SOP 文件进行。放置在 -20℃环境中，为保持温度的恒定尽量用实验室的专用冰箱，未拆试剂与已部分使用试剂分开放置，所有试剂与临床标本分开放置，严格的登记制度，与其他临床试剂相比，分子诊断试剂有严格的使用期限制，所有购买试剂均应严格登记使用限，严禁使用过期试剂。在试剂使用规则方面，应注意在使用前低温解冻，解冻后应放于冰上，打开管盖前务必做低速瞬时离心，达到混匀和防止试剂浪费，污染的目的。新开封试剂尽量一次用完，最多不超过两次。以防反复冻融导致试剂失效，并减少实验室污染的机会。

四、人员的培训

按照卫生部（2002）10号文件规定从事这一技术的人员必须经过卫生部临检中心或授权的省临检中心培训机构上岗培训证持证上岗。PCR作为一种全新的临床检测手段，不仅要求从业人员要了解基本的分子生物学知识，而且必须具有相关的临床基础知识。但即使是高等院校的毕业生，要同时具备上述两种知识背景也是不现实的，因此相关检测人员的培训显得非常重要。就培训重点而言，应放在核酸的基本结构与基因组知识，PCR基本原理相关技术，遗传病的临床表现，常规检测基本分子病因和分子检测技术，感染性病原体临床特点等方面。其次，对人员进行实验技能的培训，在实践中增加感性认识，并养成规范化操作的习惯，使其成为日常工作中的自觉行为。其三，在整个培训过程中，必须随时强调防止污染，并详细介绍可能的污染源，污染处置办法和防污染措施。PCR的操作主要是标本处理中的核酸提取步骤，其中主要涉及加样器使用，尽管操作简单，但由于均为微量操作，要获得稳定可靠的定结果，操作人员须有一定的专业技术知识和经验，在实际工作中，不同的操作者所得到的结果有时差异很大，因此，人员培训非常重要。

五、正确的标本采集和保存

临床标本很多，包括血清，全血，痰，棉拭子，脓液，体液，组织细胞，外周血单个核细胞，每种标本，根据项目不同均有各自的采集，保存方法，应按要求采集保存，标本采集保存最好使用一次性材料，采集中要特别注意防止污染，防止混入操作者的头发，表皮细胞，体液等，以往对临床标本的采集和保存重视不够。本科室对实验资料进行长期的总结发现，不同医师所取的标本阳性率差异有统计学意义，提示标本的采集对检测结果有直接的影响，因此应有专人收集标本或尽量统一医师取材方法。标本一般不冻存，以免冻融过程中细胞破裂，DNA丢失过多，保存在4℃不得超过24 h，室温下不得超过3h。

六、关于核酸的提取

PCR检测不同于酶联免疫、生化检测，需要对标本进行预处理，提取标本中的病原体核酸。该过程的操作目前主要为手工操作，是影响检测质量的关键因素。需要注意避免标本间的交叉污染及核酸模板的降解、丢失。对于RNA的提取尤为小心，提取过程中采用的吸头、离心管的质量，开盖、吸弃上清液等操作不当均会对检测结果造成影响。提取 DNA 时，不同的操作者，DNA 获得率可能差异很大，尤其在加入氯仿后，过度的振荡会使标本乳化，虽经离心仍不能分层或分层不完全，影响了 DNA 的回收。建议采用操作相对简便，人为影响因素较少的柱抽提模式或磁珠核酸提取方法。标本处理对核酸扩增有很大影响，必须使用有效的核酸提取方法，可在开展临床标本检测前对提取方法进行评价。用于ＲＮＡ扩增检测的标制备好以后，应立即进行 ｃ DNA（是一种特殊的 DNA，由生物体内的信使ＲＮＡ作为模板，通过反转录酶合成的双链 DNA，一般不含内含子）合成，因为ｃ DNA 链较ＲＮＡ稳定，保存相对容易。为保证反转录反应的需要，应在标本制备区设置一个以上的温育装置。

七、关于 PCR 扩增反应液的配制及核酸模板加样

为了确保 PCR 反应液的稳定性，一般商品化的 PCR 试剂盒会将扩增所需的 PCR 反应液分成 2～3 个组分，临用前按比例混合。考虑到吸取、分装试剂时的误差，配制 PCR 扩增反应液时应比所需的待测标本多 1～2 个人份，以免配制的试剂不够用。加入提取好的核酸模板时需格外小心，一般 PCR 扩增所需加入的模板量只有 2μL，稍有不慎，多加或少加都会对定量结果产生很大影响。整个操作要戴口罩和一次性手套，并可能在低温下操作，提取上清液这步一定要小心，靠近沉淀的部分一定要舍得不要，不然蛋白被污染会影响结果。从冰箱冷冻室取出试剂，需混匀并进行短暂离心，否则结果会出现偏差。这点需要注意。

八、核酸检测作为临床检测的一个分支

核酸检测在短短十余年发展和应用中已呈现出明显的技术优势，并且随着全自动定量核酸检测和基因芯片技术的应用，这种优势还将进一步凸显。作为一种高度特异的检测手段，核酸检测在发展和新技术应用的初期面临各种问题，因此应该结合国外的经验，尽快建立和完善核酸检测的质量控制工作，争取做到先规范再发展或边规范边发展。

第十章 临床遗传性疾病的染色体
检查与质量管理

第一节 染色体检查技术

人类的先天性遗传疾病是人出生就具有的先天性疾病，是被世界公认为难以治愈的疾病。常规的细胞遗传方法只能检测到小染色体是否具有缺憾，但是很多行为异常或者智力障碍等疾病都是由染色体的亚显微变异造成的，传统方法很难检测到。近几年出现了一种新的有别于传统细胞检测的技术——染色体检测技术，此项技术很好地克服了传统检测方法的不足，能够检测到色体的亚显微变异情况，检测到整个染色体基因组的完整程度，这种技术被叫作"微阵列—比较基因组杂交"（aCGH）。aCGH 技术在美国的临床诊断检测已经取得了辉煌的成果，成了诊断自闭症、智力障碍、发育缓慢和发育畸形等遗传疾病的首选检测方法，该方法在世界上已经得到了确认，具有很好的发展前景。

一、细胞遗传学检测技术

人类遗传疾病的产生原因不是单一的，有的是由于染色体数目的变化，有的是染色体内部的某个片段发生的突变，最小的治病原因可以是单个核苷酸。经过研究发现，微型畸变（发生在染色体亚显微结构的变异）不太可能用传统的细胞检测技术发现，当人类遗传病发生在这个部位的时候传统的检测方法就显得力不从心了。

人们对于染色体的认识是逐渐深化的，1956 年人类发现正常人的人体细胞含有的染色体数目为 46 条，这个发现具有划时代的意义，很多疾病（如特纳综合征、唐氏综合征等遗传疾病）都是由于染色体数目增加或者减少造成的。1970 年出现了染色体带型显现技术。在 1980 年，出现了高分辨率的染色体显现技术，通过此项技术人类能够观察到更加细微的染色体畸变情况，此技术发现了猫叫综合征的染色体治病位置。1986 年出现了荧光原位杂交技术，此项技术能够检测到显微镜下难以看到的细微染色体畸形，通过此项技术成功了检测出了多种遗传疾病。1992 年另外一种全新的染色体检测技术——比较基因杂交技术（CGH）出现了，技术最初是用于肿瘤细胞的检查，后来由于它的高分辨率被逐渐用于遗传疾病的检测中。又过了 5 年的时间，在比较基因杂交技术的基础上发展的染色体微阵列分析技术（即 aCGH），该技术以可以检测到全基因的发生畸变的特性迅速受到人们的关注，并在临床上开始应用，同时该技术还具有 DNA 需求量很少、操作简单、结果稳定快速等优点，帮助研究人员发现了多种遗传治病基因。

染色体微阵列分析技术的操作原理主要是将患者的 DNA 和正常人的 DNA 使用不同的荧光物质进行标记，然后将它们进行混合，观察 2 种 DNA 在杂交后在探针区域出现的拷贝数量，通过 DNA 的拷贝数量来判断患者的染色体基因是否正常。

二、基因组遗传病

在基因组结构较为复杂的区段，往往是基因容易发生畸变的区段，该区域在发生变形或者增加缺失的可能性较大。在基因组重排区域的致病基因发生变化，导致疾病的，被称为基因组病。由于基因编码区域的蛋白质要发挥它的生理功能必须需要一剂量，因此当剂量敏感基因不足时就会导致疾病的发生。大多数的遗传病患者的染色体微畸变时发生在生殖细胞形成的时候，细胞在分裂重组过程中发生了变形，此类患者的父母不会有疾病，只是在生殖细胞形成以后才产生了细胞微畸变。

三、已知微畸变致病染色体状况

利用染色体微阵列分析技术（aCGH）已经成功发现了大量遗传病的致病基因，并且还有越来越多的致病基因正在被发现，人们已经将致病基因建立基因组病数据库（ECIPHER），将这些基因重排导致遗传病的基因位置、畸变特点和主要症状汇总到起。如疾病名称为 1q21.1 染色体畸缺综合征的染色体位置位于 1q21.1 处，是基因产生了缺失，主要症状是神经精神病，小头畸形。小儿巨脑畸形综合征的发病基因位于染色体的 5q35 处，是由于基因的缺失，主要的并发症是发育迟缓，骨骼生长过快，头畸形等。遗传病 10q22-q23 染色体畸缺综合征是由于染色体的 10q22-q23 处的基因缺失，并发症是智力低下，神经精神病。迪乔治综合征的发病是由于染色体 2q11.2 处的基因缺失导致，此处的缺失通常会导致发育迟缓，智力低下和先天性心脏。5q35 染色体畸增综合征是由于染色体 5q35 处的基因扩增造成的，疾病的主要症状是矮小，语言障碍，小头畸形。

四、染色体微畸变的产前检测

相对于传统的细胞检测方法，应用 aCGH 技术可以大大提高检测染色体发生畸变的成功率，并且此项技术只要少量的 DNA，检测周期也只需要 5～7d。研究表明，经过对 200 位孕妇做 aCGH 和常规染色体检测技术的产前检查发现，有 5% 发生了畸变，其中有 2 例发生了微畸变，这 2 例畸变没有被常规的检测手段检测到，只有 aCGH 技术能检测到。

通过 aCGH 技术，人们对遗传病的研究发展到了微畸变的层次，大大增加了产前诊断出遗传病的成功率，可以有效地减少患有神经精神病、头部畸形、智力低下、先天性心脏病等遗传疾病新生儿的出生率，对于国家的计划生育政策有巨大的帮助。

第二节　染色体检查核型异常的常见疾病

我们对 2000 年 4 月至 2006 年 9 月，对医院因反复流产、死产、不孕不育、性腺发育不良、先天性智力发育不良以及先天性病（畸形）儿足月分娩史等症状就诊或遗传咨询的 1091 例患者进行了细胞遗传学检查。

一、对象与方法

1. 对象对妇产科、不孕不育科、男科及儿科就诊的患者或遗传咨询者 1091 例，进行了细胞遗传学检查。

2. 方法采集外周血常规 72h 培养，进行 G 显带技术分析。做染色体核型鉴定。

二、结果

1091 例受检者检出染色体异常 136 例，检出率为 12.47%，其中反复流产组 667 例，染色体异常 68 例，异常检出率为 10.19%，；有先天性病（畸形）儿分娩史的 258 例，染色体异常 23 例，异常检出率为 8.91%；性腺发育不良者 77 例，染色体异常 14 例，异常检出率为 &-+&-，；原发性不孕（育）者 37 例，染色体异常 6 例，异常检出率为 16.22%；先天性智能发育迟滞者 52 例，染色体异常 25 例，异常检出率 48.08%。

三、讨论

1091 例受检者异常染色体检出率为 12.47%，显著高于一般人群染色体异常频率（0.5%）。说明反复流产、先天性疾病（畸形）儿分娩、性腺发育不良、原发性不孕（育）、先天性智能发育迟滞等临床表现与染色体核型异常密切相关。本资料中染色体数目或结构明显异常 57 例，检出率 5.22%，主要有平衡易位、罗氏易位、21-三体，性染色体数目增多或减少，X 染色体部分增多或减少，D 组染色体随体联合等改变，这类染色体畸变的临床致病效应基本上已得到医学界的广泛认可。而本资料中染色体多态现象 79 例，检出率 7.24%，主要有大 Y48 例（以 Y 大于或等于 18 号染色体为标准），9 号染色体倒位 12 例，Y 倒位 1 例，其余有 9 号、16 号、1 号染色体次缢痕区或异染色质区明显延长增多，15 号、21 号、22 号染色体随体延长，1 号染色体差丝粒区异染色质增多等。

反复流产组中染色体异常 68 例，异常检出率为 10.19%，其中除平衡易位、罗氏易位、随体联合等 8 例明显致病的染色结构异常外，染色体多态现象达 60 例，大 Y 占 40 例为最多，9 号染色体臂间倒位 6 例次之。本组中大 Y 占本资料中大 Y 的 83.33%（40/48），男性染色体大 Y 可能会导致女性流产、胚胎停止发育及死胎，其机理有待积累更多的临床资料及深入的临床研究。inv（9）的大多数断裂点位于异染色质区外，应归结构于结构异常，从而对 inv（9）携带者表现多样性临床症状有了合理的解释。

有先天性病（畸形）儿分娩史的妇女或其丈夫共 258 例，受检者中染色体异常 23 例，异常率 8.91%，也明显高于一般人群染色体异常频率。因染色体异常（畸变）实质上是遗传物质或遗传信息的增减或位置改变，可产生遗传学上的剂量效应和位置效应，可不同程度地影响机体的发育和生存，造成新生儿出现先天性疾病、畸形或夭折。

性腺发育不良患者 77 例中染色体异常 14 例，异常检出率高达 18.18%，其中染色体数目和结构畸变全部涉及 X 或 Y 染色体的畸变或遗传信息的表达，与相应的临床效应密切相关。

原发性不育 37 例受检者，检出 6 例染色体异常核型，均为男性染色体畸变所致。另有 2 例社会性别虽为女性，但其染色体核型均为 46，XY，即男性假两性畸形，而无生育功能。

本资料中先天性智力发育不良者 52 例，检出 21-三体综合征多达 25 例，检出率为 48.08%，其中典型性、易位型和嵌合型之比为 21∶3∶1，与 21-三体综合征 3 种核型类型的发生频率比例相一致。

第三节 染色体检查的质量管理

实验室质量管理是临床实验室全面质量管理（total quality management，TQM）体系中的重要环节，包括实验室质量保证（quality assurance，QA）和质量控制（quality control，QC），其目的是为了保证每个临床样本检测结果的准确性和可重复性，力求最大限度减少检验错误。

染色体分析在遗传病和肿瘤的诊断中起着重要作用，细胞遗传学实验室需遵循在样本流入到报告流出的整个路径进行全程质量控制的要求。但染色体分析的实验步骤较多、易受多种因素影响。虽然染色体分析在国内使用较早，但目前尚无统一的专门针对细胞遗传学检查质量管理办法及标准，尤其是近几年来有关细胞遗传学的质量管理文献报道较少。现根据本中心自身经验，结合并借鉴其他医学检验的质量管理方法，研究染色体分析的质量控制和质量保证。

一、开展染色体分析 QC/QA 的准则与内容

（一）人员

目前国内尚无临床遗传专业人员培训及资质认证、考评体系，临床遗传学的卫生行政管理体系和法律、法规尚未建立或有待完善。因此本中心根据多年来从事细胞遗传学染色体检查经验，借鉴国内外实验室人员资格要求，总结出符合本中心从业人员资质、培训及考核授权制度。

1. 人员资质与档案管理从事染色体分析人员必须获得临床检验卫生技术专业资质，并要求大学专科以上学历，经染色体检查专业技术培训考核合格后上岗。

2. 人员培训

（1）入室培训对相关法律、法规的培训，包括临床实验室基本管理条例和生物安全知识等学习。

（2）上岗前培训对仪器使用、生物安全、防止事故发生及控制事故恶化等技能进行培训。

（3）专业培训从事染色体分析人员需按中心制定的培训计划进行培训，主要包括 4 个阶段：（1）前期制片阶段（3 个月），此阶段要求：了解基本原

理及标准操作程序（standard op-eration procedure，SOP）；熟练掌握样本接收、登记、费用收取、编号及标签、病例文件夹的准备；掌握前期制备的各个流程；常用试剂的配制；判断影响每一环节的因素。（2）学习读片阶段（3个月），要求：培训人员在已获染色体分析资质人员的指导下能独立进行正常外周血染色体图像的分析。（3）加强读片阶段（6个月），要求：能独立进行临床外周血样本的染色体显微镜下分析，同时能进行染色体的显微摄影，成像系统分析及核型描述。（4）报告完成阶段（6个月），要求：能独立完成所有染色体的分析、根据人类细胞遗传学命名的国际体制（interna-tional system for human cytogenetic nomenclature，ISCN）进行核型的描述、结果的解释、报告的发放。大部分从事染色体分析人员需培训2年左右才能进行最终报告的发放。

（4）继续教育培训鼓励从事染色体分析人员继续参加新项目新技术培训与国内外学术会议、进修、在职学历学位等教育培训。

3.人员考核及授权从事染色体分析人员除了需参加实验室及医院统一的基本理论、技能考核外，还需按照每一阶段的培训计划进行专业的理论考核和阶段性技能考核，经考核合格后由中心上报医务处进行授权后方可独立上岗，从事不同岗位人员都有各自详细的岗位职责。

4.人员评估对已经获得从事染色体分析授权的人员会在每年定期对其进行评估，评估合格后方能继续担任相关岗位的工作。每年会分3次挑选15例样本让其进行分析，并按照ISCN进行染色体核型描述。结合核型描述的正确率、人员医德医风、行为规范等方面进行综合评估。

（二）设施与环境

根据《医学实验室质量和能力认可准则》要求，中心设立有：（1）细胞培养室；（2）标本制备室；（3）显微镜分析室，同时做到干湿分区及生物安全分区，以保证有足够的操作空间，避免交叉污染。

（三）仪器设备

所有仪器设备按照《仪器管理》条例进行，建立申购、性能校准、维护、报废流程；主要仪器设备档案，标准操作流程；并做好设备的保养及使用维护记录。目前本中心用于染色体检查的主要仪器设备有：美国AI染色体核型分析系统；Olympus光学显微镜；Olympus相差显微镜；生物安全柜；CO_2培养箱；离心机；恒温恒湿染色体制备仪。

（四）试剂

根据国家有关规定，所使用的试剂均有生产许可证、医疗器械注册证、产品合格证等资质；同时建有严格的试剂管理制度，包括有：（1）试剂质检标准程序（试剂名称、规格、批号、有效期、外观包装及效能验证等），对于试剂的效能验证，包括有新换厂家时同类新旧试剂的比对以及同一厂家同类试剂不同批次的对比实验；（2）试剂出入库及使用记录；（3）不合格试剂的处理等。

（五）检验方法与标准

操作程序参考国内外做法，结合开展实验前验证情况，制定有详细的SOP 文件。

二、染色体分析质量保证流程与操作

每一个进行染色体检查的实验室必须建立自己的 QA 体系和操作程序，在分析前、中、后等各个环节做好质量保证。

（一）分析前阶段

始于检测项目的申请，确保被检样本的质量和申请检测项目的准确性。

1. 检验项目确认检验项目选择是否正确，是检验信息临床价值的前提。根据临床需求及充分沟通后，目前本中心开展的染色体检查项目包括遗传学和肿瘤学 2 个类别，每个项目的临床意义、样本要求、收费和出报告时间等方面的制定充分听取临床医生的意见；启动检查项目后对临床医生进行宣传、培训并到临床科室进行走访沟通；参与全院疑难病例讨论及质控会，确保检查项目满足并符合临床要求。

2. 样本采集、运送及验收制定有详细的采集须知及运送要求，发放到各临床科室、采集场所及配送中心；利用数据库系统进行样本接收登记，每个样本有专一的申请编号和样本编号；对于不合格样本，有样本拒收和不合格样本登记制度，及时通知医生及患者重新抽取样本。

（二）分析中阶段

根据 SOP 操作流程，制定室内质控评判标准，每一步有严格的达标要求，定期检查，保存相关记录，具体操作流程如下文。

1. 细胞培养培养液容器外观无污染迹象，清亮透明，橙红色（pH 值 7.2～7.4），若呈现粉红色表示 pH > 7.4，可能会导致细胞培养失败。所有试剂应在有效期内使用，使用前已做试剂效能验证试验。细胞培养室环境条件要求严格，无污染 CO_2 培养箱条件设置：（1）温度控制在（37.0±0.5）℃；（2）5%CO_2 浓度；（3）保持培养箱内空气干净，每 2 周进行 1 次清洁消毒，用氯浓度为 1000mg/L 溶液清洁箱内表面，再用 75% 乙醇擦拭，紫外灭菌，控制污染；（4）每周更换培养箱内用水，保持箱内湿度在 95% 左右，避免培养液蒸发。严格按 SOP 操作流程进行操作，防止污染、每个样本贴有唯一编号的标签。

2. 收集固定液需当日配制，填写化学危险品用量，同时做好相关仪器使用维护记录。水浴箱温度维持在（37.0±0.5）℃。收获的样本呈白色细胞沉淀状。

3. 滴片制片前，把预处理的玻片用超净水冲洗并浸没，放入 4℃冰箱降温；滴片箱的温度设置在 20℃，湿度 40%，好的滴片应该是细胞分散均匀、分裂象多，染色体长度符合要求。

4. 染色染液需现用现配，染色后的标本用显微镜观察染色体条带以选择最佳胰蛋白酶处理时间，染色后玻片呈均匀紫红色，表面无沉渣。

5. 分析每例样本由 2 人共同分析，遗传学染色体检查分析 5 个分裂相，另外计数 15 个分裂象；肿瘤学染色体检查分析 20 个分裂相，同时对于只出现 1 个分裂象异常的情况需加大计数量。为了能更好地分析每一例样本，本中心制备有专门的读片分析单，每例样本有独立的分析记录，以方便分析人员审核检查。其内容包括送检样本的数据（患者姓名、实验编号、标本类型）、技师姓名、分析日期、每个中期分裂象相关数据（位置、条数、性染色体、异常）、显微摄影等。最后，参照 ISCN 描述染色体核型。

（三）分析后阶段

1. 检验报告这一阶段要求检验报告正确、完整、有效、及时。每份报告均需由 2 人共同审核，对于疑难病例，由国内外有关专家审核后出报告，从而确保检查结果的可靠性或减少笔误的可能性。遗传学染色体检查 2 周内出报告；肿瘤学染色体检查 1 周内出报告。

2. 咨询服务染色体检查项目的咨询及结果解释，专门定有资历较高的实验人员负责。

3. 检验样本及报告的保存和处理检验后样本处理：检验后样本留存，主要是为了复查。留验时间的长短视工作需要及样本的稳定性而定。染色体检查样本保存于 4℃冰箱，有完整的标本保存及废弃物处理记录。对于滴片后所剩细胞悬液，通常保留至报告发放后，异常病例细胞悬液则转入 1.5mL 离心管，-80℃冰箱长期保存。检查资料保存有纸质材料和电子版 2 种。纸质材料：每个病例有原始纸质存档（包括申请单、读片分析单、报告）。电子版：定期将图像从分析系统中导出并保存于专门的硬盘，并在数据库中保存相关信息，严格执行国家有关保护患者隐私的规定。

（四）检查报告

检查报告不能正确、及时、有效发出的原因分析及处理：

1. 制片失败 实验室无法提供有效诊断结果通常是 2 个基本原因导致：（1）

细胞培养失败；（2）在后续的制片处理过程中无法获得有效的有丝分裂中期象。细胞培养失败可能的原因：（1）样品不含任何活细胞；（2）样本不合格（样本类型错误、抗凝管用错、样本量不足等）；（3）培养细胞污染；（4）设备故障；（5）试剂失效；（6）人为错误（操作人员准备培养液不当，可能忘加某种试剂，或利用设备不当等）。培养后失败可能原因有以下4条，（1）收获失败：操作步骤出错如未加秋水仙素，导致有丝分裂细胞不足；在低渗液之前添加固定液，使细胞不能膨胀及染色体不能分散；忘记离心，可能使细胞未能沉积于管底导致被吸掉；任何试剂添加错误，或处理时间不对，都可能导致收获不成功，从而使中期分裂象丢失。（2）玻片制作失败：细胞悬液稀释浓度不适、滴片不均匀、玻片干燥效果不好。（3）条带/染色不佳：烘烤、硝化蛋白质和染色的处理时间是获得好条带的关键。（4）意外或人为错误：即使严格按照SOP进行操作，也可能发生将玻片的正面擦掉的人为错误。

2. 标签错误　标签错误可能发生在任何一个可能出现标签的步骤，为了避免人为错误，标签链接数据库进行唯一编号，尽量减少中间环节，多人交叉检查。

3. 分析结果错误　可能有3个原因导致误诊：（1）标签错误；（2）染色体异常的不正确解释；（3）未发现的染色体异常。尽管本中心实行了很多环节的交叉检查进行监督，但还是有可能会存在漏诊，需尽量控制在可接受范围内。同时本中心开展有部分基因检测项目和荧光原位杂交（FISH）检查对染色体分析结果进行验证。在全程质量控制过程中，每个病例都需要有原始的记录，对每一种失败的情况及原因进行分析，定期统计，查看趋势，同时做出相应的整改措施及效果追踪。

三、染色体室内质量控制管理

每月对质量控制指标进行分析统计，包括样本不合格率、报告时间达标率、失败率、复查率、异常检出率等，定期向医院管理部门上报相关数据。每月定期进行室内质控会议，对上次问题解决情况进行效果追踪、本月质控情况评估、讨论存在问题、原因分析和改进措施。对于在质量管理各个环节中出现的医疗不良事件（包括未遂先兆、缺陷、隐患）以及来自临床医生及患者的抱怨投诉事件，做好相关记录并及时上报科室及医院相关部门及时整改。

四、染色体

室间质量评价（简称室间质评）是不同实验室之间的比对来评估实验室能力的活动，确保实验室检测结果的质量。国内目前尚未开展全国范围内染色体分析的室间质评活动，本中心在 2008 ～ 2010 年通过与国内其他单位的实验室进行染色体检查结果比对来保证检测结果的质量，并从 2011 年起参加美国病理学家协会主持的实验室能力验证活动，并取得优异的成绩。同时对每次下发的评估结果进行总结分析。

综上所述，要保证检测结果的准确性和可重复性，及与临床的相符程度，染色体检查 QA/QC 需从分析前、中、后的各个环节做起，以质量为中心、根据《医学实验室质量和能力认可准则》要求进行全面的质量管理。

第四节　遗传筛查、产前诊断与遗传咨询

孕前优生咨询及健康检查是我国优生优育政策贯彻落实过程中的重要组成部分，然而截至目前，我国育龄人群孕前优生咨询及检查的意识尚未深刻，多数人群并不注重孕前咨询及检查。诸多孕产妇仅在医生的提醒下进行相关的产前检查，多数人常忽视孕前检查，致使孕前优生优育政策无法实施，女性在备孕期身体疾病尚未得到及时的发现及有效的治疗干预，对儿童未来的正常生长发育有着直接影响，甚至可能导致儿童出现生理缺陷。为进一步提高我市的孕前咨询及检查的针对性及有效性，本研究对在本院接受孕前咨询及检查病例资料进行分析与统计，旨在为临床提供合理依据。现报告如下。

一、资料与方法

（一）一般资料

选取 2015 年 1 月至 2017 年 3 月于本院优生遗传中心进行孕前咨询及检查的 11450 对（22900 例）育龄夫妻为研究例象。其中男性年龄 25~40 岁，平均（29.14±3.67）岁；女性年龄 21~40 岁，平均（27.45±3.51）岁，其中年龄 21~30 岁有 15328 例，占比为 66.93%，30~35 岁有 5714 例，占比为 24.95%；年龄＞35 岁有 1858 例，占比为 8.11%；受教育年限 9~16 年，平均（13.14±2.51）年，其中初中 14874 例，占比为 64.95%，高中 7028 例，占比为 30.69%，大专及以上 998 例，占比为 4.36%；职业：18478 例农民，占比为 80.69%，2734 例城镇居民，占比为 11.94%，1688 例干部知识分子，占比为 7.37%。

（二）方法

1. 优生咨询

仔细询问受检者病史等资料并记录，优生遗传咨询具体内容如下：（1）询问夫妻双方健康状况、遗传病史及家族史；（2）对女方妇科检查情况及病

史进行询问，建议女方在孕前实施血常规及 TORCH 抗体检查；针对男方而言应叮嘱其孕前接受血常规及精子质量检查；（3）对于女性以往存在早产、流产、妊娠停止、胎儿畸形、死胎等不良情况者应实施进一步更为严格的检查；（4）指导女性在孕前服用叶酸或多食用富含叶酸食物，妊娠尽量避免在流行性疾病及传染病季节进行，避免在孕期接触有害环境及物质，若孕前检出存在疾病者应将疾病治愈后方可妊娠。

2. 遗传咨询

为受检者进行产前诊断及筛查意义的讲解，并告知其治疗措施、疾病预防相关影响因素等。针对产前筛查结果进行遗传咨询，正确诊断受检者询问疾病，并确定其有无遗传病。以系谱分析及家系调查为主要遗传病确定方法，结合患者实际情况及临床特征分析，并借助生化分析、染色体分析等手段进行核实，以确保结果的可靠性。若结果确诊为遗传病，在确定遗传病主要遗传方式后，推算胎儿疾病发生风险，并根据推算结果为患者及家属做出正确的决定指导，如终止妊娠、停止生育等。

3. 孕前遗传检查

根据受检者孕前月经情况等对上述遗传咨询结果认真核实，若存在可疑情况，需为受检者实施进一步检查，并根据结果对疾病情况确定。孕周15~18 周实施静脉采血，检查产妇的甲胎蛋白、人绒毛膜促性腺激素，利用中位数倍数显示检查结果，结合产妇具体资料及情况，如年龄、体重、生活习惯等，利用计算机软件对其高危因素进行计算并分析其高危临界值，若临界值为 1 ：60 ＞ 1 ：260 则确定为高危产妇，后在得到产妇同意条件下为患者实施实施羊水细胞培养染色体核型分析。

（三）统计学方法

采用 SPSS19.0 软件进行数据处理，计量资料以 ±s 表示，采用 t 检验，计数资料用百分比表示，采用 x 检验，P ＜ 0.05 为差异具有统计学意义。

二、检查结果

10156 对接受检查后备孕夫妻中，妊娠期实施孕检未出现染色体异常，后均成功妊娠，其中有 1250 例高危产妇，占比为 10.92%，而对 1250 例高危产妇实施进一步三维彩超检查筛查出 8 例先天性缺陷胎儿，占比为 0.64%（8/1250），并于省级医院进行进一步产检确诊（经终止妊娠后实施手术证实）。

随着我国社会公共卫生事业的不断发展，促进新生儿出生缺陷率降低、提高我国人口综合素质水平是目前我国计划生育服务及妇幼保健工作的重点。优生遗传咨询及检查是为计划生育服务部门对育龄人群提供的特殊医疗服务，是从事遗传学及优生优育咨询医师对接受咨询的育龄夫妻就各种遗传疾病的发生、产生规律、发生风险及疾病防控等一系列问题，给予受检者全面咨询与检查并向其提出建议意见及帮助的服务过程，是目前临床上预防遗传病患儿及畸形或先天性缺陷患儿出生而实施的合理针对性的手段。

2014 年 1 月至 2016 年 12 月这三年来本院共接受孕前优生遗传咨询育龄夫妻 11450 对，其中有 10156 对接受孕前检查，检查率为 88.7%。在 3 年内孕前优生遗传检查率呈逐年递增趋势，且 2016 年检查率显著高于 2014 年及 2015 年，并对 10156 例产妇孕期进行检查，并未发现胎儿存在染色体异常，而其中高危产妇检出 1250 例，对其实施进一步检查后发现有先天性缺陷胎儿 8 例，后经省级医院检查证实并对其终止妊娠。8 例检出先天性缺陷胎儿中发现其缺陷包括肾脏发育异常、神经管缺陷及心脏缺损。其中神经管是人体最为重要的中枢神经系统，神经管缺陷属于极为严重的畸形疾病，在我国新生儿中占比约为 1%。该病的发生发展同环境及遗传均有一定关联性，目前国内诸多学者认为导致该病发生的病理机制为叶酸代谢异常，因此孕产妇在产前及孕期前 3 个月适量服用叶酸或使用富含叶酸食物以避免胎儿发生神经管缺陷。而针对先天性肾脏发育异常及严重心脏缺损至今尚未确定其诱因，因此无法有效进行预防。此外新生儿出生先天缺陷的发生同生物、遗传、环境、母体等均有着间接或直接的关系，然而在临床实践中人们常常忽视母体这一主体，特别是母体的精神状态这一重要因素，母体心理及精神状态在我国未受到重视，且相关的研究也较少，然而在国外诸多研究中均指出，母体在孕期内若存在较大的精神压力及心理负担，则对胎儿在孕周内的正常发育有着严重影响，因此在国外诸多研究与临床研究中均将母体的精神状态及心理情况视作新生儿致畸形的一大重要敏感指标，因此针对诸多存在严重精神状态不佳或负性心理情绪较为严重的孕妇而言，临床医生建议可帮助产妇施以必要的且具有针对性的心理干预，使其更好的明白生育缺陷及有效的预防方法，以促进其思想上及精神上的压力减轻，使得身心均处于最佳状态，对胎儿未来的健康发育有着积极的临床意义。因此育龄夫妻孕前施以优生遗传咨询并为已处于孕期的夫妻施以有效的孕期指导及干预对于实现优生而言有着重要的临床价值。

综上所述，孕前实施优生遗传咨询与检查是孕前保健的重要措施，是有效预防新生儿出生缺陷、改善产妇生殖健康水平、提高人口素质的最经济有效的策略。

参考文献

[1] 宋庆欣，李志娟，王锐，王峰.临床检验质量控制技术 [M].石家庄：河北科学技术出版社 ,2014.

[2] 范群，王江南.医学检验标准化操作实例分析 [J].现代商贸工业 ,2009（17）：292-293.

[3] 肖亚玲，康凤凤，王治国.临床实验室质量管理和患者安全 [J].中国医院 ,2014（02）：7-9.

[4] 曹研.尿液整体化分析与尿沉渣图谱 [M].云南：云南民族出版社 ,2006.

[5] 甘连乐.尿液常规分析的质量控制 [J].医学检验 ,2015（97）：129-131.

[6] 崔淑芬.浅谈临床尿液常规检验的质量控制 [J].吉林医学 ,2014,35（1）：134-136.

[7] 丛玉隆.尿液沉渣检查标准化的建议 [J].中华检验医学杂志 ,2002,25（4）：249-250.

[8] 曾卫军.124 例血尿在光镜下红细胞形态观察的结果分析 [J].实用中西医结合临床 ,2009（1）：68-67.

[9] 续薇.医学检验与质量管理 [M].北京：人民军医出版社 ,2015.

[10] 来茂德.病理学高级教程 [M].北京：人民军医出版社 ,2013.

[11] 范文兵，胡瑞英，史珉.规范细胞病理学标本的制片 [J].2005（04）：319-320.

[12] 李妤蓉，吴瑞民.病理学检验技术 [M].郑州：郑州大学出版社 ,2014.

[13] 丛玉隆，李顺义，卢兴国.中国血细胞诊断学 [M].北京：人民军医出版社 , 2010.

[14] 张晖，黄萍.微生物学实验室菌种使用保存与管理方法研究 [J].公共卫生与预防医学 ,2008（4）：93-95.

[15] 张培，夏永祥.临床细菌检验质量控制措施探讨 [J].中国医学创新 ,2012（27）：157-158.

[16] 安宁.微生物实验室培养基的质量控制 [J].机电信息 ,2016（14）：35-37.

[17] 饶红，陈广全，冯骞.微生物实验室培养基的质量保证措施 [J].检验检疫科学 ,2006（4）：31-33.

[18] 陈文良.临床微生物实验室质量控制研究现状分析 [J].临床合理用药杂志 ,2017（9）：175-177.

[19] 陶建萍.微生物实验室在感染性疾病诊断和医院感染控制中的作用 [J].医学信息 ,2013（9）：25-27.

[20] 王云峰.自动化临床微生物实验室建设与感染性疾病临床实验室诊断的现状与展望 [J].中华检验医学杂志 ,2013（7）：592-594.

[21] 韩淑娥，孟芝君.临床微生物实验室培养标本不合格的原因分析及解决对策 [J].山西医药杂志 ,2013（12）：1433-1434.

[22] 王淑媛，柯培锋，庄浩林.微生物检验标本不合格原因分析及质量控制对策探讨 [J].国际检验医学杂志 ,2013（20）：2738-2739.

[23] 梁炳健，黎柱荣，蔡周梅.微生物检验质量控制工作体会 [J].医学信息旬刊 ,2013（10）：622-623.

[24] 戴桂勋.浅析培养基质量控制与标准检验方法及评审准则要求 [J].中国职业医学 ,2011（S1）：43-47.

[25] 顾颉.疾病预防控制系统微生物实验室质量控制的探讨 [J].预防医学论坛 ,2011（3）：286-288.

[26] 戴小波，曾朱君，许坚锋.API 与 DL-96 微生物鉴定系统在鉴定室间质控菌株中的对比研究 [J].国际检验医学杂志 ,2013（11）：1437-1439.

[27] 张正，赵晓涛.聚合酶链反应及其相关技术在临床微生物检测的应用前景 [J].中华检验医学杂志 ,2000（2）：69-70.

[28] 徐婷婷.荧光定量 PCR 技术应用综述 [J].兽医研究 ,2010（10）：48-49.

[29] 朱捷，杨成君，王军.荧光定量 PCR 技术及其在科研中的应用 [N].生物技术通报 ,2009（2）：73-76.

[30] 李娅，韦平，金元昌.实时荧光 PCR 检测鸡 GAPDH 基因方法的建立 [J].中国家禽 ,2008（8）：37-40.

[31] 郝少龙，刘新承.实体恶性肿瘤循环肿瘤细胞检测的研究进展 [J].中华普外科手术学杂志 ,2016（5）：4-440.

[32] 朱子平，彭志文.基因扩增实验室的质量控制措施 [J].检验医学与临床 ,2012（3）：374-375.

[33] 杨元.临床核酸检测实验室的基本质量控制措施[J].临床检验杂志 ,2002,20（1）：51-52.

[34] 李娇娜.染色体检测技术的发展及其在遗传病诊断中的应用 [J].当代医学 ,

2013（29）：8.

[35] 唐凯，武雅俐，成艳，刘郁明，华之玺，郑金凤 . 染色体核型异常在相关疾病中的细胞遗传学效应分析 [J]. 中华医学遗传学杂志 ,2007（2）：236-237.

[36] 陈园园，陈希，杨静，牟琴，包黎明，邹琳 . 染色体分析的质量管理研究 [J]. 重庆医学 ,2015（1）：130-132.

[37] 宗玫 . 孕前优生遗传咨询及检查的临床意义 [J]. 深圳中西医结合杂志 ,2017（11）：992.

[38] 厉晓萍，马健，王芳，等 . 婚前孕前优生健康检查对出生缺陷干预效果探讨 [J]. 浙江临床医学 ,2016（1）：178-179.

[39] 李新艳，孙晓如，周培莹，等 . 江苏省国家免费孕前优生健康检查项目信息协调员情况调查分析 [J]. 中国计划生育学杂志 ,2017（3）：200-202.

[40] 陈卫红，励赛琴，蒋小芬 . 孕前优生检查高风险人群评估和随访情况分析 [J]. 中国妇幼保健 ,2016（12）：2513-2515.

[41] 林霞，陈英，夏敏娟 . 新婚和再生育夫妇孕前优生健康检查结果分析 [J]. 浙江预防医学 ,2015（11）：1157-1159.

[42] 张欣文，白娥，杨玉琮 .852 例门诊孕前检查情况调查分析 [J]. 中国妇幼健康研究 ,2015（3）：447-450.